国家卫生健康委员会"十四五"规划教材
全国高等学校药学类专业第九轮规划教材
供药学类专业用

药物毒理学

第 5 版

U0207808

主　编　韩　峰

副主编　何俏军　郝丽英

编　者（以姓氏笔画为序）

何俏军　浙江大学药学院　　　　　　　　赵　剑　沈阳药科大学
沈甫明　同济大学附属第十人民医院　　　郝丽英　中国医科大学
沈祥春　贵州医科大学　　　　　　　　　彭　军　中南大学湘雅药学院
张璐璐　南京医科大学　　　　　　　　　韩　峰　南京医科大学
林　菁　福建医科大学　　　　　　　　　靳洪涛　中国医学科学院药物研究所
周国华　中国人民解放军东部战区总医院

人民卫生出版社
·北京·

图书在版编目（CIP）数据

药物毒理学 / 韩峰主编 . —5 版 . —北京：人民
卫生出版社，2022.7（2023.8 重印）
ISBN 978-7-117-33277-4

Ⅰ.①药…　Ⅱ.①韩…　Ⅲ.①药物学 – 毒理学 – 医学
院校 – 教材　Ⅳ.①R99

中国版本图书馆 CIP 数据核字（2022）第 107272 号

| 人卫智网 | www.ipmph.com | 医学教育、学术、考试、健康，购书智慧智能综合服务平台 |
| 人卫官网 | www.pmph.com | 人卫官方资讯发布平台 |

药物毒理学

Yaowu Dulixue

第 5 版

主　　编：韩　峰
出版发行：人民卫生出版社（中继线 010-59780011）
地　　址：北京市朝阳区潘家园南里 19 号
邮　　编：100021
E - mail：pmph @ pmph.com
购书热线：010-59787592　010-59787584　010-65264830
印　　刷：河北新华第一印刷有限责任公司
经　　销：新华书店
开　　本：850×1168　1/16　印张：16　插页：4
字　　数：462 千字
版　　次：2003 年 8 月第 1 版　2022 年 7 月第 5 版
印　　次：2023 年 8 月第 2 次印刷
标准书号：ISBN 978-7-117-33277-4
定　　价：58.00 元
打击盗版举报电话：010-59787491　E-mail：WQ @ pmph.com
质量问题联系电话：010-59787234　E-mail：zhiliang @ pmph.com
数字融合服务电话：4001118166　E-mail：zengzhi @ pmph.com

出 版 说 明

全国高等学校药学类专业规划教材是我国历史最悠久、影响力最广、发行量最大的药学类专业高等教育教材。本套教材于1979年出版第1版,至今已有43年的历史,历经八轮修订,通过几代药学专家的辛勤劳动和智慧创新,得以不断传承和发展,为我国药学类专业的人才培养作出了重要贡献。

目前,高等药学教育正面临着新的要求和任务。一方面,随着我国高等教育改革的不断深入,课程思政建设工作的不断推进,药学类专业的办学形式、专业种类、教学方式呈多样化发展,我国高等药学教育进入了一个新的时期。另一方面,在全面实施健康中国战略的背景下,药学领域正由仿制药为主向原创新药为主转变,药学服务模式正由"以药品为中心"向"以患者为中心"转变。这对新形势下的高等药学教育提出了新的挑战。

为助力高等药学教育高质量发展,推动"新医科"背景下"新药科"建设,适应新形势下高等学校药学类专业教育教学、学科建设和人才培养的需要,进一步做好药学类专业本科教材的组织规划和质量保障工作,人民卫生出版社经广泛、深入的调研和论证,全面启动了全国高等学校药学类专业第九轮规划教材的修订编写工作。

本次修订出版的全国高等学校药学类专业第九轮规划教材共35种,其中在第八轮规划教材的基础上修订33种,为满足生物制药专业的教学需求新编教材2种,分别为《生物药物分析》和《生物技术药物学》。全套教材均为国家卫生健康委员会"十四五"规划教材。

本轮教材具有如下特点:

1. 坚持传承创新,体现时代特色　本轮教材继承和巩固了前八轮教材建设的工作成果,根据近几年新出台的国家政策法规、《中华人民共和国药典》(2020年版)等进行更新,同时删减老旧内容,以保证教材内容的先进性。继续坚持"三基""五性""三特定"的原则,做到前后知识衔接有序,避免不同课程之间内容的交叉重复。

2. 深化思政教育,坚定理想信念　本轮教材以习近平新时代中国特色社会主义思想为指导,将"立德树人"放在突出地位,使教材体现的教育思想和理念、人才培养的目标和内容,服务于中国特色社会主义事业。各门教材根据自身特点,融入思想政治教育,激发学生的爱国主义情怀以及敢于创新、勇攀高峰的科学精神。

3. 完善教材体系,优化编写模式　根据高等药学教育改革与发展趋势,本轮教材以主干教材为主体,辅以配套教材与数字化资源。同时,强化"案例教学"的编写方式,并多配图表,让知识更加形象直观,便于教师讲授与学生理解。

4. 注重技能培养,对接岗位需求　本轮教材紧密联系药物研发、生产、质控、应用及药学服务等方面的工作实际,在做到理论知识深入浅出、难度适宜的基础上,注重理论与实践的结合。部分实操性强的课程配有实验指导类配套教材,强化实践技能的培养,提升学生的实践能力。

5. 顺应"互联网+教育",推进纸数融合　本次修订在完善纸质教材内容的同时,同步建设了以纸质教材内容为核心的多样化的数字化教学资源,通过在纸质教材中添加二维码的方式,"无缝隙"地链接视频、动画、图片、PPT、音频、文档等富媒体资源,将"线上""线下"教学有机融合,以满足学生个性化、自主性的学习要求。

众多学术水平一流和教学经验丰富的专家教授以高度负责、严谨认真的态度参与了本套教材的编写工作,付出了诸多心血,各参编院校对编写工作的顺利开展给予了大力支持,在此对相关单位和各位专家表示诚挚的感谢! 教材出版后,各位教师、学生在使用过程中,如发现问题请反馈给我们(renweiyaoxue@163.com),以便及时更正和修订完善。

人民卫生出版社

2022年3月

主 编 简 介

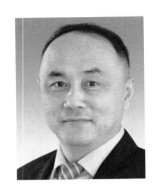

韩　峰

　　男，二级教授，博士生导师。现任南京医科大学药学院院长。江苏省优秀科技创新团队和"六大人才高峰"创新团队带头人，江苏省"有突出贡献中青年专家"和"双创人才"。*Journal of Pharmacological Sciences* 副主编；中国毒理学会理事；中国药理学会理事；中国药理学会第十二届心脑血管药理学会副主任委员；中国神经科学学会脑血管功能与疾病分会副主任委员；江苏省毒理学会临床安全用药与临床毒理学专业委员会主任委员等。

　　从事教育工作 20 余载，主编、参编多部教材及专著。主要开展心脑血管和神经精神疾病发病机制及药物靶标研究。主持了包括国家自然科学基金重点项目、国家自然科学基金重点国际合作研究项目；国家重点研发计划等项目。作为通讯作者在 *Neuron*、*Molecular Psychiatry*、*J Exp Med*、*Cell Research*、*JACS*、*J Clin Invest* 等期刊发表 SCI 论文 100 余篇。获得教育部自然科学成果奖一等奖、江苏省教学成果奖二等奖等奖励。

副主编简介

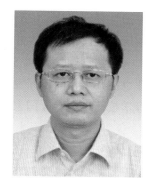

何俏军

　　男,浙江大学药学院教授,博士生导师,浙江大学求是特聘教授,1970 年 3 月出生于浙江省东阳市,美国南加利福尼亚大学博士后。现任浙江大学药物安全性评价研究中心主任、浙江大学智能创新药物研究院副院长。兼任中国毒理学会毒理学替代法与转化毒理学专业委员会常务委员、中国毒理学会药物毒理与安全性评价专业委员会委员、浙江省药学会药物毒理学专业委员会主任委员。入选教育部新世纪优秀人才、浙江省杰出青年和浙江省万人计划。从事教育工作 20 余载,主参编多部教材及专著,多次获得省部级教学成果奖。培养大批人才,指导学生获得教育部青年长江学者、国家"万人计划"青年拔尖人才等。从事药物毒理学及创新药物研发,先后承担国家新药创制重大专项、国家自然科学基金重点项目等重大重点项目,在 *Cell Research*、*Blood* 和 *Autophagy* 等国际期刊发表 SCI 论文 100 余篇;授权国家发明专利 50 余项,多项专利成功转化。获 I 类新药临床批件 2 项,获教育部高等学校科学研究优秀成果奖二等奖。

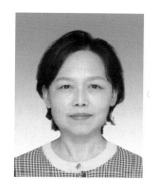

郝丽英

　　女,博士,教授,博士生导师,中国医科大学药学院药物毒理学教研室主任。中国医科大学临床医学专业获学士学位,药理学专业获硕士学位,日本鹿儿岛大学获博士学位。辽宁省"十百千高端人才引进"百人层次,沈阳市高层次人才领军人才。中国药理学会心血管药理专业委员会委员、中国药理学会教学与科普专业委员会委员。研究方向:心脑血管药理学、离子通道药理学。主要研究细胞膜钙离子通道的调节机制,并进行抗心肌肥厚、抗心律失常及抗阿尔茨海默病新型多肽药物的研发。发表 SCI 收录论文 50 余篇,主持国家自然科学基金项目 4 项,主持日本学术振兴会项目 2 项,研究成果获辽宁省科技进步奖二等奖 1 项。长期致力于药物毒理学教学资源建设,主编《药物毒理学》教材及辅助教材 4 部,副主编 3 部,药物毒理学精品课程主讲。

前　言

　　为贯彻国家药学类专业人才培养要求,与国际接轨,体现当代教育特色,按照《中国教育现代化 2035》文件精神要求,加强教材建设,充分发挥教材在提高人才培养质量中的基础性作用,为培养现代化药学人才服务,人民卫生出版社正式启动了全国高等学校药学类专业第九轮规划教材修订工作。《药物毒理学》(第 5版)编写之际,恰逢中国共产党建党百年,百年征程,铸就了百年辉煌,中国的医药事业也在几十年间不断发展壮大,中国正由制药大国向制药强国迈进,而《药物毒理学》(第 5 版)作为全国高等学校药学类专业国家卫生健康委员会“十四五”规划教材,也将在药学高等教育中发挥更加重要的作用。

　　本次修订围绕新医科视角下一流教材建设目标,在保持教材延续性的同时,紧跟药物毒理学研究前沿和临床用药的最新进展,推动理论知识和临床实际的相互结合。内容上适当精简各章生理学描述篇幅,强调药物毒理学机制和作用规律,突出靶器官毒性损伤的临床使用代表药物。根据药物毒理学研究前沿,调整部分章节的逻辑结构,增加了药物对耳的毒性作用、药物致癌性及其评价、中药的毒性作用、上市药品的安全性监测等章节内容。使教材结构更合理、内容更准确。另外本版教材突出了两个特点:一是结合临床用药实际,增加了案例解析内容,加强了与临床医学的融合,使医药专业学生更容易理解和掌握药物不良反应及药源性疾病的特点,并以此增强学生的临床思维、逻辑思维、批判思维的训练。二是紧跟药物毒理学研究前沿,结合最新研究进展介绍临床用药导致的副作用及其毒理学机制,以此开阔学生视野,锤炼科研思维。形式上本版教材为融合教材,同时加强“纸”“数”内容的一体化整体设计,大量引入新媒体资源(包括教学课件、临床案例、图片、动画、视频、拓展阅读等),并通过书内二维码嵌入纸质书籍,学生随时可以通过互联网实现多维知识共享,方便学生课后自主学习,提高学习效率。

　　本次修订从 2021 年 7 月开始筹备,各位编委及团队群策群力,仅用半年时间就完成本次修订工作。感谢所有编者为撰写本书所付出的宝贵时间及精力。感谢浙江大学何俏军教授和中国医科大学郝丽英教授两位副主编在本书整体设计中所作出的贡献,感谢中国药科大学季晖教授和李运曼教授百忙中对本书的审核和修改。在纸质教材编写进程中,编写组秘书南京医科大学张璐璐副教授做了大量的编务、协调和审核工作,南京医科大学药学院临床药理学系的师生们提供了坚实有力的辅助和支持;在数字资源的准备过程中,各位编委精心策划,提供了丰富的高质量的数字化资源,在此一并表示衷心的感谢!

　　限于编者的学识和水平,且时间仓促,本书难免存在不足之处,敬请各位同行专家、使用本书的师生及其他读者批评指正。

韩　峰

2022 年 4 月

目　录

第一章

总　论

第一章
教学课件

　　药物毒理学（pharmaceutical toxicology）是研究药物对机体有害交互作用及其规律的一门学科，是伴随着现代药学和毒理学的发展派生而来的一个毒理学分支学科。药物毒理学主要是根据药物的理化特性，运用毒理学的原理和方法，对药物进行全面系统的安全性评价，并阐明其毒性作用机制，以降低药物对人类健康的危害程度。药物毒理学的研究可以帮助我们正确认识药品本身固有的两重性（药效作用和不良反应），做到趋利避害，这是药物毒理学区别于其他各毒理学分支的基本特征。充分重视药物临床使用的安全性，并将其始终放在第一位，也是药学类专业学生首先要树立的使命感与责任感。

第一章
总论（微课）

　　药物毒理学的主要研究目的是指导新药研发和临床合理用药、避免或减少药物不良反应的发生、针对药物在使用过程中出现的不良反应的规律与特征进行归纳、对毒性相关机制探索与阐明等。药物毒理学主要研究人类在使用药物防病治病过程中，药物不可避免地导致机体全身或局部病理学改变，甚至起到不可逆的损伤或致死作用；同时也研究药物对机体有害作用的发生、发展、转归、毒理机制及其危险因素。既包括对新药上市前的安全性评价和危险性评估，也包括药品上市后的安全性监测和危险性评估，广泛应用在新药非临床安全性评价、临床研究及临床合理用药等方面。此外，药物毒理学研究通过对药物毒性机制的解析，有助于发现药物的新适应证和新临床用途。

砒霜治白血病"第一人"——张亭栋（拓展阅读）

第一节　药物毒理学的性质与任务

　　药物毒理学是医药科学的一个重要部分，包括药物非临床毒理学研究和临床毒理学研究，既是基础科学，也是应用科学。近年来，与药物毒理学相关的生物化学、分子生物学、细胞生物学、系统生物学等前沿学科及相关技术，特别是基因组学、蛋白质组学和代谢组学的飞速发展赋予了药物毒理学新的发展契机，从而拓展了其研究思路、方法、技术和理念，推进了该领域从整体、器官、组织到分子水平甚至基因水平研究的全面提升。

　　药物进入机体后，对各器官并非产生同样的毒性作用，而只是选择性地对部分器官产生直接毒性作用，这些器官称为毒性靶器官（target organ of toxicity），引起典型病变的主要部位如果是组织则称作毒性靶组织（target tissue of toxicity）。例如，四氯化碳慢性中毒主要损害肝脏，肝脏即为四氯化碳的毒性靶器官。药物产生毒性作用的靶部位与药物吸收进入机体的分布特点并不一定一致，即药物在体内的毒性靶器官不一定是效应器官。产生药理效应的组织器官与产生毒理作用的组织器官可能完全不同，如氨基糖苷类药物可以用于治疗泌尿道或胃肠道细菌感染，但所造成的损伤是听神经或肾组织，并呈特异性。同一个药物可能有一个或若干个毒性靶部位，同一个毒性靶部位也可能受多种药物

1

影响并导致损伤。如强心苷可分别对神经系统和心脏有毒性作用,而利福平、对乙酰氨基酚则均可对肝脏产生损伤作用。对同一靶组织能产生损伤作用的药物联合使用时,可导致该组织损伤提前发生,并加重该组织的损伤程度。对毒性靶组织或毒性靶器官而言,药物所引起的毒性作用可分为直接毒性作用和间接毒性作用两种,其中直接毒性作用是药物或其活性代谢产物到达靶部位引起的毒性反应,而间接毒性作用则被认为是药物或其活性代谢产物导致机体某些调节功能的变化,继而影响其他组织器官的毒性反应。

根据研究目的不同,药物毒理学通常可分为以下三个方面。

1. 描述性药物毒理学　描述性药物毒理学(descriptive pharmaceutical toxicology)与传统毒理学相似,通常以药物毒性的结果为研究对象,从而为药物安全性评价和其他常规需要提供毒理学信息。描述性药物毒理学的常规研究思路是设计合理的实验动物试验,获得药物毒性资料,以此为基础评估药物使用时对人类的可能毒性作用参数,如药物的半数致死量(median lethal dose, LD_{50})、最大耐受量(maximal tolerance dose, MTD)等。通常的商业性或政府机构的毒性实验室的实验项目均以获得药物基本毒性信息(数据库等)为目的,用于确定大多数用药情况下对各种器官的毒性(危害),包括药物临床前描述性毒理学和药物临床毒理学。药物临床前描述性毒理学,也被称为临床前安全性评价,评价受试物的单次给药毒性、重复给药毒性、遗传毒性、生殖毒性、免疫毒性、药物毒代动力学和致癌性等,从而推测未观察到效应的水平(no observed effect level, NOEL),未观察到有害效应的水平(no observed adverse effect level, NOAEL),药物的安全范围(margin of safety, MOS),药物毒性反应症状出现和持续及结束的时间,机体对药物的代谢和清除,药物的吸收、分布与蓄积,以及毒性作用的性质和可逆性等。

2. 机制药物毒理学　机制药物毒理学(mechanistic pharmaceutical toxicology)通过对生理、细胞、分子、生物化学等方面的研究,探寻药物毒性产生过程对相关细胞或组织的影响,阐明药物对机体毒性作用的生物学过程、毒性效应和分子机制。通常首先在整体动物水平上获得药物有损健康作用的组织学与功能改变的信息,随后通过细胞生物学、生物化学和分子生物学手段明确药物产生毒性的机制,据此再确定特定有害事件(如癌症、出生缺陷等)是否可能在人类身上出现。在新药研究的药物发现阶段对药物的危险性评估具有很高的价值,其结果在设计或优化安全有效的新化学结构时也有重要的指导价值。

3. 管理药物毒理学　管理药物毒理学(administration pharmaceutical toxicology)以描述性毒理学和/或机制毒理学提供的资料为基础,并通过系统的毒性研究明确特定受试药物是否能呈现足够高的安全性。我国根据应用毒理学研究资料,评价某个正在申请中的药品、化妆品、保健食品或食品添加剂的安全性,从而决定其是否可以上市,制定安全使用条件并对药物上市后的不良反应监测作出规定,以最大限度地减少其危害作用。

尽管药物毒理学研究任务可分为上述几种,但都具有以下内涵:①验证理化或生物因素对机体有害作用的特征与本质;②评价特定染毒情况下毒性出现的可能性(危险度评估)。因此,药物毒理学的基本目的是认识并掌握某种药物的毒性作用,为新药研发和临床安全用药提供科学依据,以便在用药过程中避免或减少这些毒性作用的发生。

第二节　药物毒理学的发展简史

一、中国传统医学与药物毒理学起源

我国药学家薛愚在《中国药学史料》"药物的萌芽"一节中指出"药物是人类在劳动生产中与疾病作斗争而萌芽的,是与物质生活联系在一起的。"我国古代的药物毒性研究或药物毒理学研究在世

界上是同时代最早、最丰富和最详细的,主要是对给药后引起的毒副反应的记载。实际上能治病的就是药物,用药治病产生的毒副反应就是药物的毒性,研究其毒性表现并记录下来就是药物毒理学的雏形。我国古书《淮南子》的"修务训"中记有"神农尝百草之滋味,水泉之甘苦,一日而遇七十毒",就是最早的药物毒理学。

公元 1 世纪的后汉,我国出现了世界上最早的药学专著《神农本草经》,它收载药物 365 种,总结了药物作用的基本规律。书中按药物的毒性和功效将药物分为上、中、下三品。上品"多服久服不伤人";中品"无毒有毒,斟酌为宜";下品"多毒,不可久服",如附子、乌头、大黄、狼毒和巴豆等,并且还描述了这些药物的作用及相应的解毒剂。成书于秦汉时期的《黄帝内经》是我国最早的医学典籍之一,后成为大多数中医药著作的基础。唐代药王孙思邈于公元 652 年编撰的《备急千金要方》可称为我国第一部医学百科全书,书中收载药方 5 300 余个。唐代朝廷组织苏敬等二十余人于公元 659 年编写完成的《新修本草》是我国也是世界上第一部由政府颁行的药典,载药 844 种,它比西方认为的世界上最早的意大利颁布的《佛罗伦萨药典》早 800 多年。明代李时珍撰写的《本草纲目》是世界上最伟大的药物学巨著之一,共载药 1 892 种,附方 11 000 余首。以上我国传统医学的宝贵知识财富,对于今天的药物毒理学研究有重要参考价值。

二、近代与现代药物毒理学发展

著名的瑞士毒理学家 Paracelsus(1493—1541 年,文艺复兴时期)认为"所有的物质都是有毒的,不存在任何非毒物质,剂量决定了一种物质是否为毒物"。Paracelsus 提出实验毒理学研究、毒理学中靶器官及剂量 - 反应关系的理论,为毒理学一些基本概念的提出作出了重要贡献,这些理论构成了药物毒理学的基础。

法国实验生理学家和医生 Magendie(1783—1855 年)对依米丁、士的宁和箭毒的反应机制和体内分布进行的一系列研究,成为毒理学和药理学的经典。他在生理学、药学及毒理学上的重要贡献是证明了脊髓神经的功能,研究了血液流动、吞咽和呕吐等生理反应,并在士的宁、碘及溴化合物作为药物的应用中也作出了贡献。

西班牙医生马修·奥菲拉(Mathieu Orfila,1787—1853 年)提出了现代毒理学的定义,并确定了毒药与其生物特性之间的关系。他用犬做试验,将已知毒物的化学与生物化学知识相联系,进行了系统的归纳与分析,并于 1815 年出版了第一本专门讨论天然物质毒性的专著《毒理学概论》,被誉为"现代毒理学之父"。

20 世纪初,医药科学技术迅猛发展,其中有机化学、合成化学的学科发展突飞猛进,实验生理学、实验药理学蓬勃兴起,生物学、统计学崭露头角。1930 年,美国实验毒理学杂志 *Archives of Toxicology* 创刊。1931 年,美国的磺胺酏剂事件造成 107 人死亡,对其中毒机制的研究大大促进了毒理学的发展。1934 年我国药理学家陈克恢提出的用高铁血红蛋白形成剂和硫代硫酸钠来解救氰化物中毒的方法,促进了临床毒理学的发展,成为我国毒理学发展史上的里程碑。20 世纪 30 年代,研究者发现有机磷中毒的机制是抑制机体的胆碱酯酶,后来发现沙林、梭曼和塔崩等神经毒剂也是胆碱酯酶的不可逆抑制剂。20 世纪 50 年代,研究者发现药物的毒性和药物代谢相关的细胞色素 P450 酶家族关系密切,进一步促进了中毒及解毒的分子机制研究。

中华人民共和国成立后,我国在中国医学科学院筹建了毒理学研究室,此后军事医学科学院和其他医学院校相继建立毒理学研究所或毒理学教研室、研究室,开展药物毒理、卫生毒理、食品毒理、农药毒理、化妆品毒理的教学科研工作,为我国经济发展和人民健康作出了重要贡献。1985 年,我国分别在中华预防医学会和中国药理学会内设立卫生毒理专业委员会和药物毒理专业委员会。各种药物毒理学相关的杂志也纷纷创刊,如《中国药理学与毒理学杂志》《中国新药杂志》《中国新药与临床杂志》《中国临床药理学杂志》《中国药物依赖性杂志》《中药新药与临床药理》等。1993 年,中国毒理学会正式成立,为壮大专业队伍及开展学术交流提供了平台,标志着我国毒理学事业向前迈出了重要一步。

近年来,随着人类基因序列测试的完成以及高新技术和方法的应用,毒理学研究有了突破性的发展。基因组学、蛋白质组学和代谢物组学纷纷出现,使毒理学研究从传统的、经典的方法向现代化的分子、基因操纵手段发展,使机制毒理学研究有了新的发展和突破。基因表达调控和信号传导在代谢活化和解毒作用等方面的研究成为现代毒理学研究的前沿。

三、历史上严重的药害事件与良好实验室规范的发展

历史上有不少新药因未进行或没有进行完整的、科学规范的安全性评价而产生严重危害的事件。我们应牢记历史的教训,并引以为戒。

20 世纪 30 年代,美国,二硝基酚减肥引起白内障,并造成骨髓抑制导致 100 多人死亡;磺胺酊剂事件造成急性肾功能衰竭也导致 100 多人死亡。以上均是因为这些药物未做任何安全性评价就应用于临床而引起的后果。

20 世纪 40 年代,美国,女性使用黄体酮治疗先兆流产,结果使 600 多名女婴出现生殖器男性化的现象。这是人们不重视动物实验的结果造成的。其实早在 1939 年就有报道表明,化学合成的孕激素分子结构与雄激素类似,可使后代雌性动物雄性化。

20 世纪 50 年代,法国,有机锡胶囊事件导致 200 多人视力障碍,其中 100 多人死亡。这是因为当时单次给药毒性试验仅观察了 24 小时,不仅 LD_{50} 不准确,而且由于 24 小时内没有出现神经毒性症状,让人误认为毒性不大。

20 世纪 60 年代,欧洲,"反应停"药品安全事件,造成欧洲国家约 12 000 名婴儿出现"海豹肢"畸形。其原因是致畸实验的动物选择不当,仅用大鼠、小鼠而未用敏感的兔、猴进行实验。

20 世纪 70 年代,日本,氯碘羟喹事件,因为重复给药毒性试验不完善而造成千余人失明或下肢瘫痪。

部分新药在进入临床或上市后因严重毒性反应而被停止使用甚至撤出市场。20 世纪 90 年代,替马沙星引起患者溶血性贫血而导致肾功能衰竭,服用含有马兜铃酸的植物药导致马兜铃酸肾病并引发肾癌,溴芬酸钠产生严重肝毒性,上述药物均因严重毒性反应而被停止应用。芬氟拉明、特非那定、阿司咪唑、格帕沙星均因心脏毒性而被撤出市场。到 21 世纪初,上市药品依然不断被淘汰,如盐酸苯丙醇胺因引起血压升高、心律失常、过敏等,已被停止使用。降血脂药西立伐他汀钠因引起横纹肌溶解,胃肠用药西沙必利因引起严重的心脏毒性,降血糖药曲格列酮因引起肝坏死,抗风湿药罗非昔布因引起心肌梗死、卒中,均被停止使用。

为避免惨痛的药害事件再度发生,需要加强临床前安全性评价和临床毒理学研究。新药临床前安全性评价与临床安全性评价,成为药物上市前避免大规模毒性反应发生的重要防线。药物使用与研发机构及药物监管机构也愈发重视对药物毒性及其规律的研究。各国政府主管部门相继制定并多次修改相应法规与细则,药物毒理学科的作用变得日益重要。

1972 年,新西兰在其《实验室注册法》中第一次正式提出了 GLP(good laboratory practice,良好实验室规范)的概念,为药物开发前期非临床研究的质量控制与管理提供了新的思路。1978 年,美国食品药品管理局(Food and Drug Administration,FDA)推出了《药物非临床研究质量管理规范》,规范了毒理学试验的标准,使毒性试验结果更具说服力与可比性、可评价性,这标志着 GLP 法规的真正诞生。1993 年底,我国也发布了《药物非临床研究质量管理规范》(试行),并于 2003 年正式颁布并实施《药物非临床研究质量管理规范》,逐步要求为药品申报注册而进行的药物非临床安全性评价研究必须在符合 GLP 要求的机构中进行。

此外,为了减少由于药物的潜在毒性带来的巨大研发风险,FDA 于 2004 年制订了关键路线计

划（critical path initiative，CPI）。2007 年，欧盟也制订了类似的创新药物计划（innovation medicines initiative，IMI），呼吁生物医学领域继续加强实施以"化合物鉴定、毒性途径、靶向测试以及剂量反应与外推建模"为模块进行新的毒性试验方式的变革，解决因安全性原因所导致的新药研发失败的问题。

四、药物毒理学研究的新趋势

（一）从整体实验向毒理学替代法发展

近年来，随着实验动物使用 3R 原则（减少、优化、替代，即 reduction、refinement、replacement）的倡导与生物医学研究模式的转变，采用大量整体动物的毒理学评价方法面临着新的挑战，建立符合 3R 原则的动物实验替代法已经成为毒理学研究方法发展的必然趋势。

毒理学替代法指能减少所需动物数量，使动物实验程序得以优化或减少动物痛苦、替代实验动物的方法或程序。毒理学替代法使用其他方法而不用动物进行实验，包括用组织学、胚胎学、细胞学、多种组学或计算模型等方法取代整体动物实验，或以低等动物取代高等级动物等。其中，利用体外实验进行毒性预测的替代法发展最为迅速，如用于评价药物肝毒性的离体肝脏灌流模型和用于评价生殖毒性的胚胎干细胞试验。由于动物替代实验方法其具有减少体内实验影响因素、减少动物使用、缩短实验周期以及降低实验成本等多种优势，已经越来越多地应用在药理毒理学研究中，应用价值也逐渐被研究者认同。目前的迫切任务是对这些实验方法进行有效性验证，并探索实践精准的评价指标，以获得药政管理部门的认可。

（二）由传统毒理学评价向发现毒理学发展

在新药发现早期，开展发现毒理学研究是提高新药研发效率的重要策略之一。传统毒理学是以整体实验为主来研究药物毒性，在人力、物力、时间和财力等方面都花费巨大，无法满足海量候选化合物毒性筛选的需要，因此成为限制整个药物研发的瓶颈。发现毒理学是在创新药物的研发早期，对所合成的系列新化合物实体进行毒性筛选，以发现和淘汰因毒性问题而不适于继续研发的化合物，指导合成更安全的同类化合物。例如，高内涵分析（high content analysis，HCA）是基于高效新药筛选需求发展起来的一项新技术，其主要特点是基于活细胞、多参数、实时、高通量，能够实现化合物多种生物活性及毒性的早期、快速检测，为发现毒理学研究提供了高效的技术手段。目前，高内涵分析已用于遗传毒性、神经毒性、血管毒性、生殖毒性等多种靶器官细胞毒性检测以及毒理学分子机制的研究。

（三）由描述毒理学研究向机制毒理学发展

药物毒理学的发展离不开实验方法和技术的不断改进、创新和完善。现代药理学、化学生物学、生物化学和分子生物学、基因组学、病理学、医学以及应用数学、计算机技术和生物信息学等学科的发展促进了药物毒理学由描述毒理学研究向机制毒理学转化，药物毒理学实现了从整体和器官水平向细胞和分子水平甚至基因水平的飞跃。例如，近年国内外研究的重点主要集中在早期心血管、肝和肾的药物毒理损伤以及致癌作用机制的研究。机制毒理学对动物实验资料的外推（从动物推导到人）、生物标志物的发现、危险性评定、药物发现等均有重要的意义。

第三节　药物毒理学与临床合理用药

药物具有双重性，既具有防病治病的药理作用，同时又具有一定的与治疗目的无关的不良反应。临床不合理用药不仅会导致不良反应发生率的提高，还会引起药源性疾病，严重者危及生命。由此，为了让用药者承受最小的治疗风险，获得最大的治疗效果，滥用药物以及错用药物的问题应受到广泛重视。临床不合理用药的常见现象主要包括：①过失、错误、盲目用药；②对药物不良反应认识不足；③滥用抗菌药物；④不合理

不良反应监测和报告制度（拓展阅读）

联合用药等。

　　通过临床前研究以及Ⅰ期、Ⅱ期和Ⅲ期临床试验能发现并避免很多药物毒性反应,然后通过设置药物标签中的警示或直接禁止上市能减少严重不良反应的发生。即使是已经上市的药物,在临床治疗时也需要平衡患者获益与其产生药物不良反应的风险。随着过去几十年间新药研发模式的变化、人们服药频率的增加、使用者地域性差异的扩大,以及伴随复杂病理过程、生物治疗、多药并行治疗等情况的出现,药物不良反应的指导、预防和识别也需要新的原则,而这些指导原则必须基于药物毒理学的科学评价。

一、药物不良反应与合理用药

　　药物作用于机体,除了发挥治疗的功效外,有时还会由于种种原因而产生某些与治疗目的无关且对人体有损害的反应,这就是药物不良反应(adverse drug reaction,ADR)。广义的药物不良反应是指因药品质量问题或用药不当所引起的有害反应,包括药物的副作用、毒性作用(毒性反应)、后遗反应(后作用)、过敏反应、特异质反应、抗感染药物引起的二重感染、依赖性以及致癌、致畸、致突变作用等。药物不良反应的发生率较高,特别是在长期使用或用药量较大时,情况更为严重,甚至引起死亡。

　　药物不良反应有些是在药物本身含有杂质或用药不当时出现的,有些则是在质量检验合格、临床正常用法和用量的情况下发生的。

　　药物不良反应是药品的固有属性,一般来说,所有药品都会存在或多或少、或轻或重的不良反应。但是,只要合理使用药物,就能避免或使其危害降到最低限度。合理用药是指根据疾病种类、患者状况和药理学理论选择最佳的药物及其制剂,制订或调整给药方案。一般所指的合理用药是相对的,它包括安全、有效、经济与适当这4个基本要素。近年来,随着国家对用药安全的逐渐重视,合理用药已成为药物毒理学及临床用药中的一项重大课题。

　　严格遵循合理用药指导原则能有效减少临床不良反应的发生。用药前应全面了解该药的药理性质,严格掌握药品的适应证和禁忌证,选用适当的剂量和疗程。在用药过程中还应密切观察病情的变化,及时发现药品产生的不良反应,并加以处理。对于新药,由于临床经验不足,对其毒副作用的观察及了解不充分,在使用时就更应慎重。

二、影响合理用药的因素

(一)药物选择

用药合理与否关系到治疗的成败。因此,在选择用药时,必须考虑以下几点。

0105

毒性反应的量效和时效关系(拓展阅读)

　　1. 用药的必要性　只有在必须用药的情况下方可用药,在可用可不用的情况下无须用药。

　　2. 选择合适的药物　在考虑疗效的同时,兼顾不良反应问题,并且在用药时必须严格掌握药物的适应证,防止药物滥用。

　　3. 制订科学治疗方案　关注联合用药可能带来的安全问题。制订有助于提高治疗效应、减弱毒副反应的联合用药方案,保障患者的最大权益。

(二)药物剂量

　　为保证用药安全、有效,通常采用最小有效量与极量或最小中毒量之间的剂量作为常用剂量。临床所规定的常用量一般是指成人(18~60岁)的平均剂量,但对药物的反应因人而异,年龄、性别、营养状况、遗传因素等均可影响用药剂量。小儿所需剂量较小,一般可根据年龄、体重、体表面积按成人剂量折算。老年人用的药量可按成人剂量酌减。另外,对于体弱、营养不良、肝肾功能不全者也应酌情减量使用。

（三）制剂与给药途径

同一药物、同一剂量的不同制剂会引起不同的药物效应，这是因为制剂工艺不同导致了药物生物利用度的不同。选择适宜的制剂也是合理用药的重要环节。

不同给药途径（口服、注射给药、局部表面给药、吸入给药、直肠给药及舌下给药等）会影响药物在体内的有效浓度，与疗效密切相关。如硫酸镁注射给药会产生镇静作用，而口服给药则导泻。各种给药途径都有其特点，临床主要根据患者具体情况和药物特点来选择。

（四）用药疗程

适当的给药时间间隔是维持血药浓度稳定、保证药物无毒但有效的必要条件。给药间隔太长，不能维持有效的血药浓度；间隔过短可能会使药物在体内过量，甚至引起中毒。根据药物在体内的代谢规律，以药物血浆半期为时间间隔恒速恒量给药，4~6 个半衰期后血药浓度可达稳态。实际应用中，大多数药物是每日多次给药，只有特殊药物在特殊情况下才规定特殊的给药间隔，如洋地黄类药物。对于一些代谢较快的药物可由静脉滴注维持血药浓度恒定，如去甲肾上腺素、催产素等。对于一些受机体生物节律影响的药物应按其节律规定用药时间，如长期使用肾上腺皮质激素，根据激素清晨分泌最高的特点，选定每日清晨给药以增加疗效，减少副作用。

药物的服用时间应视具体情况而定，易受胃酸影响的药物或食物对药物体内过程有影响的药物应饭前服用，如抗酸药；易对胃肠道有刺激的药物宜饭后服用，如阿司匹林、吲哚美辛等；而镇静催眠药应睡前服用，以利其发挥药效，适时入睡。疗程的长短应视病情而定，一般在症状消失后即可停药，但对于慢性疾病需长期用药者，应根据规定疗程用药，如抗结核药一般应连续应用半年至一年及以上。另外，疗程长短还应根据药物毒性大小而定，如抗癌药物的使用应采用间歇疗法。

三、个体化精准用药

患者的年龄、原有疾病史和同时进行的其他治疗都会影响药物不良反应的易感性。存在肾功能损害、肝功能损害和肥胖的患者可能增加药物不良反应的发生率。一些遗传因素也极为重要，如血管紧张素转化酶抑制剂（angiotensin converting enzyme inhibitor，ACEI）引起的血管水肿在黑色人种患者中的发生率比非黑色人种患者高 3 倍。从性别上来说，ACEI 引起的咳嗽对女性的影响比男性更大。这些差异可以通过计算机评价系统对病史和医疗资料进行基于药物毒理学原理的危险性评分，从而得到预警。

"精准用药"服务于个体化治疗，具有药学属性的研究目标和研究特征，是"精准药学"的重要组成部分。在"大数据"时代，基因组学是精准医学和精准药学的共同基础。例如，目前临床药师利用药物基因检测工具，结合药物相互作用等，可以指导氯吡格雷的临床使用，优化抗血小板的治疗方案，实现药物的个体化治疗目标。因此，可以通过药物毒理基因组学、转录组学和蛋白质组学等组学手段实现对患者的个体化精准用药，从而降低不良反应的发生率，并提高药物疗效。

四、药物毒理学促进临床药学发展

临床药学（clinical pharmacy）是从医院药学中分离出来的一个分支学科，是以患者为对象，以提高临床用药质量为目的，以药物与机体相互作用为核心，研究和实践药物临床合理应用方法的综合性应用科学。由于药物的不良反应及药源性的损害给患者、家庭和社会带来了痛苦和沉重的负担，这种社会和患者的需要促成了临床药学的诞生和发展。西方发达国家在 20 世纪 50 年代中后期提出临床药学概念，20 世纪 60 年代初在高等学校设置了临床药学专业，在医院建立了临床药师制，药师直接参与临床用药，提高临床药物治疗水平，保障患者用药安全。

我国 2002 年在《医疗机构药事管理暂行规定》中首次提出"建立临床药师制"后，

临床药师在药物治疗中的作用（拓展阅读）

教育部于 2006 年 6 月决定在高等学校药学院系设置临床药学专业；之后，国家卫生行政部门采取了一系列措施，如制定关于开展临床药师培养工作的指导意见、建立临床药师培训基地、启动临床药师培训试点工作等，这些规定和举措有力地促进了医院临床药学工作的开展。

第四节　药物毒理学在新药研究中的应用

药物毒理学是新药安全性评价的重要基石。目前，新药开发过程中的安全性评价虽主要集中于新药临床试验和新药非临床安全性评价。但对于药物研发早期的毒性快速评估，安全性评价也是至关重要的。体外试验被用于早期毒性预测，以期发现先导化合物或候选化合物毒性，可以加快研究进程，降低成本。高通量毒理研究的应用是适用于这些需求的重要方法。

从药物发现到临床开发再到上市中的每一步都必须进行毒理学研究，并且在上市后仍然需要按照毒理学的方法及相关法规对药物进行持续的监测（表 1-1）。

表 1-1　药物毒理学在药物研究不同阶段中的工作及目的

药物研究阶段	主要工作	目的
药物开发阶段	毒性筛选、预测及监控	确定候选药物
临床前试验	急性毒性试验、亚慢性或慢性毒性试验、毒代动力学试验、遗传毒性试验、安全药理学研究	发现中毒剂量、发现毒性反应、确定安全范围及Ⅰ期临床实验的初始剂量、寻找毒性靶器官、判断毒性可逆性、判断对重要生命功能器官的毒性作用
Ⅰ～Ⅲ期临床实验	单次给药耐受性试验及药代动力学试验、重复给药耐受性试验及药代动力学试验、生殖毒性研究、致癌研究及作用机制研究	评价药物的安全性和治疗作用，评价利益与风险关系，最终为药物注册申请的审查提供充分的依据
Ⅳ期临床试验/上市后	考察在广泛使用条件下药物的疗效和不良反应	评价在普通人群和特殊人群中使用的利益与风险关系、改进给药剂量等

随着科学技术的不断进展，药物毒理学与药学学科中的药物化学、药剂学、药物分析、植物化学、药事管理学和药物经济学等多个学科交叉渗透。此外，其与基础医学和临床医学学科的关系则更加紧密。药物毒理学对新药评价的发展、新药研发水平和质量的提高有巨大的推动作用。

药物毒性过程包含了损伤起始、损伤进展和损伤修复整个过程中的生物学变化，是多样而复杂的。不只是简单地描述毒性，同时也要阐明毒性作用的机制，以便对其毒性进行预测和管理。一般来说，有必要从毒理学、药理学、病理学、药代动力学、生物化学、生理学、分子生物学、物理化学等多个方面阐明药物毒性发生的机制。故而，分子毒理学和系统毒理学方法结合多学科交叉的科学技术也是将来主要的发展趋势。

从药物毒理学的角度来看，在药品的安全性评估中应当关注以下要点：

1. 通过合适的毒理学研究或检测发现潜在毒性。
2. 明确所需观察的不良反应类型。
3. 明确产生不良反应的原因。
4. 确定不良反应的严重程度。
5. 确定毒性损伤是否可逆。
6. 明确动物试验外推到人类的科学性。
7. 从全面科学的角度进行风险评价和管理，并确定其效果。

基于上述问题对药物毒性进行评价，药物毒理学所涉及的安全性评估在药物发现和开发中的作用就是评价候选药物"成药性"的问题。药物毒理学家参与从早期药物发现到临床试验、申请批准和药物上市后过程的"走"与"不走"决策。该决定在风险评估和价值评估中的轴心是基于是否存在避免药物不良反应的手段、非临床研究是否能够推断出对于人类的药物不良反应,以及患者在疗效和不良反应之间是否存在有利于患者的平衡。因此,药物毒理学是沟通应用科学与基础科学的重要桥梁。

第五节 药物毒理学的研究方法与技术

药物毒性评价是按照既定规则、标准和流程进行的。在开始试验之前,研究者应制订符合管理机构指导原则的试验方案,并且该方案应得到所在机构伦理委员会的批准,方可开展试验。

一、非临床药物安全性评价技术

(一)整体动物试验技术

1. 正常动物 在毒理学领域,药物的安全性评价体系常用到正常动物,包括啮齿类动物(如大鼠、小鼠、豚鼠、仓鼠、家兔等)和非啮齿类动物(如比格犬、猴、小型猪等),这些正常动物主要用于进行单次给药毒性试验、重复给药毒性试验和特殊毒性试验等。通过不同的给药方式给予相应的受试药物一定时间后,采用特定方法测定各项生理生化指标,用于评价受试药物对健康动物有无毒性,并以此确定实验动物对药物的毒性反应、中毒剂量(toxic dose)和致死剂量(lethal dose)等,为药物进入临床阶段提供参考依据,并将结果外推至人类。经过毒理学工作者的不断努力,传统的单次给药毒性试验已经在减少动物的使用量上取得了很大的进步,主要表现为上下增减剂量法、固定剂量法、探测剂量法、近似致死剂量法等新的方法替代传统的单次给药毒性试验。

当前,毒理学界对模式生物斑马鱼(zebrafish,danio rerio)的关注度颇高。斑马鱼与人类基因同源性高达85%,其生物结构、生理功能及其信号传导通路与哺乳动物高度相似,具有饲养成本低、体积小、实验周期短、实验费用低、给药方式简单且化合物用量小、体外受精、透明易进行活体观察、单次产卵数多等特点。斑马鱼已被美国国家卫生研究院(National Institutes of Health,NIH)列为继大鼠和小鼠之后的第三大模式生物。

2. 转基因动物 转基因动物集整体、细胞和分子水平于一体,更能体现生命整体研究的效果,主要用于安全毒性研究。c-fos-lacZ 转基因小鼠用于药物神经毒性研究,*MT* 基因敲除小鼠用于顺铂和 CCl_4 等的毒性敏感性增强的研究。

此外,转基因动物多用于致癌性检测和致癌作用机制的研究,目前已建立的转基因动物模型有 *AC* 小鼠、*TgHrasZ*、*xpa$^{-/-}$*、*pimi*、*hk-fos*、*p53$^{+/-}$*、*ras-H2* 等转基因小鼠。毒理学试验表明,*p53$^{+/-}$* 转基因小鼠可广泛应用于致癌试验和致癌作用机制研究,但在检测非遗传性致癌原时结果相关性较差,此时应选用叙利亚地鼠胚胎(Syrian hamster embryo,SHE)细胞转化实验进行新化合物的致癌性筛选。

生殖毒性研究也可选用基因敲除小鼠,如 ZP3(编码透明带硫酸糖蛋白)基因敲除小鼠、雌激素受体基因或孕酮受体敲除小鼠和 DNA 甲基转移酶基因敲除小鼠等。

(二)体外替代实验技术

目前体外替代方法的研究已成为实用性毒理学研究领域的新方向。主要包括离体器官实验和体外细胞培养实验。这类方法的应用一方面解决了整体动物实验中大量使用实验动物且以动物濒死或死亡为终点的伦理问题,另一方面增加了实验过程中的可控因素,提升了实验结果的可靠性。

1. 离体器官实验 以体内脏器为基础的体外模型,一方面保留着完整的营养供给系统,能够确保在一定时间内保持离体器官的正常生理活性及生化功能;另一方面离体系统可排除其他组织器官的干扰,控制受试药物浓度,并定量观察受试药物对离体系统的毒性作用。目前,离体器官实验主要采用离体灌流技术,包括离体的肝脏、肾脏以及心脏灌流技术等,用于研究外源化合物的靶器官毒性。如采用该技术研究抗病毒鸟苷酸类似物 AM188 以及其前体药 AM365 在肝脏的代谢情况;应用循环式离体大鼠肝脏灌流技术研究抗癌药物喜树碱和羟基喜树碱的代谢产物。离体器官实验的缺陷在于受时间限制以及操作复杂,但优势是排除了体内其他脏器及系统的影响,因此在药物毒性评价中应用广泛。

2. 体外细胞培养　　体外细胞培养使毒理学研究从简单的整体动物实验深入到复杂的细胞和分子水平,从蛋白质、酶、受体、离子通道以及遗传因素等方面解析了药物与机体间的相互作用,在给药准确性和结果可靠性方面显示了优越性。作为体外细胞实验金标准的原代肝细胞培养技术广泛应用于毒理学研究各领域,如通过测定培养肝细胞中转氨酶的活性,评价有机和无机化合物的肝细胞毒性。此外,通过体外培养原代人肾细胞评价霉菌素在人体外肾细胞的毒性作用,也获得了很好的结果。有学者在建立胚胎干细胞测试(embryonic stem cell test,EST)模型时发现 EST 能对大多数化合物的胚胎毒性进行正确分类,并且其结果与整体动物实验一致。

与离体靶器官实验模型相比,细胞培养可进行更长期的毒性试验,给实验操作和毒性观察带来极大便利,并且单层培养的细胞也可用于研究药物对完整细胞功能的影响。此外,使用多孔板的自动化系统提供了高通量平台,用于测量细胞和细胞组分中的各种响应化学品暴露的效应。该方法也可用于与人类具有相对遗传同源性的脊椎动物斑马鱼的快速检测。

(三) 组学技术

为了弥补传统毒理机制研究方法的不足,一系列的组学研究技术正在飞速发展。目前把对细胞内 DNA、RNA、蛋白质、代谢中间产物的整体分析手段称为组学技术,主要包括基因组学(genomics)、蛋白质组学(proteomics)和代谢组学(metabolomics)等。Nount 等利用这些组学技术对候选新药进行毒理机制研究,从而开创了"反向毒理学"的药物毒性机制研究新模型。组学技术的发展实现了从器官、组织水平向分子水平的飞跃。这使人们对基因和基因组的认识,以及对生命本质的认识均取得了重要的进展。

1. 基因组学　　药物毒理基因组学主要研究有机体在对药物的适应性反应中有重要意义的基因及其产物,从基因组全局水平研究药物作用和基因表达的相互关系。利用基因组资源信息研究药物作用于人类或环境后的毒性作用机制。微阵列和 RNA 测序可以同时揭示大量基因(转录组)表达的变化。目前,用于研究表观基因组(表观遗传变化,如组蛋白甲基化修饰)、蛋白质组和代谢组(小分子)变化的技术也都取得了长足发展。

2. 蛋白质组学　　药物毒理蛋白质组学是一种利用蛋白质表达检测技术,确认生物体受药物影响的毒理学效应关联蛋白质和信号通路的组学技术,是在蛋白质水平上对疾病机制、细胞模式、功能联系等方面进行探索的科学。目前,对蛋白质组进行分离的方法有多种,主要包括二维液相色谱、毛细管电泳和液相色谱 - 毛细管电泳等技术。蛋白质组学主要通过质谱技术、蛋白质测序技术、氨基酸组成成分分析技术对其进行鉴定及功能研究。该技术通过比较特定细胞、组织或器官在药物作用前后蛋白质发生的变化,在短时间内筛选出与药物相关的差异蛋白,再通过抗体分析技术快速寻找新的毒性蛋白标志物,因此比传统毒理学研究方法更具灵敏性和特异性。

3. 代谢组学　　代谢组学是通过分析生物体液、组织中的内源性代谢产物谱的变化来研究整体的生物学状况和基因功能调节的技术,是现代生物医学的一个分支学科。主要借助现代化的仪器分析测试技术,如核磁共振技术、色谱 - 质谱联用技术等检测机体整个代谢产物谱的变化,并通过多元统计分析方法研究整体的生物学功能状况。

二、治疗药物监测技术

(一) 治疗药物监测与药物毒理学

在临床诊疗过程中,大多数药物的血药浓度与药理效应或毒性反应密切相关,血药浓度的较大差异或波动可能导致药物疗效不足或发生毒性反应。

治疗药物监测(therapeutic drug monitoring,TDM)是临床药学的一个新的分支。在药物治疗过程中,观察药物疗效,监测患者体液(包括全血、血清、血浆或尿液等)中药物及活性代谢产物的浓度,结合药动学及药效学基本理论,指导临床用药方案的制订和调整,从而达到满意的疗效及避免发生毒副反应。同时 TDM 也为药物过量中毒的诊断和处理提供有价值的实验室依据,将临床用药从传统的经验模式提升至科学水平。

(二) 临床需要开展 TDM 的常见药物

尽管血药浓度与药理效应存在较密切的关系,但是并非所有的药物和患者都需要进行血药浓度监测。在临床实际工作中,需根据药物的特点、患者的临床状况和现有的检测技术,开展相关的 TDM 项目。TDM 常用于毒副作用大、治疗窗窄、药物相互作用等情况下。目前,国内进行 TDM 的药物约占临床常用药物的 10%,主要包括免疫抑制剂、抗菌药物、抗肿瘤药物、抗癫痫药物及心血管系统药物等。一般来讲,开展 TDM 的药物应当具备下述 3 个条件:①具有可供参考的药物治疗浓度范围和中毒水平,药动学参数已明确;②治疗作用、毒性反应与血药浓度相关;③具有快速、灵敏、准确的药物浓度检测方法。在满足上述条件后,可考虑开展 TDM 的情况包括以下几点:

1. 治疗指数低、安全范围狭窄的药物。
2. 同一剂量可能出现较大血药浓度差异的药物。
3. 具有非线性药动学特性的药物。
4. 肝、肾功能不全的患者使用主要经过肝脏代谢或主要以原型药经肾脏排泄的药物。
5. 长期用药但依从性差的患者。
6. 长期使用易产生耐药性的药物。
7. 诱导肝药酶的活性而致药动学及药效学显著改变的药物。
8. 怀疑药物中毒,但药物中毒与药物剂量不足的症状相似,临床无更客观的诊断及鉴别诊断指征。
9. 联合用药易产生相互作用而影响疗效。
10. 药动学、药效学个体差异大,尤其因遗传因素造成显著性差异的药物,如免疫抑制剂吗替麦考酚酯,编码 *UGT1A9*、*UGT2B7*、*MRP2* 等基因的遗传多态性对吗替麦考酚酯药动学有显著影响。

临床 TDM 操作应有严格的操作规程和基于循证医学的结果解读。国内外均发表了治疗药物监测的专家共识或指南,如关于中国儿童治疗性药物监测的专家共识、《中国万古霉素治疗药物监测指南》、国际抗癫痫联合会有关抗癫痫药 TDM 的专家共识以及国际治疗药物监测和临床毒理学会关于免疫抑制剂 TDM 的指南等。但真正基于循证医学制定的指南并不多,仍有广阔的空间和需求去研究 TDM 与临床治疗结局的关联性。需要开展 TDM 的临床常用药物如表 1-2 所示。

表 1-2　需要开展 TDM 的常用药物

药物类别	常用药物	监测原因	备注
免疫抑制剂	环孢素(CsA) 他克莫司(EK506) 依维莫司(EvE) 麦可酚酸(MPA) 雷帕霉素(RAPA)	免疫抑制剂治疗窗窄且个体差异较大,用于实体器官移植时需进行 TDM	
抗菌药物	万古霉素 替考拉宁	糖肽类抗菌药物的杀菌效应与其血药浓度、超过最低抑菌浓度的时间及抗菌药物后效应有关,这种药动学特点使其成为 TDM 中应用最广泛的抗菌药物之一	
	氨基糖苷类	有肾、耳毒性,个体药动学差异性大;常用于重症患者;临床上常因药物体内浓度过低而达不到治疗的目的	

续表

药物类别	常用药物	监测原因	备注
抗肿瘤药物	甲氨蝶呤	最早采用 TDM 的抗肿瘤药物,通过检测不同时间点患者血药浓度,指导使用亚叶酸钙进行解毒治疗	目前抗肿瘤药物 TDM 尚未广泛应用于临床,主要受限于靶值范围的确定、检测技术、多药联合应用和疗程周期长等;随着相关基础研究的深入和检测技术的提高,临床上将会针对越来越多的抗肿瘤药物开展 TDM。与基因检测结果相结合,TDM 在临床抗肿瘤治疗中更有利于患者的个体化治疗,提升抗肿瘤疗效的同时降低药物的毒副作用
	氟尿嘧啶紫杉醇多西他赛	个体间药动学差异大,通过 TDM 调整给药剂量可显著降低毒副反应发生率,其中氟尿嘧啶 TDM 除能降低毒副反应发生率外,还可提高治疗有效率	
	伊马替尼培唑帕尼舒尼替尼	小分子激酶抑制剂的药动学差异巨大,其暴露与疗效密切相关,TDM 可有效避免由于给药剂量不足导致的疾病进展	
抗癫痫药物	卡马西平苯妥英钠丙戊酸钠	治疗窗窄,治疗效果与毒性反应不易区分,再加上患者的个体差异大、依从性差,在治疗过程中,患者的癫痫状态往往不易控制,故需要进行血药浓度监测	
抗心力衰竭药物	地高辛	治疗指数低,安全范围窄,个体差异大	
平喘药	氨茶碱	安全范围窄,容易引发中毒反应	
抗凝血药物	华法林	治疗窗窄,个体差异大	

(三) TDM 常用的检测方法

药物分析技术的飞速发展是 TDM 兴起的重要基础,目前常用方法包括免疫学方法、色谱法、色谱 - 质谱联用技术等。其中,色谱法和色谱 - 质谱联用技术是目前 TDM 使用最广泛的方法,尽管其操作较烦琐、步骤较多,但由于定量准确、灵敏度高,对于检测量大的用药品种尤为适用。值得一提的是,无论使用何种方法检测血药浓度,质量控制都是非常重要的环节,否则检测结果难以取信,而根据错误的浓度调整给药剂量将会造成十分严重的后果。不同检测方法的特点、优势和缺点详见表 1-3。

表 1-3 不同检测方法的对比

检测方法	适用范围	优势	缺点	备注
免疫学方法	批量样品检测	灵敏度高、分析速度快、自动化程度高、操作简便	受药物抗体种类的限制,不能同时测定多种药物或代谢物	包含酶扩大免疫测定技术、荧光偏振免疫分析、化学发光微粒子免疫法等
色谱法	广泛用于分析生物样本中药物浓度检测	专属性强、线性范围广、稳定性好、成本低廉、普及率高	灵敏度低、样品前处理周期长	
色谱 - 质谱联用技术	生物样本中药物与代谢物定性定量的有效工具	灵敏度高、特异性强、分析速度快等	仪器昂贵、普及率低	最具潜力的 TDM 分析技术

本章小结

　　药物毒理学是一门关于药物与机体有害交互作用及其规律的科学,是伴随着人类对药物认识增加及科学技术进步建立起来的一门学科。该学科对于人类的安全用药、药物新靶点的发现以及药物治疗规律的发现都有着重要的意义。了解药物毒理学的研究目的、任务和发展史,有助于更好地认识本学科的重要意义和现今的研究任务。药物毒理学不仅仅是一门基础研究性学科,它的发展和变革顺应了人类的需求,因此必须将药物毒理学的知识和发现贯穿于临床合理用药和新药研究中,而药物毒理学也为有效但治疗窗狭窄的药物提供了药物监测方案及理论依据。药物毒理学是一门不断发展的学科,除了传统整体动物(包括转基因动物)研究技术之外,离体细胞、离体器官以及组学技术等新方法、新技术也已经用于现代药物毒理学的研究中。

思考题

1. 什么是药物毒理学? 根据研究任务目的不同,药物毒理学可分哪三个方面?
2. 哪些因素会影响临床合理用药?
3. 药物毒理学研究的方法和技术有哪些?

第一章
目标测试

(韩　峰)

药物毒效与毒代动力学

第二章
教学课件

案例分析
（案例）

药物毒理学是一门研究药物对机体有害作用及其规律的科学。它包括药物对机体的毒性作用——毒效动力学和机体对药物的处置过程——毒代动力学两个方面。药物毒效动力学是研究药物毒性效应与剂量反应的关系，而药物毒代动力学是综合运用药动学的原理和方法，定量地研究毒性剂量下药物及其代谢产物的全身暴露的情况，探讨毒性反应发生和发展的规律，从而为药物安全性评价提供科学依据。它是一门新兴的，涉及药动学和毒理学研究的交叉学科，是药物毒理学领域的重要分支。其研究结果可用于阐明药物毒性作用特点及相关机制，已成为新药安全性评价的常规内容。毒代动力学研究不仅在新药安全性评价中具有重大价值，其在指导临床合理安全用药方面也有着非常重要的参考意义。

第一节 药物毒性作用产生机制

一、药物毒性作用类别

药物在治疗剂量下，一般很少出现对机体的危害作用，通常只有在剂量过高、用药时间过长，或者用药者本身为过敏体质、遗传异常者才会出现毒理学效应。从药物临床使用的角度来看，药物的毒性作用属于药物不良反应的范畴，但有时往往程度更严重，可出现难以恢复的药源性疾病（drug-induced disease），如庆大霉素引起的神经性耳聋，肼屈嗪引起的系统性红斑狼疮样综合征等。除了上述特定用药情况出现的不良反应之外，药物毒性作用还包括误用、滥用和不正当目的的使用时出现的对机体的损伤作用。药物毒性作用往往是药物本身固有的、在剂量过大或蓄积过多时对靶组织（器官）呈现的危害性反应。

从药物研发（药物非临床研究）的角度来看，药物的毒性作用可分为急性毒性作用、长期毒性作用、特殊毒性作用（药物对生殖与发育的毒性、对遗传物质的损伤以及致癌性）和对给药部位的局部反应。在新药非临床研究中，对创新药物除了要评价上述内容之外，通常还需要进行药物的一般药理学研究（次要药效学和安全药理学研究），评价在接近推荐临床使用的剂量下，不可避免地出现与治疗目的无关的其他药理作用。

从药物毒理学的角度而言，药物的毒性作用有以下几种。

（一）毒性反应

毒性反应（toxic reaction）是在治疗剂量下不出现，仅在剂量过大、用药时间过长或体内药物蓄积过多时才出现的反应，一般比较严重。在新药研究中可通过非临床药物安全性评价加以预测，提示临床试验中进行重点监测。在新药非临床安全性评价中，常通过急性毒性试验数据获得药物的治疗指数,并尽可能发现动物死亡前的症状,以初步了解涉及药物急性毒性反应的靶器官。而长期毒性试验则采用远高于推荐的临床用药剂量(可达数十倍),以及远长于临床用药疗程的给药期限(可达数倍),目的是了解人类用药剂量过大或体内药物蓄积过多时,出现毒性反应的靶器官、损伤程度及其可逆性,以期指导临床合理用药,尽量避免或减轻药物对机体的损害。

(二) 变态反应

变态反应(allergic reaction)是机体对药物的不正常免疫反应,是非肽类药物作为半抗原与机体蛋白结合后,经过敏化过程而发生的反应,也称过敏反应,常见于过敏体质患者。临床表现各药不同,出现的反应也因人而异,反应性质与药物固有的效应及所用剂量均无关,用拮抗药解救无效。新药非临床安全性评价阶段,可能发现一些具有变态反应的药物,但由于动物与人的种属差异,研究结果外推到人时,其代表性仍受到局限,豚鼠是目前研究药物变态反应最常用的动物,从豚鼠试验获得过敏试验阳性结果,对人类具有很大的参考价值。

(三) 特异质反应

特异质反应(idiosyncrasy reaction)是因用药者有先天性遗传异常,对某些药物反应特别敏感,出现的反应性质可能与常人不同,属于生理遗传异常所致。反应的严重程度与剂量成比例,用拮抗药解救可能有效。应用药物基因组学和毒物基因组学的技术,基于个体遗传学特征制订给药方案,从而提高疗效,降低毒性,为特异质反应人群提供了确定个体遗传易感性并保护其免受药物毒性损伤的可能。

(四) 生殖毒性和发育毒性

生殖毒性(reproductive toxicity)主要针对育龄人群,指用药后对生殖系统及与生育相关的神经或内分泌系统产生的毒性。如配子细胞(精子、卵细胞)异常、下丘脑与垂体功能异常致不孕不育、流产等。发育毒性(developmental toxicity)主要考察药物对胚胎的影响,特别是药物的致畸毒性。如胚胎器官形成期接触致畸剂或药物可致形态畸形,而怀孕后期接触具有发育毒性的药物,则可出现以功能异常或发育迟缓为主的毒性反应。

(五) 致突变与遗传毒性

致突变与遗传毒性(mutagenesis and genetic toxicity)指药物损伤遗传物质而发生突变作用,产生对人类本身(致癌毒性)及其后代的影响(致畸毒性)。药物对遗传物质损伤后如不能使细胞成活,后果相对较轻;如果细胞尚能成活,则后果相当严重。往往根据损伤的细胞类型不同而呈现不同的遗传毒性作用,如导致骨髓细胞遗传物质损伤,可引起血液系统疾病(含恶变),对体细胞或孕早期胚胎遗传物质损伤,甚至可出现癌变与畸变等后果。

(六) 致癌性

致癌性(carcinogenesis)属于长期用药产生的毒性,一般指药物因存在潜在致癌作用,在机体长期使用后诱发产生肿瘤性疾病的风险。可通过遗传物质损伤或非遗传物质损伤途径产生。

二、药物毒性作用机制

药物中毒后可能对机体的结构和功能造成损伤,阐明药物中毒机制对预测和防治药物毒性作用具有重要的理论价值。药物中毒往往是机体和药物之间相互作用的结果。以下是常见的药物毒性作用机制。

(一) 药理效应与毒性作用同靶点

药物产生此类毒性作用的靶点与其产生药理效应的靶点相同。这并不意味着毒性作用与药理作用产生了竞争性拮抗,而是药物在与其靶标结合时表现出的药理效应与产生毒性作用的机制相同。例如,他汀类药物通过抑制肝脏中 3- 羟基 -3- 甲基戊二酸单酰辅酶 A(HMG-CoA)还原酶而产生降胆固醇作用,其不良反应也是由于抑制肌肉及其他组织中的 HMG-CoA 还原酶而产生横纹肌溶解等副作用。

（二）多靶点作用

药物进入体内后，其结合的靶点并非完全特异，也会与其他靶点结合而导致毒性。这是因为药物常常干预复杂的生物调控路径及多个基因家族。如特非那定，它不仅可以作用于 H_1 组胺受体产生期望的抗组胺效应，同时也可作用于心脏钾离子通道而导致心律失常。原则上，加大药物筛选力度，尽可能选择针对特异性靶点 IC_{50} 更低的药物可减少药物的多靶点作用所导致的毒性。

（三）生成毒性代谢产物

许多药物在代谢过程中生成活性或毒性代谢产物，这些产物可改变体内有效物质血药浓度或引起相应蛋白结构修饰改变而产生毒性。其具体毒性机制不明，可能与其引起的蛋白质调控域或结构相关的重要氨基酸的修饰相关，也有可能是蛋白质结构改变后诱发的免疫反应所致。

（四）引起超敏反应

药物本身或其所含杂质导致的超敏反应也是药物毒性作用的重要机制之一。药物或其代谢产物与体内半抗原结合，可诱发抗原 - 抗体反应从而产生毒性。如青霉素因其化学稳定性较差，其降解产物可与机体蛋白质共价结合而生成完全抗原，进而产生严重超敏反应。

（五）引起细胞功能紊乱

细胞是具有生命活动的最小单位，多细胞器官的协调活动能顺利进行依赖于每个细胞执行精确的程序。药物毒性引起细胞功能紊乱的类型取决于受影响靶分子本身的作用。如靶分子与调节作用有关，可呈现基因表达失控和 / 或短暂的细胞活动失调；若靶分子主要与维持细胞内环境有关，可影响细胞存活；如终毒物与调控细胞外部功能的靶点作用，还能影响其他细胞及所组成的器官或系统的活动。

三、药物毒性作用的影响因素

药物的毒性作用很多是药物本身固有属性所引起的，但是也跟机体内环境和机体对药物的处置过程密不可分，如一些药物发挥毒性作用是通过影响脂质过氧化等病理过程导致的。所以，影响药物毒性作用的因素主要包括药物和机体两个方面。

（一）药物方面

1. 药物固有因素　某些药物由于本身结构或者理化特性干扰机体正常的生理功能引起毒性作用。如巴比妥类、氨基酚类药物等可通过抑制 ATP 酶的氧化磷酸化过程引起细胞能量代谢中断而导致"钠泵"失调，致使细胞死亡和组织坏死。再如某些强氧化性的药物可引起氧化反应，产生自由基，导致机体内还原型谷胱甘肽（glutathione，GSH）巯基氧化，发生脂质过氧化，引起细胞膜瓦解，进而导致细胞死亡、组织坏死，或者发生非致死变化以致突变和癌变等。此外，药物生产过程中常残留一部分中间产物，有时还需要加入一些赋形剂，这些物质也可能引起毒性反应。如青霉素引起过敏性休克的成分就是青霉噻唑酸和青霉烯酸，前者是在生产发酵过程中由极少量青霉素降解而成，后者是在酸性条件下由部分青霉素分解而来。

2. 药物剂型和制剂工艺因素　药物的剂型或制剂工艺不同会影响药物的生物利用度，导致体内暴露程度不同而引起毒性反应。如苯妥英钠的赋形剂为碳酸钙，碳酸钙与苯妥英钠形成可溶性复盐可减少苯妥英钠的吸收，将赋形剂改为乳糖后，乳糖并不与苯妥英钠发生相互作用，致使苯妥英钠的吸收程度增加 20%~30%，从而引起中毒。

3. 药物临床使用因素　有些药物安全范围窄、治疗指数低，即使在正常剂量范围内，在不同个体应用也可能发生毒性反应。同一个药物不同给药途径也会影响药物毒性反应发生以及类型。如氯霉素口服时引起造血系统毒性，但外用则引起较多过敏反应。

4. 药物相互作用因素　两种或两种以上药物联合应用时，由于药物不良相互作用可产生毒性。

这种毒性反应在单一用药时不发生,其发生率可随合并用药种类增多而增多。这多数情况下是由于改变了药物的体内过程所致。

(1)促进吸收:某些药物如阿托品、溴丙胺太林等通过延缓胃排空,减慢肠蠕动速度而促进合用药物的吸收,造成血药浓度增加而导致毒性发生。

(2)影响分布:血浆蛋白结合率高的药物可置换结合率低的药物,使其游离型增多,毒性反应增强。如抗心律失常药物胺碘酮具有较强的血浆蛋白结合率,与抗凝血药物华法林合用可增加出血倾向。

(3)影响代谢:被肝药酶代谢的药物与肝药酶抑制剂合用时,药物代谢减慢,血药浓度增加,毒性反应增强。常用肝药酶抑制剂如氯霉素、咪唑类抗真菌药、大环内酯类抗生素、异烟肼、西咪替丁等。

(4)影响排泄:某些药物通过竞争性抑制肾小管的排泄、分泌和促重吸收等功能,可减缓其他药物的排泄。如丙磺舒、阿司匹林等可减少青霉素自肾小管的排泄,使青霉素的血浆药物浓度增高,血浆半衰期延长,同时毒性增加。

(5)药物协同作用:联合用药增加疗效的同时也会增加毒性。例如,抗焦虑药地西泮和催眠药水合氯醛合用可致中枢神经过度抑制。

(二)机体方面

1. 遗传变异因素 遗传变异因素引起药物毒性反应主要是由于药物代谢异常所致,包括代谢酶数量和质量的差异。代谢酶"量"的差异导致同一种属的不同个体代谢存在不同代谢型,即强代谢型和弱代谢型。同一药物在强代谢型个体内的代谢速率快,血药浓度低,可能导致疗效差;但是在弱代谢型个体内的代谢速率慢,血药浓度高,易导致毒性反应。如同一剂量的华法林在弱代谢型患者体内可延长凝血酶原时间(prothrombin time,PT)而导致出血。代谢酶"质"的差异通常体现在具有遗传变异的个体所携带的代谢酶的亚型与正常个体不同,而不同亚型的代谢酶可能导致药物代谢途径异常或生成毒性代谢产物。如全身麻醉药氟烷和肌松药琥珀胆碱在有遗传性恶性高热患者中应用会引起高热、持续肌强直和酸中毒等。

2. 药物反应敏感性因素 患者的某些生理因素如年龄、妊娠等可导致药物反应敏感性增高,从而出现药物中毒。老年患者由于肾清除功能下降导致药物作用时间延长出现蓄积中毒,如 70 岁以上的老年人服用吡罗昔康,药物的半衰期由 48 小时延长至 72 小时。新生儿、婴儿的肝肾发育不全,对药物的消除较慢,也易发生药物中毒,如氯霉素可以引起灰婴综合征。妊娠时肝脏对药物的硫酸化作用和氧化作用降低且代谢减慢,易出现药物中毒。

另外,药物作用的受体数目有个体差异,或者由于某些靶器官代谢改变使药物受体出现异常,均可导致患者靶器官敏感性增强而出现药物中毒。如低血钾时,机体对地高辛毒性作用敏感性增高;呼吸抑制或垂体功能减退时,催眠药可引起过度的中枢抑制等。

3. 肝肾功能异常因素 肝肾功能异常等可降低肝代谢和肾排泄的速度和程度,导致血药浓度升高,引起药物毒性反应。

(1)肝功能异常:肝硬化患者服用利多卡因,由于其在肝脏代谢减慢,导致血药浓度显著升高,引起严重的中枢神经系统毒性;肝炎患者服用麦角类药物可因代谢障碍而产生毒性;肝硬化患者对氯丙嗪和单胺氧化酶抑制剂特别敏感,常规剂量即可引起中毒;肝硬化性水肿和腹水时,利尿剂可引起肝性昏迷。

(2)肾功能异常:肾功能损伤者使用常规剂量的地高辛即可引起心脏毒性;有肾脏疾病的患者使用氨基糖苷类抗生素易引起耳毒性,使用呋喃妥因极易引起外周神经炎。

4. 其他机制间接反应因素 药物的毒性发生在第三者,如妊娠患者妊娠期间服用某些药物(如沙利度胺)导致胎儿畸形;妊娠时孕妇使用己烯雌酚,女性子代青春期可能发生阴道透明细胞腺癌,男性子代可导致睾丸癌等。

四、药物毒性防治基本原则

药物毒性的严重程度主要取决于药物的剂量、作用时间以及诊治是否准确及时。药物中毒后应果断采取有效的急救措施,以挽救生命,减轻损害程度,避免后遗症。尽管中毒方式各异,但防治基本原则是相同的。

(一)清除未吸收的药物

药物吸收的途径主要包括消化道吸收、呼吸道吸收、皮肤和黏膜吸收等,应采用对应的处理方法,尽快清除未吸收的药物。经消化道吸收中毒者,宜采用催吐、洗胃的方法,清除药物;吸入性中毒者应尽快脱离中毒环境,呼吸新鲜空气,必要时给予氧气或人工呼吸;经皮肤和黏膜吸收中毒者,根据中毒的化学物质成分采用清水或 5% 碳酸氢钠溶液或 2% 醋酸等进行清洗。

(二)加速药物排泄

通常采用导泻、灌肠、利尿、血液净化等方式加速体内药物排泄。

1. 导泻　口服 5~10g 硫酸钠。
2. 灌肠　1% 微温盐水、1% 肥皂水或将药用炭加于洗肠液中吸附药物后排出。
3. 利尿　利尿剂强化利尿是加速由肾脏排泄药物的重要措施之一。但需进行静脉补液,同时要考虑心脏负荷等情况。对于弱酸性或弱碱性药物中毒,可通过碱化尿液或者酸化尿液的方式促进药物排出。例如,苯巴比妥中毒可采用 5% 碳酸氢钠溶液静脉滴注以碱化尿液,减少重吸收而促进排出。
4. 血液净化　当毒性强烈或大量的药物突然进入机体内,在短时间内导致中毒者心、肾等脏器功能受损时,采用血液净化疗法可迅速清除体内药物,改善重症中毒患者的预后。

(三)应用拮抗药物

某些药物中毒有特效的拮抗剂,在排毒的同时应积极使用特效拮抗剂。药物拮抗机制包括以下四个方面。

1. 物理性拮抗　药用炭等可吸附引起中毒的药物,牛乳、蛋白质可沉淀重金属。
2. 化学性拮抗　酸碱中和拮抗引起中毒的药物,如弱酸中和强碱,强碱中和弱酸,二巯丙醇夺取已结合于组织中酶系统的重金属。
3. 竞争性拮抗　采用药理作用相反的药物拮抗引起中毒的药物。如 M 胆碱受体拮抗药阿托品拮抗胆碱酯酶抑制剂有机磷引起的中毒、M 胆碱受体激动剂毛果芸香碱减轻 M 受体拮抗药颠茄类药物引起的中毒。
4. 中西药联合应用　中药与西药联合应用可充分发挥疗效,减轻毒副作用。如灵芝、云芝、人参、生黄芪、刺五加、鸡血藤、女贞子等,分别与化疗药联用,均能缓解或消除化疗所导致的白细胞减少等副作用;甘草或黄精与链霉素联用,可减轻链霉素对第 8 对脑神经的损害作用;雷公藤及其总苷有抑制骨髓造血等毒副作用,若与小剂量糖皮质激素联用,毒副作用即可减轻;巴比妥类药物与含麻黄类平喘药联合使用,可减轻后者导致中枢神经兴奋的不良反应。

第二节　药物毒代动力学概述

一、药物的体内过程与毒性

药物作用于机体引起生理、生化功能改变从而产生药效或毒性反应,同时机体反作用于药物。而药物对机体产生毒性作用的强弱程度,不仅取决于药物固有活性,还取决于机体对特定药物的处置过程,表现为吸收、分布、代谢和排泄(图 2-1)。因此,了解和掌握药物的体内处置对判断药物的毒性作用至关重要。

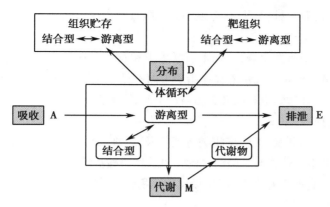

图 2-1　药物的体内过程

（一）吸收环节的毒性

药物通过各种途径进入血液循环的过程称为吸收。主要吸收途径包括胃肠道、呼吸道、皮肤吸收等。各种途径的吸收效率：肺泡呼吸膜吸收效率>消化道黏膜吸收效率>皮肤吸收效率。

1. 经胃肠道吸收　胃肠道是药物最重要的吸收部位之一。试图自杀者及儿童药品误用事故也多发生于口服途径。药物的吸收可以发生在整个胃肠道，但小肠因其具有吸收面积大、血流量丰富及蠕动性强等特点而成为最主要的吸收部位。胃肠道吸收多数是被动转运，因此脂溶性大、解离度小的药物容易被吸收。由于胃液酸度极高（pH 1.0），弱有机酸类物质多以未解离形式存在，所以容易吸收。小肠内酸碱度相对趋向中性（pH 6.6），化合物解离情况与胃内不同，弱有机碱类在小肠主要呈非解离状态，因此易被吸收。另外，大多数药物在胃肠道的吸收存在首过效应，首过效应会使药物的吸收减少，进而影响药效或毒性作用。

2. 经呼吸道吸收　气体、挥发性药物可经呼吸道吸收。肺是呼吸道的主要吸收部位，由于肺泡的表面积大，血液供应丰富，毛细血管与肺泡上皮细胞膜很薄，并且具有高度的通透性，因此吸收十分迅速。药物主要通过简单扩散方式经呼吸道吸收，大多无首过效应，可随血液循环遍及全身。

3. 经皮肤吸收　皮肤是人体的最外层组织，具有较好的屏障作用，一般情况下，大部分物质不易经皮肤吸收，仅少数药物可经皮肤吸收，无首过效应。如四氯化碳和一些杀虫剂等高脂溶性物质，其吸收量足以引起全身中毒。药物通过角质层的转运是透皮吸收的关键因素，由于角质层具有类脂膜性质，因而脂溶性较大的药物易于透皮肤吸收，而分子量大、极性或水溶性的化合物则难以通过。

（二）分布环节的毒性

吸收入血的药物随血液转运到机体各组织器官的过程称为分布。药物必须到达其靶器官或组织才能发挥作用，同时药物在靶器官的蓄积也会引起毒性作用。

1. 血浆蛋白结合　药物与血浆蛋白结合特异性低，而血浆蛋白数量有限，两个药物联合应用可能与同一蛋白结合而发生竞争置换现象。如某药结合率达99%，当被另一种药置换而下降1%时，则游离型（具有药理活性）药物浓度在理论上将增加100%，可能导致中毒。因此，在临床上同时使用两种以上药物时要慎重。例如，血栓患者服用抗凝血药物华法林同时服用非甾体抗炎药（non-steroid anti-inflammatory drug，NSAID）时，如服用与白蛋白结合力强的保泰松，就会使血液中游离型华法林浓度增加，引起出血。药物也可能与内源性代谢物竞争与血浆蛋白结合，例如磺胺药置换胆红素与血浆蛋白结合，可能导致新生儿胆红素脑病。血浆蛋白过少（如肝硬化）或变质（如尿毒症）时药物血浆蛋白结合率下降，也容易发生毒性反应。

2. 在肝、肾中蓄积　机体各种组织器官中，肝和肾与药物的亲和力较强，有利于药物的消除，但也有一定的蓄积作用。如在肝和肾细胞内有一类含巯基氨基酸的蛋白能与锌、锡、汞、铅等重金属结合形成金属硫蛋白复合物。因此，肝和肾中这类药物的浓度可远远超过血浆中的浓度，达到 100~700

倍。另外,在肝细胞中还有一种 Y 蛋白,与很多有机酸具有高度亲和力,因此它对转运有机阳离子进入肝细胞起重要作用。

3. 在脂肪中蓄积　亲脂性化合物(如多氯联苯类和有机氯农药等)易通过简单扩散转运至脂肪组织而蓄积储存。脂溶性药物能大量贮存在脂肪中而不显示毒效应,对机体具有一定的保护意义,但其贮存量有一定限度,一旦达到饱和或者脂肪被动员时,脂溶性药物就会随同血液到达靶器官或毒作用部位,造成对机体的损害。

4. 在骨骼中蓄积　四环素、氟喹诺酮类等药物及铅、钡、锶、镭、镉等金属易在骨骼组织中储存,其机制是由于细胞间液中的药物与骨组织中的无机盐经磷酸盐结晶的互换吸附作用。化合物中的铅在骨骼中沉积和储存对骨骼没有毒性,但是氟化物沉积(氟骨症)和放射性锶(骨肉瘤和其他肿瘤)在骨骼中的慢性效应已经被证实。

5. 特殊性屏障

(1)血 - 脑屏障:是保护药物进入脑组织的重要生理屏障(图 2-2,彩图 2-2)。它可保障血液和脑组织之间的正常代谢产物的交换,阻止非必需物质进入,从而维持脑的正常功能。有些药物在治疗剂量下,虽有部分可通过血 - 脑屏障,但不会呈现明显的毒性,只有当剂量过高时可产生明显的毒性。如青霉素毒性非常小,当大剂量快速静脉给药时,可有较多量通过血 - 脑屏障,引起头痛和惊厥。

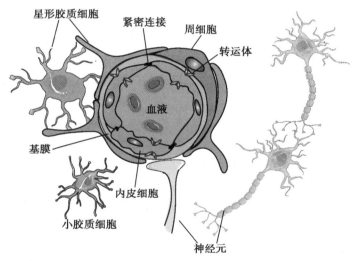

图 2-2　血 - 脑屏障示意图

(2)胎盘屏障:是指胎盘绒毛与子宫血窦间的屏障(图 2-3),一般认为可阻挡外源性物质进入胎儿体内,从而保障胎儿的正常发育。非离子型、脂溶性高和分子量小的物质容易通过胎盘屏障。因此,在妊娠期间应该慎用或禁用对胚胎发育有影响的药物。如由环境中甲基汞污染引起的胎儿性水俣病。致癌物如多环芳烃类和雌激素等可能引起出生后致癌等问题均是由于药物通过胎盘屏障所致。

除上述两种生理屏障外,还有血 - 眼屏障、血 - 睾屏障等,亦可减少或减缓外源性化合物的损伤,保护组织器官。

(三)代谢环节的毒性

药物在体内化学结构发生变化,以改变其药理或毒理活性,并增其水溶性,以便加速从体内排泄的过程称为代谢,又称为代谢转化或生物转化。代谢转化后活性变化情况有:

1. 代谢物活性或毒性降低　如去甲肾上腺素、氯霉素代谢后失活;维拉帕米的 N- 去甲基代谢物(去甲维拉帕米)的活性仅为母药的 20%;特非那定在体内代谢后毒性降低。

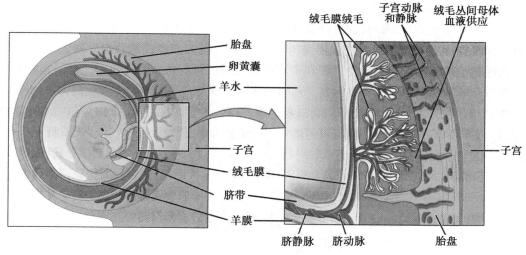

图 2-3 胎盘屏障示意图

2. 形成活性代谢物 如普鲁卡因胺代谢后生成活性与母药相当的代谢物乙酰普鲁卡因胺;氯雷他定代谢后生成活性大于母药的代谢物去羧乙氧基氯雷他定。

3. 形成毒性代谢物 如对乙酰氨基酚代谢形成具有肝毒性的中间代谢物;磺胺噻唑的乙酰化产物溶解度降低,导致在肾小管析出结晶,引起肾损害;有机磷杀虫剂对硫磷,中间代谢产物为对氧磷,毒性增强;还有些外来化合物本身并不直接致癌,经代谢转化后,其代谢产物具有致癌作用。

此外,药物代谢 P450 酶的诱导和抑制现象也是影响外源化学物质毒性表现的重要因素,亦是多种外源化学物质相互作用的机制之一。常见药酶诱导剂包括巴比妥类、苯妥英钠、卡马西平、利福平等。酶的诱导可产生两种不同后果:经 CYP 酶代谢失活的药物表现为治疗作用和毒性减弱;而经 CYP 酶代谢激活的药物,则表现为治疗作用和毒性增强,易发生毒性反应。具有抑制作用的化合物称为酶的抑制剂。常见抑制剂包括氯霉素、螺内酯、别嘌醇等。药酶抑制也产生两种不同后果,与酶诱导的结果相反。

(四) 排泄环节的毒性

药物及其代谢产物在体内通过某种途径排出体外的过程称为排泄,药物的代谢和排泄统称为药物的消除。机体的排泄能力是影响毒性表现的重要因素之一,这是因为排泄是决定体内外源性化学物质浓度变化速度的因素之一,同时排泄器官也可能是药物的毒性靶器官。

1. 肾排泄的毒性 肾近曲小管对外来化合物的重吸收易产生对肾的损害作用。如果肾小管的主动转运载体被抑制,会使药物的血浆浓度上升,易产生毒性作用。如丙磺舒和青霉素都为有机酸,两药合用时,丙磺舒可抑制青霉素主动分泌,使后者排泄减慢而药效延长并增强。

2. 胆汁排泄的毒性 药物可经胆汁排泄,最后随粪便排出体外,也是药物排泄的另一个重要途径。有些药物经胆汁排入十二指肠后又被重吸收返回肝,称为肠肝循环(enterohepatic circulation,EHC)。肠肝循环使药物在体内清除减慢,药效及毒性作用持续时间延长,故具有重要的药理学及毒理学意义。

3. 其他途径排泄的毒性 经肺排出是某些挥发性药物的主要排泄途径,例如检测呼出气中的乙醇量是诊断酒后驾车的一种快速简便的方法。另外,血液中溶解度低的乙醚和氯乙烯经肺排泄较快,而溶解度高的三氯甲烷排泄较慢。

许多外来化合物可通过简单扩散进入乳汁。药物随同乳汁排泄虽然在整个排泄过程中所占比例并不重要,但有些却具有特殊的毒理学意义,主要见于对婴儿的损害作用。有机氯杀虫剂、乙醚、多氯联苯类、咖啡因和某些金属都可随同乳汁排出。牛奶等乳制品也会使人接触污染在乳制品中的外源性化学物质。

外源化学物质通过汗液和唾液的排泄量较少。随汗液分泌排泄时可能引起皮肤的炎症。随唾液排泄时,会被吞咽到消化道重吸收。

外源性化学物质的体内动力学过程在很大程度上调控着药物的体内浓度和靶器官内浓度,是决定外源性化学物质靶器官的重要因素。药物的体内过程与其可能产生毒效应的关系如图 2-4 所示。药物是否产生毒性作用,不仅与药物自身的理化特性密切相关,同时机体对药物的处置能力、机体靶器官对药物的易感性及细胞组织的修复和代偿能力对毒性作用的产生和严重程度也是至关重要的。

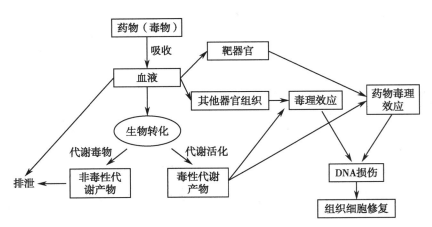

图 2-4　药物的体内过程与毒理学效应

二、毒代动力学的概念、研究目的与意义

(一) 毒代动力学的概念

药物代谢组学在药物毒性预测中的应用(拓展阅读)

1. 概念　毒物代谢动力学(toxicokinetics,TK,简称毒代动力学)是运用药代动力学的原理和方法,结合毒理学试验定量研究毒性剂量下药物在体内的吸收、分布、代谢和排泄的过程和特点,探讨药物毒性作用发生和发展规律的一门新兴学科。毒代动力学是非临床毒性试验的重要研究内容之一,其研究目的是获知受试物在毒性试验中不同剂量水平下的全身暴露程度和持续时间,预测受试物在人体暴露时的潜在风险,进而解释毒性试验结果和预测人体安全性。

2. 毒代动力学与药代动力学的主要区别　详见表 2-1。

表 2-1　毒代动力学与药代动力学比较

	毒代动力学	药代动力学
研究目的	在毒性试验中预测受试物在人体暴露时的潜在风险,解释毒理学发现	揭示药物在体内吸收、分布、代谢和排泄的动态变化规律,获得药物的基本药代动力学参数
研究对象	动物	动物、人
研究方法	传统的药代动力学研究方法、不可逆的药代动力学方法(如致癌性试验)	药代动力学研究方法
研究剂量	采用毒性剂量(高于药理剂量或治疗剂量)	采用临床治疗剂量,不得高于最小中毒剂量
动力学特征	高剂量下多表现为非线性动力学,药物或代谢物多为过饱和	表现为线性动力学,药物或代谢物通常为不饱和

（二）毒代动力学的研究目的与意义

1. 阐述毒性试验中受试药物和／或其代谢物的全身暴露及其与毒性反应的剂量和时间关系，评价受试药物和／或其代谢物在不同动物种属、性别、年龄、机体状态（如妊娠状态）的毒性反应，评价非临床毒性研究的动物种属选择和给药方案的合理性。

2. 依据暴露量来评价受试药物蓄积引起的靶部位毒性（如肝毒性或肾毒性），有助于为后续安全性评价提供量化的安全性信息，并解释毒性作用机制。

3. 明确重复给药的动力学特征，提高动物毒性试验结果对临床安全性评价的预测价值。

4. 综合药效、暴露量和毒性及其暴露信息来指导人体试验设计，如起始剂量、安全范围评价等，并根据暴露程度来指导临床安全监测。

三、毒代动力学的基本原理与研究内容

毒代动力学是在毒性试验条件下获得一系列参数，并对毒性试验进行解释。其数学模型由整体模型向生理模型发展，研究内容从外源化学物质在机体内的生物转运向毒效动力学发展，研究对象由整体动物向离体器官发展。

（一）经典毒代动力学

1. 房室模型　经典毒代动力学常借助房室模型进行研究。房室模型（compartment model）是指从速率论的角度出发，建立一个数学模型来模拟机体。它将整个机体视为一个系统，按照药物在体内的转运速率将机体划分为若干个房室。这些房室仅为数学上抽象的概念，没有生理学和解剖学意义。

（1）一室模型：最简单的药动学模型，指药物在体内可迅速达到动态平衡，药物在全身各组织部位的转运速率是相同或相似的，该模型将整个机体视为一个房室，称为一室模型（图 2-5A）。只有少数药物（毒物）符合一室模型，这类药物往往脂溶性较大。

（2）多室模型：最常见的药动学模型为二室模型，它将机体分为两个房室，即中央室和外周室（图 2-6A）。中央室由一些膜通透性好、血流较丰富、药物易于灌注的组织器官组成，如心、肝、肾、脑等。药物在体内往往首先进入这些组织器官，血浆中药物与组织中药物迅速达到动态平衡；外周室则是由一些血流不丰富、药物转运速率较慢的组织器官组成，如肌肉、皮肤、脂肪等，这些组织器官中的药物与血浆中的药物需经过一定时间方能达到动态平衡。

按一室模型处置的药物静脉注射给药后，其血药浓度 - 时间曲线呈单指数函数的特征，即半对数血药浓度 - 时间曲线呈直线关系（图 2-5B）。按二室模型处置的药物静脉注射给药后，其血药浓度 - 时间曲线呈双指数函数的特征，即半对数血药浓度 - 时间曲线呈双指数曲线关系（图 2-6B）。这是判别一室模型和二室模型的重要动力学特征。

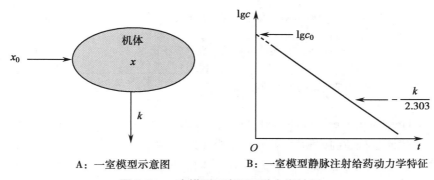

A：一室模型示意图　　　　B：一室模型静脉注射给药动力学特征

图 2-5　一室模型示意图及动力学特征

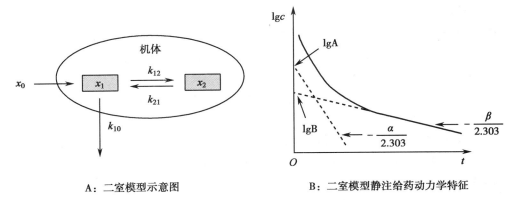

A：二室模型示意图　　　　B：二室模型静注给药动力学特征

图 2-6　二室模型示意图及动力学特征

2. 动力学特征　在采用房室模型研究药物的动力学特性时,首先要假设药物从房室中消除的速率及其在各房室间的转运速率均符合一级动力学过程。

一级动力学(first-order kinetics)指药物的消除速率与药物的量或浓度的一次方成正比。一级动力学又称线性动力学,多数药物的消除遵循一级动力学。其特征如下:

(1)任何时间被清除的药物速率与当时体内药物的量或浓度成正比。

(2)半衰期恒定,与剂量或浓度无关。

(3)药物浓度 - 时间曲线下面积与给药剂量成正比。

药物在临床治疗剂量下的体内过程多符合线性动力学特征,但是在毒性剂量下多为非线性动力学特征,在重复染毒时血药浓度的增加与剂量增加不成正比。剂量增加,会使稳态血药浓度的增加超过按比例的增加量,毒效应增强。非线性动力学包括零级反应动力学、二级反应动力学以及米氏反应动力学。

零级动力学(zero-order kinetics)指药物消除速率与药物的量或浓度的零次方成正比,即消除速率与剂量或浓度无关,也称恒量消除。发生零级反应多数情况是体内药量过大超过机体最大消除能力所致,当体内药物过多时,机体只能以最大能力将体内药物消除,消除速度与起始浓度无关。另外,零级反应半衰期不恒定,与剂量或浓度有关,剂量或浓度越大,半衰期越长。药物浓度 - 时间曲线下面积与剂量也不成比例。

二级动力学(second-order kinetics)指药物消除速率与药物的量或浓度的二次方成正比。各级动力学特征如表 2-2 和图 2-7 所示。

表 2-2　各级反应动力学特征及计算公式

类型	描述	公式
零级反应	反应速率不受反应物量的影响而始终恒定	$\dfrac{\mathrm{d}x}{\mathrm{d}t} = -kx^0 = -k$
一级反应	反应速率与反应物的量成正比	$\dfrac{\mathrm{d}x}{\mathrm{d}t} = -kx^1 = -kx$
二级反应	反应速率与反应物的量的二次方成正比	$\dfrac{\mathrm{d}x}{\mathrm{d}t} = -kx^2$

注:x 为反应物的量,k 为速率常数,$\mathrm{d}x/\mathrm{d}t$ 表示反应速率。

米氏动力学(michaelis-menten kinetics)又称混合动力学,即当体内药物的浓度使载体介导的转运过程或酶催化的代谢过程达到饱和后,就服从零级动力学;当药物的浓度低于载体转运或酶代谢的饱和浓度后,才以一级动力学消除。如苯妥英、阿司匹林、氯丙嗪等。因此,对苯妥英等安全范围小的药物应特别注意用药个体化,避免药物剂量过大按零级动力学消除时,仍按常规间隔给药,导致药物在体内蓄积中毒。

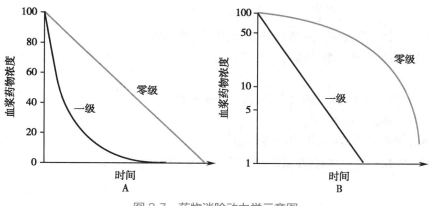

图 2-7　药物消除动力学示意图

注:B 图纵坐标为血浆药物浓度对数。

3. 毒代动力学常用参数　毒代动力学参数是反映药物在毒性剂量下在体内动态变化规律的一些常数。如速率常数、药峰浓度、达峰时间、药时曲线下面积、表观分布容积、半衰期、清除率等。通过这些参数来反映药物在体内经时过程的动力学特点和动态变化规律,有助于了解药物的治疗作用和毒性产生的物质基础,为后续毒理学研究方案的制订提供依据。

(1)速率常数(k):药物通过不同途径进入体内后,在一定时间内发生量的变化,这必然涉及速率过程。速率常数是描述速率过程的重要动力学参数。根据速率常数的大小可以定量地比较毒物转运速度的快慢,速率常数越大,过程进行得也越快。

(2)药峰浓度 C_{max} 和达峰时间 T_{max}:药峰浓度指药物经血管外给药(染毒)后出现的最大血药浓度值,而达峰时间指给药(染毒)后药物到达药峰浓度所需的时间。它们是反映药物在体内吸收速率的两个重要指标,常被用于药物吸收速率的评价。

(3)血药浓度 - 时间曲线下面积(AUC):是血药浓度随时间变化的积分值,它与吸收入体循环的药量成正比,反映药物进入体循环的相对量。它是反映药物吸收程度和体内暴露量的重要指标,常被用于评价药物的吸收程度。药物 AUC 越大,从机体消除的速度越慢。

(4)表观分布容积(V_d):是指药物在体内达到动态平衡时,体内药量与血浆药物浓度的比值。其本身并不代表真实的容积,没有直接的生理学意义,主要用以反映药物在体内分布程度的广窄。根据药物的分布容积可以粗略地推测其在体内的大致分布情况。如药物的 V_d 为 3~5L,那么这个药物可能主要分布于血液,这类药物常常与血浆蛋白大量结合,因而难以向其他组织器官转运,如保泰松、双香豆素和苯妥英钠等;如药物的 V_d 为 10~20L,则说明这个药物主要分布于血浆和细胞外液,这类药物往往不易通过细胞膜进入细胞内液,如溴化物和碘化物等;如药物的 V_d 为 40L,则这个药物可以分布于血浆和细胞内外液,表明其在体内可以广泛分布,如美沙酮;有些药物的 V_d 非常大,可以达到100L 以上,这一容积已远远地超过了体液的总容积,这类药物在体内往往有特异性的组织分布:如 I^{131} 可以大量浓集于甲状腺,又如地高辛可以大量富集于脂肪组织,分布容积可达 600L。

(5)半衰期($t_{1/2}$):是指体内药量或血药浓度下降一半所需的时间,是反映药物从体内消除速率快慢的一个重要参数。通常经过 4 个半衰期后,可以消除药物总量的 90% 以上,经过 7 个半衰期后,可以消除药物总量的 99% 以上。因此,半衰期是临床制订给药方案的重要依据,但对于长半衰期(8~24小时),特别是超长半衰期(24 小时以上)的药物应关注蓄积中毒的可能。

(6)清除率(CL):是指单位时间内多少体积血浆中的药物被清除。它主要反映机体从血中清除药物的速率或效率,它也是反映药物从体内消除的一个重要参数。清除率所表示的血浆毫升数是一个相对量,它反映肝和 / 或肾功能,在肝肾功能不足时 CL 值会下降,使药物在体内的作用时间延长,毒性增加。

(二) 生理毒代动力学

生理毒代动力学模型是建立在机体的生理、生化、解剖和药物热力学性质基础上的一种整体模型,他将每个相应的组织器官单独作为一个房室看待,房室间借助于血液循环连接(图 2-8)。每个房室的建立依赖于:

1. 生理学、解剖学参数,如组织大小、血流灌注速率和肾小球滤过率。
2. 生化参数,如酶活性参数 $V_{\max}$、K_{m}。
3. 药物热力学性质,如脂溶性、电离性等。
4. 药物与机体相互作用,如膜通透性、药物的血浆蛋白结合率以及药物与组织亲和力等。

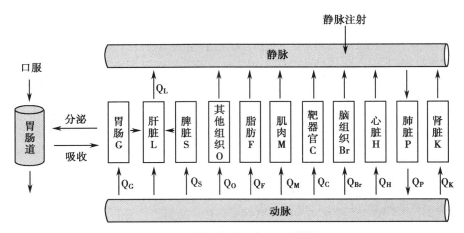

图 2-8　整体生理毒代动力学模型

生理毒代动力学与经典毒代动力学均以房室模型为研究基础,两种方法之间并没有根本的矛盾,但两者强调描述药物(毒物)出入房室速率常数的依据不同。经典模型中速率常数由资料决定,因此通常称为基于资料的毒代动力学模型;而生理模型的速率常数表示已知或假设的生物学过程,也称为基于生理的毒代动力学模型。

一个成功的生理毒代动力学模型是根据能否达到预期的研究目的,并取得实际成效来评价的。设计必须突出重点,对于模型中所需解决的关键问题,应按生理学、解剖学的特性设计,尽量满足研究目的要求,其他方面则应尽量简化,以利于实际应用。在同一个生理模型中,可针对具体问题,同时用血流限制模型和膜限制模型,也可引入经典的一室或二室模型予以处理。某些非靶器官,可以将一组转运或血流灌注速率相近的器官并为一个房室处理;对于一些对药物分布或消除影响不大的组织,只要不是靶器官,可以不加考虑。此时,可将模型简化为只用于描述靶组织的生理毒代动力学模型(图 2-9)。

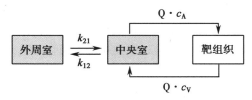

图 2-9　靶器官生理毒代动力学模型

与经典模型相比,生理模型的优点在于:①预测任何组织器官中药物浓度及代谢产物的经时过程;②定量地描述病理、生理参数改变对药物处置的影响;③将在动物中获得的结果外推至人,从而预测药物在人体中的血药浓度及组织中的药物浓度;④利用体外实验数据和机体的生理生化参数,实施由体外结果预测体内药物代谢动力学行为。缺点是:①需要补充更多信息;②计算复杂;③许多参数在不同物种、品系或疾病状态下评价有误差。

四、毒代动力学试验设计的基本要求

毒代动力学试验的给药方案设计应完全参照毒性试验研究方案,包括给药剂量、间隔、途径、动物种属选择等。药物毒代动力学研究须执行《药物非临床研究质量管理规范》,应提供药动学数学模型及主要动力学参数。比较高、中、低剂量对吸收、分布和消除的影响,以证明是否存在非线性过程。必要时还要提供代谢产物的动力学参数。

毒代动力学
试验(动画)

1. 受试药物　受试药物应采用工艺相对稳定、纯度和杂质含量能反映临床试验拟用样品和 / 或上市样品质量和安全性的样品。中药建议现用现配,当给药时间较长时,应考察配制后是否存在体积随放置时间延长而膨胀造成终浓度不准的因素。如果由于给药容量或给药方法限制,可采用原料药进行试验。

2. 实验动物　一般采用成年、健康的动物,应与毒理学研究选用相同的种属与品系。常用动物有小鼠、大鼠、兔、豚鼠、犬、小型猪和猴等。由于毒性试验中通常采用两种性别的动物,一般情况下,建议受试药物的每个剂量组每种性别至少 4 只动物。最好从同一动物多次采样,尽量避免多只动物合并样本,以减少个体误差。若受其他因素制约,一只动物不能满足多次取样需要时,可采用多只动物合并样本,但此时应增加动物数。以同步伴随毒性试验的方式开展的伴随毒代动力学研究所用动物数量应保证能获得足够的毒代动力学数据。

3. 给药途径　除吸收评价中采用静脉给药途径外,均应采用与毒理学研究相同途径或人通常的接触途径。对拟采用新的临床给药途径时,必须确定改变临床给药途径是否会显著降低安全范围。比较人体现行和拟推荐的给药途径下,进入体内药物和 / 或相关代谢产物量(AUC 和 C_{max})。如新给药途径引起人 AUC 和 / 或 C_{max} 增加,或有生物转化通路的变化,则应通过动物毒理学和毒代动力学研究以保证新途径用药安全性。如推荐的新途径与现有途径相比,进入体内的药动学特征无显著改变,则其他的非临床毒性研究可着重于局部毒性试验。

4. 剂量设置　在毒性研究中,全身暴露应通过适当数量的动物和剂量组进行测定,暴露评估应考虑血浆蛋白质结合、组织摄取、受体性质和代谢特征的种属差异、代谢物的药理活性、免疫原性和毒理学作用等因素。对于血浆蛋白结合率高的化合物,用游离浓度来表示暴露更合适。剂量设置应采用与毒理学研究中相同的或拟用的剂量,推荐最少 3 个剂量。

低剂量最好选择无毒性效应剂量,理论上应等于或大于患者拟用的(或已知的)最高剂量。但这种理想状态很难完全达到,所以通常视全身给药毒理学研究而定。中剂量的选择根据实验目的,通常为低剂量的适当倍数,以正确反映剂量 - 毒效应关系。高剂量通常选择出现明显的毒性反应或实验室指标异常的剂量,但在实验期限内不应死亡。如果毒代动力学研究是在毒性研究之前,剂量设计应为 $0.001LD_{50}$、$0.01LD_{50}$、$0.1LD_{50}$。当选择的剂量出现非线性动力学特征时,不必强求限制毒性研究的剂量,应重视对研究中所有毒性结果的解释,注意分析剂量、暴露与毒性之间的关系。当毒代动力学数据显示出由于吸收速率受限而限制了原型药和 / 或代谢产物的暴露时,以该药物能达到最大暴露的最低剂量作为高剂量。

5. 样本采集

(1)样本选择:样本的种类可以是血样(全血、血浆或血清)、尿样,有时也可选择唾液、胆汁、脑脊液或各类组织。若受试药物在血浆中的暴露量与作用靶点或毒性靶点的受试药物浓度存在动态平衡关系,则在受试药物容易进入动物和人的全身系统时采集血样。若血液中受试药物暴露量无法反映靶组织或器官的毒性反应,则可能需要考虑尿液、其他体液、靶组织或器官来测定受试药物浓度。

(2)时间点确定:每项研究中的时间点数量应满足暴露评价的要求,并兼顾药物的吸收相、平衡相(峰浓度附近)和消除相,一般在吸收相和分布相各需要 2~3 个采样点,在峰浓度(C_{max})附近至少需要 3 个采样点,消除相需要 4~5 个采样点。在伴随药物毒代动力学研究中,采样点应尽量达到暴露评价所需的频度,但不可过于频繁以至于干扰正常研究的进行,并引起动物过度的生理应激反应。一般来说,采样期最好大于 5 个消除半衰期,不少于 3 个消除半衰期。如果药物的半衰期未知,采样须持续到血药浓度为峰值的 1/20~1/10 以后,同时取样间隔时间也不宜过短,尤其是在吸收相。对于单剂量口服,初段尽量取浓度接近零的点(视吸收快慢而定),峰值附近的点尽可能密,有助于了解实际峰值情况。末端应至少有两个相隔较远的点,否则易造成消除相曲线偏移。

　　(3)数据收集:通常情况下,在大动物的毒性试验中,药物毒代动力学数据从主研究实验动物收集,而在啮齿类动物的毒性试验中,药物毒代动力学数据可从卫星组实验动物收集。

　　6. 药物毒代动力学参数　评估的药物毒代动力学参数通常有血药浓度 - 时间曲线下面积(AUC_{0-T})、药峰浓度 C_{max}、某时间点血药浓度 C_{time}(图 2-10)。

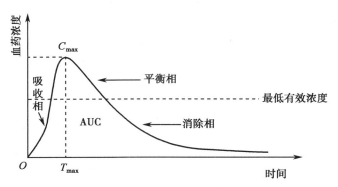

图 2-10　药物药时曲线示意图

　　7. 分析方法　生物样本分析方法一般与药代动力学研究相同,应根据受试物的性质,选择特异性好、灵敏度和准确度高、重现性好的测定方法。检测方法包括色谱法、免疫学方法、放射性同位素标记法和微生物学方法等。色谱法包括高效液相色谱法(high performance liquid chromatography,HPLC)、气相色谱法(gas chromatography,GC)和色谱 - 质谱联用法(如 LC-MS、GC-MS、LC-MS/MS、GC-MS/MS 等)。在需要同时测定生物样品中多种化合物的情况下,色谱 - 质谱联用法在特异性、灵敏度和分析速度方面有更多的优势。对于前药或有活性代谢产物的药物,以及主要通过代谢从体内消除的药物,放射性同位素标记法和色谱 - 质谱联用法具有明显优点。在进行毒代动力学研究之前,必须对生物样本分析方法进行确证,并在分析毒代动力学样本时,添加随行质控以保证结果的准确性。

毒性代谢产物的治疗药物监测(拓展阅读)

　　8. 代谢产物测定　分离鉴定生物样本中的代谢产物,目的是了解药物对受试种属产生毒理作用的机制,并且比较动物与人的代谢途径、代谢速度和程度上的异同。如果药物可被转化为一种或多种具有药理或毒理活性的代谢产物,则应同时研究代谢产物的动力学过程。国家药品监督管理局(NMPA)规定,当代谢物累计超过药物剂量的 10% 时应分析代谢物。

　　9. 数据统计与评价　数据需有代表性,求出有关毒代动力学参数,如 AUC、C_{max}、T_{max} 等,并指出所用程序的名称、版本和来源。统计分析时应注意求算平均值或中位数,并评估变异情况。某些特殊情况,个体动物的数据更为重要。在评估连续给药的蓄积性时,不仅要观察蓄积现象,还要结合受试物半衰期,对关键代谢酶或转运体的影响等方面进行综合分析。

　　10. 实验报告撰写与总结　应对所获毒代动力学数据和毒性结果进行评价,并应用毒代动力学资料对毒理学结果进行解释,撰写综合报告。报告应提供动力学研究分析方法的概述及选择测定基质和药物的依据。

五、毒代动力学在不同毒性试验中的应用

　　毒代动力学研究一般包括在毒性研究中进行的单次 / 重复给药毒代动力学、遗传毒性、生殖毒性、致癌毒性毒代动力学等研究,实际工作中应根据需要确定具体的研究内容。

（一）单次给药毒性试验

一般采用啮齿类动物。通常在药品研发早期进行，一般不包括毒代动力学研究。如为解决在单剂量毒性研究中出现的问题，在此项研究完成后可另进行毒代动力学研究。研究结果有助于评价和预测剂型选择和给药后暴露速率及药物在体内的保留时间，为后期研究选择合适的药物剂量提供依据。

（二）重复给药毒性试验

一般采用啮齿类和非啮齿类动物，给药方案和动物种属选择应与药效学和药动学原则相一致。在试验前期，对适宜剂量水平的全身暴露过程进行监测，后续毒性试验所采用的方案可依据前期试验的毒代动力学研究结果修订或调整，观察毒性试验开始和接近结束时的暴露水平。

（三）遗传毒性试验

当体外遗传毒性试验结果为阳性时，应使用不同方法证明体内全身暴露水平。此时可进行毒代动力学研究，其动物种属、品系和给药途径应与遗传毒性试验相同，在最高剂量或其他相关剂量中进行。当体外结果为阴性时，体内暴露试验有助于说明药物靶组织的暴露水平。研究结果可较好地描述药物全身暴露水平和特定组织药物暴露情况。

（四）生殖毒性试验

对于具有胚胎毒性和子代毒性的药物，毒代动力学研究结果对解释这类毒性具有重要意义，因此推荐在生殖毒性研究中同步进行毒代动力学研究。研究数据应包括胎仔（或幼仔）数据，以评价受试药物和／或代谢产物能否通过胎盘屏障和／或乳汁分泌。

（五）致癌毒性试验

致癌毒性试验的毒代动力学研究目的是要了解药物及其代谢物的全身暴露情况及其与致癌毒性的内在相关性。根据受试动物和人可能达到的全身暴露量来确定致癌试验中的最高剂量，目前一般以最大耐受剂量或有效剂量的 100 倍作为致癌试验的高剂量。在致癌研究不同阶段，对所用药物及其代谢物导致全身中毒量进行评价，以便通过动物模型中毒量和人体给药量的比较，来研究该毒理学效应的发展过程。

本章小结

药物毒代动力学是一门新兴的涉及药物代谢动力学和毒理学研究的交叉学科，是药物毒性试验的组成部分，也是药物毒理学领域的重要分支。它综合运用药代动力学的原理和方法，结合毒性研究定量分析药物及其代谢产物在毒性剂量下全身暴露的水平，是药代动力学在全身暴露评价中的延伸。常见的药物毒性作用机制包括药理效应与毒性作用同靶点、多靶点作用、生成毒性代谢产物、引起超敏反应和细胞功能紊乱。影响药物毒性作用的因素涉及药物和机体两方面的诸多因素。药物毒性的严重程度与后果主要取决于作用药物的剂量、作用时间以及诊治是否准确与及时。药物中毒后应果断采取有效的治疗措施，清除未吸收的毒物，使用拮抗药。药物对机体产生毒性作用的强弱程度，不仅取决于药物固有活性，还取决于机体对特定药物的处置，表现为吸收、分布、代谢和排泄。药物毒代动力学是通过建立数学模型来描述药物在生物体内的经时过程，主要模型分为两种，即经典毒代动力学模型和生理毒代动力学模型。药物毒代动力学的研究结果可用于阐明毒理学结果与临床安全性的关系，是新药安全性评价和开发上市的重要实验依据，也是目前国外新药安全性评价的常规内容。因此，药物毒代动力学具有重要研究价值，其数据对指导临床合理安全用药也有参考意义。

思考题

1. 什么是毒物代谢动力学?
2. 药物毒性作用的类别和机制分别有哪些?
3. 简述毒代动力学的试验流程。

第二章
目标测试

（韩　峰　张璐璐）

第三章

药物对肝脏的毒性作用

【学习目标】

1. **掌握** 药物性肝损伤的临床分型；常用肝毒性药物。
2. **熟悉** 肝脏损伤的形态学与生理学基础；药物性肝损伤的评价。
3. **了解** 药物性肝损伤的病理表现。

0301

第三章
教学课件

0302

案例分析
（案例）

肝脏是人体最主要的药物代谢器官，也是最易受药物损伤的器官之一。药物性肝损伤（drug-induced liver injury，DILI）是指由各类处方或非处方的化学药物、生物制剂、传统中药、天然药物、保健食品、膳食补充剂及其代谢产物乃至辅料等所诱发的肝损伤。

本章主要讨论药物性肝损伤的形态学和生理学基础、药物性肝损伤的临床分型及病理表现、常见肝毒性药物以及药物性肝损伤的评价指标。

第一节　肝脏损伤的形态学与病理生理学基础

一、形态学基础

（一）肝腺泡

肝腺泡（hepatic acinus）是肝结构基本单位，立体形态似橄榄，平面呈卵圆形，以门管区血管及胆管分支为中轴，两端以邻近的两个中央静脉为界（图 3-1）。肝腺泡内的血流是从中轴血管单向性流向两端的中央静脉。根据血流方向和肝细胞距中轴血管的远近，可将肝腺泡划分为 3 个区带：Ⅰ区带为最接近中轴血管的部分。该区带组织中肝细胞最先获得富含氧和营养成分的血液，因此代谢活跃，再生能力强。肝细胞的再生主要发生在Ⅰ区带。并且由于该区带中与细胞呼吸相关的酶浓集，肝细胞抵御有害因素的能力最强。Ⅲ区带为近中央静脉的腺泡两端部分。该区带组织中的氧饱和度低，肝细胞营养条件差，对有害因素的抵抗力和再生能力均较Ⅰ区带的肝细胞弱。另一方面，Ⅲ区带的生物转化酶系细胞色素 P450 分布浓度最高，是大量药物和其他化学物质生物转化的场所，因此Ⅲ区带肝细胞最易受药物和有毒物质的损害，药物（如对乙酰氨基酚）中毒、酒精中毒或病毒性肝炎时，往往首先引起Ⅲ区带肝细胞变性坏死。位于Ⅰ区带与Ⅲ区带之间的部分为Ⅱ区带，肝细胞的营养、代谢和再生等均在Ⅱ区带进行。

（二）肝细胞

肝细胞一般分为肝实质细胞和非实质细胞两类（图 3-2）。肝实质细胞即肝细胞（hepatocyte），这类细胞形态大、数量多，是组成肝腺泡的主要部分。肝细胞具有对外来物质的代谢能力，是毒性化学物质的主要靶点，因此毒理学实验中常采用肝细胞作为研究材料。非实质性肝细胞包括肝血窦中的内皮细胞、库普弗细胞（Kupffer cell）及星型细胞，还包括胆管上皮细胞等。肝血窦内皮细胞能够清除脂蛋白和变性蛋白质，并能分泌细胞因子。库普弗细胞是肝脏中的巨噬细胞，其主要功能是吞噬微粒和外来物；释放活性氧和细胞因子，在肝脏炎症反应中起重要作用；作为抗原递呈细胞参与免疫调节作用。肝脏星形细胞位于内皮细胞与肝细胞之间，是体内维生素 A 储存的重要位点，同时也是合成与分泌胶原蛋白和其他细胞外基质蛋白的主要细胞,与肝纤维化密切相关。图 3-3A 所示为正常肝组织,图 3-3B 所示为受到药物等化学物质损伤的肝组织,表现为肝血窦内皮细胞脱落、肝细胞排列错乱、核固缩、最终细胞碎裂。

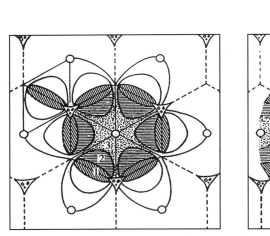
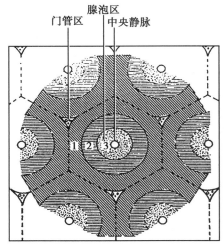

1. Ⅰ区带;2. Ⅱ区带;3. Ⅲ区带。

图 3-1   肝腺泡示意图

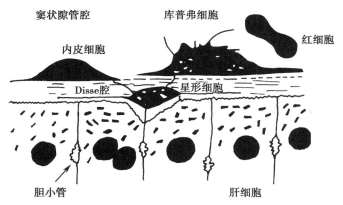

图 3-2   肝窦细胞相互关系图

注:库普弗细胞位于窦状隙管腔,星形细胞位于薄而有孔的
内皮细胞和肝细胞之间的 Disse 腔。

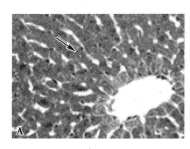
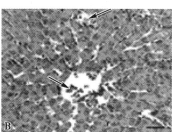
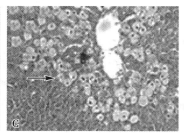

图 3-3   药物损伤肝组织形态改变(HE 染色)

A. 正常肝组织:肝血窦由内皮细胞衬覆,肝细胞占肝脏总细胞的 80%,细胞形态较大,组成肝腺泡的主要部分;
B. 受损肝组织:肝细胞排列错乱,核固缩,最终细胞碎裂;C. 受损肝组织:脂质以空泡形式积聚在胞质中。

二、肝脏损伤的病理生理学基础

（一）代谢功能

肝脏具有对药物、毒物的代谢功能。在代谢过程中，门静脉收集自腹腔的血液，血液中的有害物质在肝内代谢成为无毒的或溶解度大的物质，随胆汁或尿液排出体外。同时代谢中形成的毒性活化物或短暂活性物质也会对肝脏造成损害。肝脏的这种特殊生理功能，是其易受药物损伤的重要原因之一。肝脏代谢功能主要有以下几种方式。

1. 化学作用　如氧化、还原、分解、结合和脱氧作用。例如，氨是一种有毒的代谢产物，它可在肝内被合成尿素，随尿排出体外。有毒物质与葡萄糖醛酸、硫酸、氨基酸等结合可变成无毒物质。

2. 分泌作用　一些重金属如汞，可随胆汁分泌排出。

3. 蓄积作用　某些生物碱如士的宁、吗啡等可蓄积于肝脏，然后肝脏逐渐小量释放这些物质，以减少中毒过程。

（二）胆汁分泌功能

胆汁分泌是肝脏的特殊功能之一，胆红素通过肝细胞摄取进入肝脏后，和葡萄糖醛酸结合，转化为利于肝细胞分泌的亲水性胆红素结合物，随胆汁分泌至胆管，再排出至十二指肠。正常的胆汁流动有赖于功能性肝细胞及其正常的肝细胞空间结构。当肝脏受损时，可继发胆汁淤积。

第二节　药物引起肝脏损伤的临床分型、病理表现及典型药物

一、药物性肝损伤的临床分型

（一）按发病机制分型

DILI 的发病机制复杂，往往是多种机制先后或共同作用的结果。基于发病机制，可将药物性肝损伤分为固有型药物性肝损伤（intrinsic DILI，InDILI）和特异质型药物性肝损伤（idiosyncratic DILI，IDILI）两种，其过程包括药物及其代谢产物导致的"上游"事件以及肝脏靶细胞损伤通路和保护通路失衡构成的"下游"事件。

1. 固有型　InDILI 即药物的直接肝毒性，指摄入体内的药物和／或其代谢产物对肝脏产生的直接损伤，往往呈剂量依赖性，通常可预测。药物的直接肝毒性可进一步引起免疫和炎症应答等其他肝损伤机制。

2. 特异质型　IDILI 的发生机制是近年的研究热点。药物代谢酶系（细胞色素 P450 等 Ⅰ 相代谢酶系和多种 Ⅱ 相代谢酶系）、跨膜转运蛋白（ATP 结合盒 B11 等）及溶质转运蛋白（阴离子转运多肽 1B1 等）的基因多态性可导致这些酶或转运蛋白功能异常，从而增加宿主对某些药物引起的肝脏损伤的易感性。药物及其活性代谢产物诱导的肝细胞线粒体受损和氧化应激可通过多种分子机制引起肝细胞损伤和死亡。持久和过强的内质网应激反应将打破非折叠蛋白反应对应激的缓解效应，促进肝损伤进展。药物及其代谢产物可活化多种死亡信号通路，促进细胞凋亡、坏死和自噬性死亡的发生。适应性免疫攻击可能是 IDILI 的最后共同事件。首先，细胞损伤和死亡所产生的危险信号可活化抗原递呈细胞而诱导适应性免疫攻击。其次，许多药物代谢产物可能作为半抗原与宿主蛋白结合形成新抗原。若适应性免疫应答针对新抗原中的宿主蛋白，将导致自身免疫应答；若识别新抗原中药物代谢产物，将导致抗药物免疫应答。此外，适应性免疫应答不仅可以介导 IDILI，还可能引起肝外免疫损伤，产生发热和皮疹等全身性表现。炎症应答主要是与免疫激活及一系列相关细胞和分子事件的组合，炎症和药物暴露的相互作用是 IDILI 发病机制的重要假说之一。最后需要指出，药物在启动肝损伤的同时也将激发恢复性组织修复。肝损伤启动后，若缺乏恢复性组织修复则损伤迅速进展，若恢

复性组织修复及时而充分则能限制和逆转肝损伤。因此,恢复性组织修复是肝损伤进展或消退的内在决定性因素。

IDILI 又可分为免疫特异质性 DILI 和遗传特异质性 DILI。免疫特异质性 DILI 有两种表现,一是超敏性,通常起病较快(用药后 1~6 周),临床表现为发热、皮疹、嗜酸性粒细胞增多等,再次用药可快速导致肝损伤;另一种是药物诱发的自身免疫性损伤,发生缓慢,体内可能出现多种自身抗体,可表现为自身免疫性肝病,多无发热、皮疹、嗜酸性粒细胞增多等表现。遗传特异质性 DILI 通常无免疫反应特征,起病缓慢(最晚可达 1 年左右),再次用药未必快速导致肝损伤。

（二）按受损靶细胞类型分型

1. 肝细胞损伤型　药物可引起肝细胞损伤。许多肝脏毒物可直接损伤肝细胞,导致细胞变性死亡。肝细胞死亡的模式主要有两种,即坏死和凋亡。坏死的形态标志是细胞肿胀、渗漏,核染色质蜕变裂解,线粒体极端肿胀,质膜碎裂及细胞碎片形成,坏死局部炎症细胞浸润。而凋亡是机体用于清除不再需要或不再有正常功能细胞的生理过程。此时细胞通过内切酶活化、DNA 毁损而"自杀"。凋亡细胞在形态上与坏死细胞差别很大,通常保持质膜的完整性和收缩,产生细胞质浓缩和核染色质密集,出现凋亡小体,但局部不形成炎症,不呈现炎症细胞浸润现象。肝细胞受损还可能导致自噬性死亡,这是肝细胞呈现的另外一种死亡方式。在动物实验中已发现,自噬可通过移除受损的线粒体和抑制氧化应激,在对抗对乙酰氨基酚引起的肝毒性中起到关键作用,而肝细胞自噬缺失将进一步加重对乙酰氨基酚的肝毒性。

药物可通过多种机制引起肝细胞损伤甚至死亡,例如启动细胞凋亡、干扰肝脏细胞呼吸链中酶蛋白的合成、损害细胞骨架、肝细胞膜脂质过氧化及消耗谷胱甘肽等。有些药物(毒物)肝毒性机制已明确,但对大多数肝脏毒物引起肝细胞损伤的生化机制仍不清楚。

不同药物引起的肝细胞损伤分布范围不同。如哌甲酯引起的广泛性肝坏死;对乙酰氨基酚引起肝细胞损伤,仅特征性地出现在Ⅲ区带等。该现象与药物代谢产物本身的毒性机制及代谢酶分布密切相关。

2. 胆汁淤积型　药物可造成胆汁淤积。药物及其代谢产物可通过破坏肝细胞膜或细胞器、损害肝细胞基底侧膜与胆小管膜的转运系统功能等,引起胆汁淤积,如氨苄西林、卡马西平、氯丙嗪、红霉素、雌激素、氟哌啶醇、苯妥英等。有些药物可引起原发性肝坏死并伴随少量胆汁淤积;有些药物可产生原发性胆汁淤积同时伴有肝坏死,如氯丙嗪、红霉素;还有一些药物引起胆汁淤积却几乎不伴有肝细胞损伤,如类固醇激素。

3. 混合型　混合型指同时存在肝细胞损伤及胆汁淤积。由国际医学组织理事会制定,通过计算 R 值和测定谷丙转氨酶(glutamic-pyruvic transaminase,GPT)及碱性磷酸酶(alkaline phosphatase,ALP),对前 3 种 DILI 进行临床分型。$R=$(GPT 实测值 /GPT ULN)/(ALP 实测值 /ALP ULN)[*]。其分型判断标准为:①肝细胞损伤型:GPT $\geq$ 3×ULN,且 $R\geq5$;②胆汁淤积型:ALP $\geq$ 2×ULN,且 $R\leq2$;③混合型:GPT $\geq$ 3×ULN,ALP $\geq$ 2×ULN,且 2<R<5。若 GPT 和 ALP 达不到上述标准,则称为"肝脏生化学检查异常"。在病程中的不同时机计算 R 值,有助于更准确地判断 DILI 的临床类型及其演变情况。

4. 肝血管损伤型　肝血管损伤型 DILI 相对少见,靶细胞可为肝窦、肝小静脉和肝静脉主干及门静脉等的内皮细胞。临床类型包括肝窦阻塞综合征 / 肝小静脉闭塞病、紫癜性肝病、巴德 - 基亚里综合征、可引起特发性门静脉高压症的肝汇管区硬化和门静脉栓塞、肝脏结节性再生性增生等。致病药物包括含吡咯双烷生物碱的草药、某些化疗药、同化激素、避孕药、免疫抑制剂及抗逆转录病毒药物等。如土三七是一种含有吡咯双烷生物碱的植物,可引起肝窦阻塞综合征 / 肝小静脉闭塞病,临床上

注:[*]ULN 为正常值上限（upper limit of normal）。

肝静脉闭塞病患者可出现肝衰竭,表现为血清胆红素迅速升高、体重明显增加,病死率近100%。另外,感染、免疫紊乱、各种能导致血液高凝、高黏或促血栓形成的因素、微量元素异常及肿瘤等也可引起肝血管损伤,这些因素可单独或共同起作用。

（三）按病程分型

按病程可分为急性和慢性肝损伤,临床上以急性DILI占大多数。根据我国《药物性肝损伤诊治指南》2015年版,若DILI发生6个月后,血清GPT、谷草转氨酶(glutamic-oxaloacetic transaminase,GOT)、ALP及胆红素仍持续异常,或存在门静脉高压或存在慢性肝损伤的影像学和组织学证据,则认为发生慢性DILI。《2019年欧洲肝脏研究协会临床实践指南:药物性肝损伤》则认为,DILI发生1年后仍存在上述症状,才可认为发生慢性DILI。胆汁淤积型DILI相对较易发展为慢性DILI。

二、药物性肝损伤的病理表现及典型药物

（一）药物性肝损伤的病理表现

DILI可引起各种类型的急、慢性肝损伤病理变化,包括肝细胞损伤、胆汁淤积、肝血管病变、脂肪肝、肝纤维化、肝肿瘤。病理变化类型有助于判定鉴别诊断方向,因为大多数药物都与确定的某些肝损伤类型存在一定的相关性。病理变化类型也可提示其病理生理学机制,例如肝细胞弥漫性微泡性脂肪变提示线粒体损伤,肝细胞带状坏死提示有毒性代谢产物或血管损伤。

肝细胞损伤、胆汁淤积及肝血管病变的病理表现如前所述。

脂肪肝指肝实质细胞脂肪变性,脂质(甘油三酯)以空泡形式积聚在胞质中(图3-3C),当其含量超过肝脏总重量5%时称为脂肪肝。甘油三酯本身无肝毒性,但其异常沉积会引起肝细胞线粒体形态异常和功能障碍。并且它的代谢副产物活性氧等物质会导致肝细胞内磷脂膜损伤、溶酶体自噬异常、凋亡信号通路活化、内质网应激、炎症因子通路活化,从而损伤肝细胞。引起脂肪肝的药物包括甲氨蝶呤、重金属类化合物、雌激素、糖皮质激素等。

肝纤维化是由于在药物或致炎物反复刺激下,肝脏难以修复损害的细胞,且无法维持正常肝脏结构,导致纤维组织逐渐增多,形成独立的细胞墙而呈"假小叶"结构。肝脏微循环变形引起细胞缺氧并重建,形成更多的纤维瘢痕组织。最终肝脏结构成为由纤维组织壁包绕互连的重建肝细胞结节。肝纤维化一旦发生便不可逆并且预后不良。含砷的药物和甲氨蝶呤可引起肝纤维化;另有一些药物如甲基多巴、呋喃妥因、异烟肼、双氯芬酸等可引起慢性活动性肝炎,如果不及时停药,也可导致肝纤维化。

细胞产生胶原蛋白发生肝纤维化的可能机制（图片）

一般药源性脂肪变性在停药后可逆转,通常不会引起肝细胞坏死。但肝纤维化一旦发生便不可逆,并且预后不良。

另外,药物等化学物质还可引起肝脏肿瘤。肝脏肿瘤可分为良性与恶性,其发生机制也各有不同,高度恶性肿瘤常见于衬于窦状隙的细胞。亚硝酸盐、性激素和具有遗传毒性的药物均有诱发肝脏肿瘤的可能。

（二）典型药物

1. 中草药　常见的对肝脏有直接毒性的单味中草药有何首乌、决明子、苦楝皮、蜈蚣、甘草、薄荷、大黄、鱼胆、乌头、雷公藤、苍耳子、番泻叶等。国内报道较多的与肝损伤相关的有何首乌、土三七,以及治疗骨质疏松、关节炎、白癜风、银屑病、湿疹、痤疮等疾病的某些复方制剂中的成分等。药物性肝损伤病例中,服用治疗皮肤病、骨关节病及养发乌发中药的患者多见。另外,中药材种植和炮制等过程中的污染也是增加DILI发生风险的重要因素。

2. 非甾体抗炎药(nonsteroidal anti-inflammatory drug,NSAID)　NSAID品种繁多,几乎绝大多数NSAID均可引起肝脏损伤,如阿司匹林、对乙酰氨基酚、辛可芬、双氯芬酸、尼美舒利、吡罗昔康、吲哚美辛、塞来昔布等,最典型的例子是大剂量服用对乙酰氨基酚导致的肝脏损伤。NSAID引起

肝脏损伤的作用机制有两大类,一类与药物直接毒性作用有关,另一类与服药者的特异质有关。

3. 抗微生物药　许多抗菌药物都可引起肝脏损害。大剂量应用四环素可因药物沉积于肝细胞线粒体,干扰脂蛋白的合成和甘油三酯的输出,造成急性肝细胞微泡脂肪变性坏死。红霉素类可引起胆汁淤积性肝炎,常见发热、黄疸、转氨酶升高等,红霉素酯化物如依托红霉素和红霉素琥珀酸乙酯更易引起,发生率可高达 40%。异烟肼、利福平作为抗结核病的一线用药,不良反应以肝毒性最常见,也最为严重。异烟肼通过乙酰化或水解酶产生毒性代谢产物乙酰肼,导致肝脏损害。利福平主要影响胆红素的摄取和排泄,并呈剂量依赖性。抗真菌药物酮康唑、氟康唑、伊曲康唑等均有不同程度的肝毒性,可致血清 GOT 或 GPT 一过性升高,属可逆性,应及早停药,偶可致严重肝坏死。

4. 激素类药　激素类药物在临床中应用广泛,常用者有性激素、肾上腺皮质激素及甲状腺素。激素及其代谢产物均可引起肝脏损害。在性激素中,雄激素和雌激素、孕激素均可引起肝内胆汁淤积,雄激素可诱发原发性肝细胞癌,长期服用口服避孕药的患者,肝细胞腺瘤的发生率明显高于正常人。皮质激素主要与脂肪肝的形成密切相关。

药物性肝损伤的治疗（拓展阅读）

5. 抗肿瘤药物　抗肿瘤药物可直接损伤肝细胞,大多是特异质型,与剂量无关,无法预期。抗肿瘤药物引起的肝损害预后差别较大,有些药物肝脏毒性可逆,有些即使停药仍可造成肝纤维化或肝硬化。

药物性肝损伤的类型、临床病理表现及典型药物总结见表 3-1。

表 3-1　药物性肝损伤的类型、临床病理表现及典型药物

肝脏损伤类型		临床病理表现	典型药物
急性肝细胞损伤		肝炎症状;肝坏死;GPT 增高;部分患者出现药物过敏反应	异烟肼、对乙酰氨基酚、洛伐他汀、呋喃妥因、氟烷、磺胺、苯妥英钠、酮康唑、特比萘芬、双氯酚酸、阿司匹林
慢性肝细胞损伤;肝纤维化		界面性肝炎、桥样坏死、纤维化/硬化等	呋喃妥因、甲基多巴、双氯酚酸、米诺四环素、对乙酰氨基酚、异烟肼、甲氨蝶呤、高剂量维生素 A
急性胆汁淤积	单纯淤积	胆汁淤积不伴肝炎,血清 ALP 增高	口服避孕药、同化激素、卡马西平、氯丙嗪、雌激素、红霉素
	胆汁淤积性肝炎	伴有肝炎的胆汁淤积,血清 GPT 及 ALP 增高	氯丙嗪、三环类抗抑郁药、大环内酯类（如红霉素）、阿莫西林 - 克拉维酸、酮康唑、非甾体抗炎药（如吡罗昔康）、甲巯咪唑、环孢素、硫唑嘌呤
	胆汁淤积伴胆管损害	胆管破坏及胆汁淤积性肝炎,胆管炎	氯丙嗪、卡莫西汀、百草枯
慢性胆汁淤积	胆管缺失综合征	黄疸、高胆固醇血症等,局部或弥漫的肝内胆管消失	氯磺丙脲、甲氧苄啶、磺胺甲基异噁唑、红霉素、苯妥英钠、四环素、布洛芬、甲基睾酮
	硬化性胆管炎		5- 氟脱氧尿苷
血管病变		肝静脉流出道阻塞,非硬化性门脉高压,肝紫癜	口服避孕药、同化激素、雌激素、抗肿瘤药（白消安）、吡咯烷碱、硫唑嘌呤、维生素 A、甲氨蝶呤、放线菌素 D、卡莫西汀、阿糖胞苷、环磷酰胺、达卡巴嗪、美法仑、丝裂霉素、奥沙利铂、特比萘芬、砷
急性脂肪变性		弥漫性或区域性小囊泡性脂肪肝,严重肝损伤,线粒体毒性	丙戊酸、齐多夫定、非甾体抗炎药（如布洛芬、吡罗昔康）、四环素、胺碘酮
慢性脂肪变性		脂肪变性,灶性坏死,Mallory 小体,细胞周围纤维化,肝硬化	胺碘酮、他莫昔芬、甲氨蝶呤、地尔硫草
肝肿瘤		肝内实质性占位,甲胎蛋白升高	雄激素和蛋白同化激素、口服避孕药、砷、马兜铃酸

第三节　肝脏损伤的评价

一、血液学检查

通过血液学检查能很好地了解肝脏损伤的性质和程度。基本的血液检测方法有两种：一种是基于肝脏基本生理功能的测定，如蛋白及凝血因子的合成和胆汁分泌等；另一种是评价血中肝细胞内蛋白（如 GPT、GOT、ALP 等）水平是否异常高，如异常升高表示存在肝脏受损。

1. 血清白蛋白　血清白蛋白在肝脏合成后分泌入血，是正常人体血清中主要蛋白成分，维持循环血液胶体渗透压，并与外来物质选择性短暂结合发挥贮库作用。肝脏损伤后合成白蛋白的能力降低，白蛋白含量与有功能的肝细胞数量成正比，该指标常用于检测慢性肝脏损伤。

2. 凝血酶原时间　许多凝血因子在肝脏合成，肝脏损伤导致其合成减少，凝血时间延长。与血清白蛋白相比，凝血酶原时间专一性相对较差，因此是一项非特异性药源性肝损伤指标。但在肝功能受损早期，白蛋白检测完全正常时，维生素 K 依赖的凝血因子却会显著降低，故在肝脏损伤早期可用凝血因子检测作为过筛试验。

3. 血清胆红素　肝脏能催化葡糖醛酸与血红蛋白分解产物胆红素结合，并分泌这种葡糖醛酸结合物进入胆汁。结合能力受损时，胆红素在血液中蓄积而出现黄疸。急性肝脏损伤、胆汁淤积性损伤或胆道梗死时，血清胆红素水平升高。该项指标并非特异性肝损伤指标，但通常作为重要评价参考指标之一。

4. 血清肝酶测定　肝细胞急性损伤后，常有细胞内酶和其他生物大分子逸出细胞进入血液。这些酶类在血中水平高于正常范围，往往是毒性评价的指标（表 3-2）。

表 3-2　肝毒性的血清酶指标

酶类	缩写	注解
谷丙转移酶（丙氨酸氨基转移酶）	GPT	主要存在于肝脏，升高主要反映肝细胞损伤
谷草转移酶（天冬氨酸氨基转移酶）	GOT	对肝脏特异性相对小，升高主要反映肝细胞损伤
碱性磷酸酶	ALP	升高主要反映胆汁淤积等损伤
γ- 谷氨酰转肽酶	GGT	升高主要反映胆汁淤积、肝细胞损伤
5'- 核苷酸酶	5'-NT	升高主要反映胆汁淤积等损伤
山梨醇脱氢酶	SDH	对肝脏具高度特异性，升高主要反映肝细胞损伤
鸟氨酸氨甲酰转移酶	OCT	对肝脏具高度特异性，升高主要反映肝细胞损伤

GPT、GOT、ALP 和 GGT 的测定为常规性肝功能评价，是目前判断是否有肝损伤和诊断 DILI 的主要实验室指标。这些指标分别表示不同的损伤意义，其中 GPT 存在于肝细胞的胞质，而 GOT 两个亚型分别存在于胞质和线粒体内。血清 GPT 的上升较 GOT 对诊断 DILI 意义可能更大，其敏感性较高，而特异性相对较低，一些急性 DILI 患者 GPT 可高达正常值上限 100 倍以上。在排除生长发育期儿童和骨病患者的非肝源性原因后，ALP 升高能特异地反映胆汁淤积型肝损伤。血清中 GPT 和 GOT 活性显著性升高，并且它们的变化大于 ALP 活性变化，常见于肝细胞损伤。相反的情况，则提示胆汁淤积。使用对乙酰氨基酚可出现 GPT 和 GOT 活性显著升高，ALP 活性仅有轻度增高。在酒精性肝脏疾病时，GOT 活性通常高于 GPT，但在大多数其他肝细胞损伤时，GPT 活性往往高于 GOT。血清 GGT 为一个极其灵敏的指标，饮酒后可有升高。血清 GGT 不是一个特异性指标，需要与其他试验结果一起评价，但其对胆汁淤积型 / 混合型 DILI 的诊断灵敏性和特异性可能不低于 ALP。相比之下，OCT 和 SDH 对肝脏的专一性非常强。

二、影像学检查

急性 DILI 患者,肝脏超声多无明显改变或仅有轻度肿大。急性肝衰竭患者可出现肝脏体积缩小,少数慢性 DILI 患者可有肝硬化、脾脏肿大和门静脉内径扩大等影像学表现,肝内外胆道通常无明显扩张。影像学对肝窦阻塞综合征/肝小静脉闭塞病的诊断有较大价值,CT 平扫见肝肿大,增强的门静脉期可见地图状改变(肝脏密度不均匀,呈斑片状)、肝静脉显示不清、腹水等。超声、CT 或 MRI 等常规影像学检查和必要的逆行胰胆管造影对鉴别胆汁淤积型 DILI 与胆道病变或胰胆管恶性肿瘤等有重要价值。

药物性肝损伤的新的生物标志物评价指标(拓展阅读)

三、形态学评价

用光学或电子显微镜检查实验动物肝组织切片,是最有价值的肝毒性评价手段,可获得肝脏损伤区域和性质的直接资料,并可由此作初步机制判断。如出现脂肪肝可提示药物可能影响肝脏甘油三酯代谢和/或脂蛋白分泌;肝腺泡Ⅲ区带细胞坏死可能为药物经细胞色素 P450 生物转化成终毒物所致。线粒体形态改变作为早期毒性事件,可说明线粒体毒性是导致进一步细胞死亡的重要先兆。但形态学研究不能阐明一个药物对肝脏的毒性机制,必须通过其他方法加以论证。

本章小结

　　肝腺泡是肝结构基本单位,分为 3 个区带,其中Ⅲ区带是大量药物和其他化学物质生物转化的场所。肝细胞分为肝实质细胞和非实质细胞两类,肝实质细胞即肝细胞,非实质性细胞包括肝血窦中的内皮细胞、库普弗细胞及星型细胞,还包括胆管上皮细胞等。肝脏主要通过化学作用、分泌作用及蓄积作用等方式对药物、毒物进行代谢。胆汁分泌是肝脏的特殊功能之一,肝脏受损时,可继发胆汁淤积。药物性肝损伤按照发病机制,分为固有型和特异质型;按受损靶细胞类型,分为肝细胞损伤型、胆汁淤积型、混合型和肝血管损伤型;按病程分为急性和慢性。药物性肝损伤可引起各种类型的急、慢性肝损伤病理变化,包括肝炎(肝细胞损伤)、胆汁淤积、肝血管病变、脂肪肝、肝纤维化、肝肿瘤。常见肝毒性药物有非甾体抗炎药、抗微生物药、激素类药、抗肿瘤药物及中草药等。药物性肝损伤的评价指标包括血液学检查、影像学检查及形态学评价。其中,血液学检查包括基于肝脏基本生理功能的测定,如血清白蛋白、凝血酶原时间、血清胆红素;还包括评价血中肝细胞内蛋白,如 GPT、GOT、ALP 和 GGT 等的水平。

思考题

1. 按照不同分类方法,药物性肝损伤可以有哪些临床分型?
2. 肝腺泡的 3 个区带,在肝脏对药物的代谢过程中,分别有什么特点?
3. 简述不同的血液学检查,在药物性肝损伤的评价中代表的不同意义。

第三章
目标测试

(沈甫明)

第四章

药物对肾脏的毒性作用

【学习目标】

1. **掌握** 药物性肾损伤的类型和常见药物。
2. **熟悉** 药物性肾损伤的发生机制。
3. **了解** 肾脏组织形态和生理学基础以及药物性肾损伤评价的常用方法。

第四章
教学课件

　　肾脏是机体重要的代谢和排泄器官。各种药物、化学物质、从环境中吸收入血的物质等大多需要通过肾脏排泄,这些物质可能会在排泄过程中对肾脏造成损伤,导致肾脏器质性损害或功能受损,严重影响机体尿液生成和排泄等多种生理功能。由于各类药物在疾病防治中普遍应用,所以药物相关性肾损伤时有发生。药物性肾损伤是指由药物不良反应(adverse drug reaction,ADR)或药物不良事件(adverse drug event,ADE)所致的各种肾脏损害。本章将介绍药物性肾损伤的病理生理学基础,重点阐述药物性肾损伤的分类及发生机制、肾损伤常见药物及发生机制。

案例分析
(案例)

第一节 肾脏损伤的形态学与病理生理学基础

一、形态学基础

　　正常人有左右两个肾脏,肾脏结构和功能的基本单位称为肾单位,成年人的每个肾由约 100 万个肾单位组成。肾单位由肾小体和肾小管两部分组成,肾小体包括肾小球和肾小囊,出入肾小球的都是动脉。肾小管与肾小体相连,通常分为三大节段:近曲小管、髓袢和远曲小管,多个肾单位的连接小管汇入一个集合管。肾实质分为皮质和髓质两部分,肾小体主要位于肾皮质,肾小管和集合管大都位于肾髓质(图 4-1)。位于肾单位及集合管之间的间叶组织称为肾间质。

　　肾小球是血液的过滤器。肾小球通过反复分支的毛细血管网增加过滤面积,肾小球滤过膜从内到外由内皮细胞层、基底膜和上皮细胞层组成(图 4-2)。内皮细胞为附着在肾小球基底膜内的扁平细胞,其上布满直径为 70~100nm 的小孔,小孔有一层极薄的隔膜;基底膜由三层组成,中层的致密层是控制滤过分子大小的主要部分;上皮细胞又称足细胞,其不规则突起称足突,其间有许多狭小间隙。在正常情况下,肾小球毛细血管的结构及其所带的负电荷可减少白蛋白从滤过膜透过,仅小分

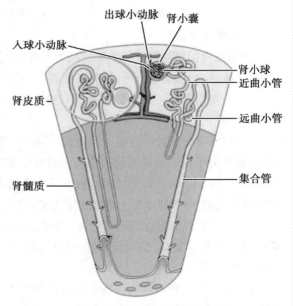

图 4-1 肾单位结构示意图

子物质如尿素、葡萄糖、电解质及某些小分子蛋白能滤过。肾小球毛细血管间有系膜组织,包含细胞和基质,具有作为支架、调节肾小球滤过率、修补系膜、清除异物和基底膜代谢物等作用。

二、生理学基础

肾脏的三大主要生理功能分别是滤过、重吸收和内分泌。即排泄代谢废物,调节水电解质和酸碱平衡、维持机体环境稳定及内分泌功能。肾脏分泌的生物活性物质包括促红细胞生成素、肾素、胃泌素和前列腺素等,它们参与调节血压、造血等生理活动。此外,泌尿也是肾主要的生理功能,尿液的形成由肾单位与集合管协同完成。肾脏的泌尿功能包括以下三个环节:①动脉血液经肾小球滤过膜滤过,形成原尿;②原尿经肾小管和集合管浓缩与重吸收,形成终尿;③肾小管与集合管发挥一定的分泌功能。此外,肾的血液供应特点是肾血流要经过两次毛细血管网。肾小球毛细血管网位于入球与出球小动脉之间,入球小动脉比出球小动脉的口径粗一倍,因此肾小球囊内压较高;与之相反,肾小管周围毛细血管网的血压则较低,以发挥肾的滤过与重吸收功能。肾间质细胞是分泌生物活性物质最主要的细胞,肾脏通过生成尿液和分泌生物活性物质,对体液、电解质和酸碱平衡进行调节,以维持机体内环境稳定。

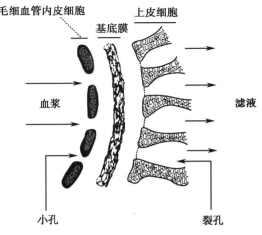

图 4-2　肾小球滤过膜结构

三、肾脏损伤的病理生理学基础

与正常情况相比,当肾脏受到损伤时,肾脏的结构或功能发生改变,其主要的病理生理机制如下:

1. 肾血管结构改变　动脉内膜增厚、血管壁增厚和纤维化等。

2. 肾脏微血管病变　溶血性尿毒症综合征 / 血栓性血小板减少性紫癜、恶性高血压、高黏滞综合征等。

3. 肾小球疾病　新月体形成的急进性肾小球肾炎、塌陷性肾小球疾病等。

4. 急性间质性肾炎　常由各种药物的毒性或过敏反应所致。

5. 缺血和中毒性急性肾小管坏死　肾前性损伤因素持续存在不缓解,常见于肾毒性药物等各种原因引起的脓毒血症。

药物性肾损伤与肾脏的生理功能密不可分,主要是因为:

1. 肾脏的血流丰富　肾脏的血流约占心输出量的 1/4,药物随血流快速到达肾脏。

2. 药物与肾脏接触面大　肾脏有庞大的毛细血管网,药物与肾脏频繁接触,容易导致肾脏内皮损伤。

3. 药物容易在肾小球滤过膜滞留　肾小球是由内皮细胞、基底膜和足突构成的物理屏障和电荷屏障,使大分子药物和带电荷的药物在滤过膜局部滞留。

4. 药物在肾小管析出或重结晶　肾小管的浓缩、重吸收、排泄、酸化等功能,可使某些药物在肾小管内析出结晶,导致肾小管上皮细胞损伤或肾小管阻塞,从而导致肾小管和肾间质的炎症或尿路结石。

5. 药物引起肾脏血流重新分配　肾髓质血流量大,药物浓度高,肾小管上分布的 Na^+,K^+-ATP 酶需要消耗大量的能量,使得肾小管上皮细胞处于相对缺氧的环境中,易致肾脏缺血缺氧,出现缺血性或肾毒性损伤。

6. 易感性　肾脏疾病可能增加对药物损害的易感性,低白蛋白血症增加了游离型药物的浓度,部分患有肾脏疾病的人或特殊人群如婴幼儿、老年人的肾脏排泄功能低下,使某些药物的半衰期延长。因此,一种或不同药物均可通过不同的机制导致不同类型的肾损伤。如肼屈嗪可引起抗中性粒细胞胞浆抗体(anti-neutrophil cytoplasmic antibodies,ANCA)相关性血管炎、系统性红斑狼疮;吲哚美辛和青霉胺可引起局灶增生性肾炎、新月体肾炎或膜性肾病。

第二节　药物引起肾脏损伤的分类

药物引起肾脏损伤可根据损伤部位分类,也可以根据临床表现分类。

一、按损伤部位分类

(一)肾小球损伤

肾小球是肾单位中接触药物的起始部位,肾小球损伤的临床表现主要有大量蛋白尿、血尿等,其病理机制多样。主要机制有:

1. 药物的直接毒性对毛细血管内膜的损伤　如吉西他滨对血管内皮的直接毒性,诱导血管性血友病因子多聚体和纤溶酶原激活剂抑制物的释放,导致血栓性微血管病(thrombotic microangiopathy,TMA)。

2. 足细胞损伤　药物减少肾小球滤过膜所带负电荷,导致足细胞从肾小球基底膜脱落,改变肾小球滤过膜的电荷选择性和滤过孔大小,从而增加肾小球对带阴离子蛋白质的通透性,如嘌呤霉素和多柔比星。

3. 肾小球基底膜损伤　部分药物如青霉胺、阿达木单抗、塞来昔布等可导致膜性肾病。

4. ANCA 相关性血管炎,患者的髓过氧化物酶多为阳性　这类药物有肼屈嗪、青霉胺、丙硫氧嘧啶等。

5. 药物相关性狼疮　有类似于系统性红斑狼疮的临床表现,也可能是单纯的皮肤损害,常见药物有肼屈嗪、异烟肼、米诺环素等。

6. 变态反应性损伤　如青霉胺和卡托普利结合到肾小球膜上成为半抗原或者全抗原,形成原位免疫复合物,并通过静电作用被隔离在肾小球内部,在肾小球部位形成免疫沉淀,引发变态反应造成对肾小球的损伤。

(二)肾小管和集合小管损伤

肾小管有主动重吸收和分泌功能,该部位药物累积浓度较高,是药物损伤肾脏最常见的部位,它受到毒性损伤的发生率比肾小球要高得多,病理检查表现为肾小管上皮细胞肿胀、空泡变性、细胞脱落和凋亡。急性肾小管坏死在药物引起的肾脏损伤中发生率最高,约占药源性急性肾损伤一半以上,特别是近曲小管。近曲小管损伤时尿液检测会出现糖尿、氨基酸尿,呈现近曲小管吸收障碍的范科尼综合征。其主要病因包括:

1. 与远曲小管相对紧密的上皮和高电阻相比,近曲小管的上皮容易渗漏化学物质,使其容易进入近曲小管。

2. 有机阴离子和阳离子、多肽、低分子量蛋白和谷胱甘肽结合物的转运主要在近曲小管进行,容易造成毒物在此累积从而产生毒性。例如,氨基糖苷类抗生素、β-内酰胺类抗生素、顺铂等药物在近曲小管的转运和蓄积是其产生肾毒性的主要原因。

3. 细胞色素 P450 和半胱氨酸结合物 β-裂解酶主要存在于近曲小管,在其他肾单位部位的活性很低,药物经 P450 和 β-裂解酶产生的毒性产物多半损伤近曲小管。

4. 肾毒性药物引起肾小球滤过率降低,也可继发于肾小管损伤。药物引起肾小管坏死而增加其通透性,使滤过物通过肾小管基底膜逆向扩散,经空隙进入循环,造成肾小球滤过率减少。如两性霉素 B 通过引起肾血管收缩,最终降低肾小球滤过率。

此外,远曲小管和集合小管也可发生损伤,主要表现为尿浓缩能力受损和 / 或酸化功能缺陷,临床表现有多尿、低比重尿及尿渗透压下降等。引起远曲小管急性损伤的药物包括两性霉素 B 和顺铂等。

(三)肾乳头损伤

肾乳头位于肾髓质,即肾锥体的尖端部分。肾皮质、肾髓质和肾乳头接收液灌注的比例依次为:90%、6%~10% 和 1%~2%。因此,肾乳头最容易受缺血因素的影响。另外,由于肾乳头管中的液体更为浓缩,以及血液在该组织中流动缓慢,所以在长时间药物接触下,髓质和乳头组织易暴露于高浓度药物微环境。肾乳头对非甾体抗炎药的慢性损害作用非常敏感,这类抗炎药最初的靶部位是髓质部间质细胞,然后是髓质部毛细血管,同时引起髓襻和集合小管发生退行性改变,形成典型的药源性肾脏损伤如镇痛剂肾病。

(四)肾间质损伤

肾间质损伤包括急性和慢性损伤。急性损伤通常为肾间质的变态反应性炎症,用药两周内出现急性肾功能障碍,伴有镜下血尿和轻度蛋白尿,组织学改变主要为间质高度水肿,伴有嗜酸性粒细胞、淋巴细胞及单核细胞浸润,肾小管基底膜呈线性样病变,组织化学检查表现为 IgG 和 C3 沉积。急性间质性肾脏损伤常见于青霉素及头孢菌素类药物引起的过敏反应。慢性损伤表现为肾间质纤维化、肾小管萎缩和局灶性单核及淋巴细胞浸润,严重者可伴有局灶性或完全性肾小球硬化。引起慢性间质性肾脏损伤的常见药物为非甾体抗炎药、顺铂、环孢素、甲氨蝶呤、马兜铃酸等。

(五)肾血管损伤

以肾血管病变为主,表现为肾小动脉和毛细血管损害。环孢素可以引起肾小球血管收缩、血管损伤和肾小动脉透明样变性。丙硫氧嘧啶、甲巯咪唑可引起血管炎样改变。

二、按临床表现分类

(一)急性肾损伤

急性肾损伤是最常见的药物对肾造成的毒性作用,常见于用药 5~7 天后或一次性大剂量用药 24~48 小时后,其主要临床特征为少尿或无尿、肾小球滤过率急剧下降、血中含氮物质增加。药物造成急性肾损伤的病因可分为肾前性因素、肾实质及肾血管相关性因素、肾后性因素。肾前性因素包括血容量减少、外周血管扩张、入球小动脉收缩等;肾实质及肾血管相关性因素主要有血管炎、间质性肾炎、肾小管坏死、肾小管内结晶沉积等;肾后性因素有结石或狭窄引起的梗阻。急性肾损伤的病理生理的变化可以是肾小球病变,如图 4-3 所示。一方面,药物引起肾血管收缩,减少肾小球入球动脉的血量,导致肾脏血流量减少,肾脏灌注降低,同时肾小球毛细血管超滤系数减小;另一方面,药物引起肾小球损伤,可能导致肾小管的梗阻或者血液的逆向渗漏。肾血流量减少或肾小管梗阻导致肾小球滤过压降低,而肾小球超滤系数减小和血液的逆向渗漏导致肾小球滤过率下降。急性肾损伤的病理生理变化也可以是肾小管病变,药物可能引起缺血性或中毒性肾小管坏死,增加肾小管的通透性,进而使肾小球滤过率下降;还可以是药物减少肾小管细胞相互粘连,妨碍肾小管对滤液的重吸收,从而增加肾小管内压力,使滤液进入肾小管的阻力增大;更常见的是由各种药物过敏反应所致间质性肾炎和药物结晶析出引起的梗阻。

(二)慢性肾脏病

药物造成轻微肾损伤,早期常不易察觉,若长期服用肾毒性药物,代偿机制逐渐消失,可呈现肾功能低下,最终发展为肾功能衰竭。药物使肾小球压力增加可导致肾血管硬化及毛细血管丛退行性病变,部分肾单位及其清除废物的能力丢失,早期可由其他肾单位代偿,若这种情况长期持续则会出现失代偿,最终可造成慢性肾功能衰竭。与慢性小管间质性肾病有关的肾功能衰竭,常出现在长期使用非甾体抗炎药、锂盐、环孢素的治疗过程中。一般认为肾功能衰竭后期是由药物初次损伤引起的继发性病理过程。如肾小球残余血管的压力和血流持久代偿增加则会造成：①内皮切变应激增加而损伤毛细血管内皮细胞；②损坏肾小球毛细血管壁，使通透性改变；③穿过毛细血管而漏出的大分子在局部沉积，致肾小球系膜增厚。除了上述肾小球血液流变学改变之外，肾小球过度生长、小球间质损伤也在慢性肾功能衰竭病理过程中发挥重要作用。

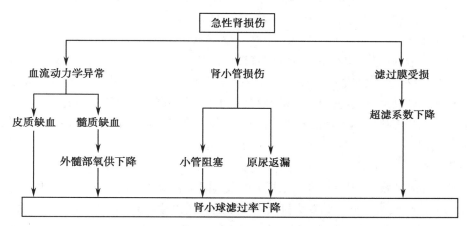

图 4-3　急性肾损伤致肾脏生理病理改变

第三节　引起肾脏损伤的典型药物及发生机制

一、引起肾脏损伤的典型药物

（一）非甾体抗炎药

非甾体抗炎药（NSAID）如对乙酰氨基酚、阿司匹林、布洛芬、萘普生、吲哚美辛等，被广泛用于类风湿关节炎、关节痛等风湿免疫性疾病的抗炎、镇痛，长期应用、误用或滥用此类药物易导致肾脏损害。流行病学调查资料显示，在欧美国家，NSAID 相关性肾病占终末期肾病的 15% 左右，是间质性肾炎的主要病因。NSAID 肾损伤的主要临床表现有：①水肿，最常见的是眼睑、下肢等外周水肿；②尿液的改变，主要表现为尿少、泡沫尿、夜尿增多等。使用 NSAID 至少可引起三种不同的肾损伤：①使用大剂量 NSAID 数小时后引起的急性肾损伤，表现为肾血流量和肾小球滤过率减少及少尿，停药后通常可逆转。机制可能是具有血管扩张作用的前列腺素被 NSAID 抑制后，体内的儿茶酚胺和血管紧张素占优势，导致肾血流量减少和肾组织局部缺血。②NSAID 长期使用导致不可逆的肾毒性，称为镇痛剂肾病。该肾病的原发性损害是肾乳头坏死伴慢性间质性肾炎，早期变化包括髓襻和整个肾乳头部毛细血管坏死。大剂量对乙酰氨基酚引起的肾损伤表现为近曲小管坏死，伴有血浆尿素氮和血清肌酐升高，肾小球滤过率和对氨基马尿酸（para-aminohippuric，PAH）清除率降低，水、钠和钾分级排泄增加，尿中葡萄糖、蛋白和刷状缘酶系增高。目前认为对乙酰氨基酚产生肾毒性的原因主要是由于肾皮质被微粒体细胞色素 P450 氧化酶系统氧化为有毒代谢物。③NSAID 导致肾间质肾炎，表现为弥漫性间质水肿伴炎症细胞浸润，患者通常血清肌酐升高伴蛋白尿。此时如停用 NSAID，则肾功能可在 1~3 个月内得到改善。

（二）氨基糖苷类抗生素

氨基糖苷类抗生素（aminoglycoside antibiotics，AGAs）有多个品种，主要经肾排泄并在肾皮质内蓄积产生肾毒性，这类药物肾毒性强度大小依次为：新霉素＞妥布霉素＞庆大霉素＞卡那霉素＞阿米卡星＞链霉素＞依替米星＞奈替米星。肾毒性的主要临床类型为急性肾小管坏死或肾小管损伤，

AGAs 的毒性与药物剂量及疗程呈正相关,日剂量过大,且疗程超过 2 周,肾毒性发生率可达 50%,约 15% 表现为急性肾损伤。AGAs 肾毒性的发病机制主要有:①细胞膜磷脂代谢障碍,细胞膜通透性发生改变;②AGAs 阳离子与肾小管带负电荷的磷脂体结合,细胞通过内吞摄入药物,并抑制溶酶体内的磷脂酶和髓鞘磷脂酶,磷脂聚集引起溶酶体破裂;③AGAs 进入高尔基体抑制蛋白质合成。当这类药物与袢利尿剂、造影剂、环孢素、头孢噻吩、头孢唑林、两性霉素 B、多黏菌素 B 或万古霉素合用时,肾毒性发生率显著增加。

(三) 头孢菌素类

这类抗菌药物分为四代,均有不同程度的肾毒性,但以第一代头孢菌素较为多见,主要发病机制是原因不明的变态反应。大剂量应用头孢噻吩、头孢唑林的潜在肾毒性表现为肾小管坏死,其机制为近曲小管有机阴离子转运系统将这些药物分泌到肾小管,达到高浓度则引起肾毒性。该毒性作用可被近曲小管内能竞争有机阴离子排泌系统的化合物(如丙磺舒)减弱,随着小管液内头孢菌素浓度降低,毒性可逐渐消失。

(四) 青霉素类

这类抗菌药物品种繁多,但近年来文献报道的致病因素多为半合成青霉素,其中以氨苄西林和阿莫西林所致的肾损伤较为多见。其发病机制主要是通过免疫途径致病,严重者可导致过敏性休克。主要表现为急性间质性肾炎(acute interstitial nephritis,AIN),通常与药物剂量不相关,如甲氧西林可致典型的 AIN,而半合成青霉素所致的过敏反应不如前者突出,用量过大时可能导致急性肾小管坏死。肾脏病理检查中免疫荧光可见 IgG 和 C3,证实了过敏反应的存在。

(五) 造影剂

近年来随着影像诊断技术的发展,造影剂的使用越来越广泛,造影剂肾病的发生率也逐年升高。常用的造影剂为 2,4,6- 三碘丙酸衍生物,几乎不与血浆蛋白结合,不被机体代谢,以原型从肾小球滤过。典型的造影剂肾病表现为血清肌酐上升、尿量可能减少。造影剂肾病的发病机制主要有:①肾缺血和肾脏血流分布异常;②造影剂的肾小管毒性,等渗非离子型造影剂的毒性较低渗造影剂小,等渗非离子型造影剂比低渗和高渗造影剂具有更好的生物相容性,高渗造影剂可增加血液黏度,使造影剂清除减慢,毒性增加。造影剂的用量越大,发生造影剂肾病的概率越高,老年人、脱水状态、充血性心力衰竭、已有肾脏疾病等情况下,合用肾毒性药物可增加肾损伤的风险。

(六) 抗病毒药物

这类药物分为 3 类:核苷类、非核苷类、生物抗病毒药,以上 3 类均可引起肾脏损害。抗病毒药肾损伤的主要原因是药物对肾小管上皮细胞的内毒性。大剂量静脉用药或滴注过快易发生急性肾小管坏死,中重度肾功能不全患者应用抗病毒药可能发生急性肾功能衰竭、急性肾小管坏死、尿崩症、慢性肾脏病等。低血容量状态的患者应用抗病毒药易出现结晶相关性肾病。

(七) 环孢素

肾毒性是环孢素最主要的不良反应之一,临床上环孢素肾毒性包括:①急性可逆性肾脏损伤;②急性肾血管损伤;③慢性肾间质纤维化。急性肾脏损伤表现为剂量依赖性肾血流量和肾小球滤过率减少、血浆尿素氮和肌酐增加,减少剂量可减轻症状。用药后可见血管病变和血栓性微血管病,可影响静脉和肾小球毛细血管,但不伴有炎症介质的表达和浸润。长期用药可导致肾间质纤维化等慢性病变,表现为血清肌酐升高、肾小球滤过率降低,并伴有高血压、蛋白尿和肾小管坏死。

(八) 抗肿瘤药物

顺铂作为一种周期非特异性抗肿瘤药,对实体瘤具有较好疗效,但其肾毒性限制了其临床应用。顺铂的肾毒性可分为:①肾小管毒性;②肾血管损伤;③肾小球损伤;④肾间质损伤。顺铂诱发肾毒性的作用机制尚不明确,可能与其在细胞内水解为活性形式的氯羟二氨铂或二羟二氨铂有关。临床上常用的抗肿瘤药物还有靶向治疗药和免疫检查点抑制剂。抗 VEGF 药物可导致 TMA 发生,引起肾功能损伤。免疫检查点抑制剂引起的肾损伤多表现为急性间质性肾炎,也有病例报道肾穿刺活检可表现为 IgA 肾病。

(九)中药导致的肾损伤

文献记载具有肾损伤的中药已逾 100 种,其中以植物类多见,主要包括含马兜铃酸和生物碱的植物药、多足动物药及含重金属的矿物药。其中以马兜铃酸(aristolochic acid,AA)报道最多,它是马兜铃科马兜铃属植物中的活性成分,主要包括 AA Ⅰ、AA Ⅳa 和少量 AA Ⅲ。含有马兜铃酸的中草药很多,包括关木通、广防己、青木香、马兜铃、天仙藤、寻骨风、朱砂莲等 40 多种,其中应用最广泛的是关木通和广防己。许多中成药因含有上述成分在临床应用中会造成肾脏损伤,如龙胆泻肝丸、冠心苏合胶囊、排石颗粒等。含有马兜铃酸的中草药引起的药物性肾脏损害称为马兜铃酸肾病毒性作用,主要由 AA Ⅰ 引起。根据临床表现、病程进展和病变程度,马兜铃酸肾病一般分为急性肾功能不全、慢性肾功能不全和肾小管功能障碍 3 种类型,具有进一步发展为肾癌的潜在风险。尽管不同类型马兜铃酸肾病的发病机制可能不同,但它们具有共同的病理特征,即肾小管间质病变,其中以肾间质中炎性细胞浸润为特征。中药引起的肾损害与药物所含的毒性成分、用药剂量及时间等因素相关,可能的发病机制有:①肾小管中毒性损伤;②肾缺血;③免疫机制引起的过敏反应或肾间质纤维化。临床表现以急性肾小管坏死、急性间质性肾炎、肾炎综合征为主。

(十)质子泵抑制剂

质子泵抑制剂(proton pump inhibitor,PPI)是最常见的处方类药物之一,其通过抑制胃酸来缓解消化道不适症状,促进黏膜愈合。自从 20 世纪 80 年代末第一个 PPI——奥美拉唑上市以来,便广泛用于治疗胃部食管反流病、消化性溃疡和卓-艾氏综合征等疾病。PPIs 在临床上通常被认为是有效且耐受性良好的药物,短期使用 PPIs 只有罕见和轻微的副作用,但随着近些年临床研究的深入,越来越多的证据提示长期服用 PPIs 不仅与痴呆、骨折、心肌梗死、感染、微量元素缺乏和胃肠道肿瘤相关,也和急性肾损伤、慢性肾脏病、慢性肾脏病进展和终末期肾脏病的发病风险密切相关。急性间质性肾炎是长期服用 PPIs 患者出现急性肾损伤最常见的病理类型。目前 PPIs 导致急性肾损伤发生机制尚不明确,可能与免疫损伤、肾小管细胞再生减少、氧化应激增加和基因表达改变有关。

(十一)其他药物

长期大剂量使用四环素类药物,可加剧原有的肾功能不全,影响氨基酸代谢,从而加重氮血症。两性霉素 B 的临床使用也受其肾毒性的限制,表现为抗利尿激素抵抗性多尿,肾小管性多尿,低血钾症和急、慢性肾功能衰竭。喹诺酮类药物具有不同程度的肾毒性,常发生于老年人、免疫力低下患者、严重感染者等,发病机制可能是:①过敏性 AIN,导致肉芽肿性间质性肾炎;②诱发小血管炎或溶血;③药物结晶造成肾小管阻塞。

总之,药物对肾脏损伤比较常见,肾损伤部位、临床表现及代表药物总结见表 4-1。

表 4-1　药物引起肾损伤的类型、临床表现及典型药物

损伤部位及病理变化	临床表现	典型药物
肾乳头坏死、间质性肾炎	急性肾功能衰竭,镇痛剂肾病	非甾体抗炎药
肾小管刷状缘磷脂蓄积	急、慢性肾功能损害	氨基糖苷类抗生素
近曲小管坏死	急性肾功能损害	头孢菌素
肾小管、肾血管	急、慢性肾功能衰竭,肾小管性酸中毒,低钾,多尿	两性霉素 B
肾小管、肾血管、肾间质	急性肾功能障碍,急性血管损伤,慢性肾间质纤维化	环孢素
肾小管、肾血管、肾小球、肾间质	急、慢性肾功能衰竭	顺铂
肾小管间质	急、慢性肾功能不全,肾小管功能障碍	马兜铃酸 Ⅰ

二、药物引起肾脏损伤的机制

如上所述,引起肾毒性的药物很多,对肾脏的损害作用可以是直接的,也可以是间接的,机制十分复杂,很多药物肾毒性作用机制迄今尚未阐明。根据药物对肾脏损伤的作用方式,可将药物肾毒性作用机制分为以下几类。

(一)直接肾毒性作用

某些药物(包括其代谢产物)具有细胞毒作用,如新霉素、多柔比星、嘌呤霉素等。它们可从多方面造成肾毒性:损害细胞膜,破坏其保护屏障;损伤细胞线粒体、溶酶体;抑制蛋白酶活性和蛋白质合成等。药物直接毒性对肾脏细胞的损害程度与药物的剂量和疗程密切相关,多见于用药剂量过高和/或用药时间过长的药物。

(二)免疫损伤

一些药物进入体内后成为一种全抗原(如抗血清),可与机体产生的抗体结合形成抗原-抗体复合物沉积于肾小球基底膜而引起病变;一些药物与血浆蛋白或直接与肾小球基质膜蛋白结合后成为半抗原,可能在补体参与的情况下,对肾小球基底膜产生免疫反应而引起病变。此类损害与药物的剂量关系不大,肾损害主要表现为肾小球肾炎、间质性肾炎和膜性肾病。

(三)影响肾脏供血

某些药物(如非甾体抗炎药)能抑制肾脏前列腺素的合成,降低肾血流量,造成肾小球滤过率降低,出现少尿或无尿等肾功能障碍症状。非甾体抗炎药引起的肾乳头坏死,可能和乳头部位慢性缺血继发肾血管收缩有关。

(四)物理性肾损害

某些药物本身对肾脏的毒性很低,但是可对肾小管造成机械性阻塞,导致肾损害。如磺胺嘧啶溶解度低,排泄时容易在肾小管中析出形成结晶,堵塞肾小管,使其变性、坏死,尤其在 pH 降低和脱水时更容易发生。此外,药物的高渗作用也可对肾小球和肾小管造成物理性损害。

第四节　药物肾毒性的评价及防治原则

药物对肾脏损伤的评价包括对肾小球、肾小管结构和功能的评价以及药物与肾脏损害相关性评价,肾脏疾病常用的检验检查项目有肾功能、尿常规、尿蛋白、尿沉渣镜检、电解质、免疫学检查、肾脏CT、肾脏穿刺病理学检查。

一、整体毒理学试验

(一)肾脏浓缩-稀释试验

浓缩-稀释试验又称 Mosenthal test(莫氏试验),是通过测定正常 24 小时尿量、昼尿量与夜尿量之比,了解远端肾小管和集合管重吸收功能的检查方法。患者按平常习惯饮食,除三餐外,不再进其他饮食。早上 8:00 嘱患者排尽尿液弃去,以后每 2 小时留尿 1 次,直至晚上 20:00,共留尿 6 次(即10:00、12:00、14:00、16:00、18:00、20:00),晚上 20:00 至次日早上 8:00 的尿液合并收集为 1 个标本。将以上 7 个标本分盛于 7 个清洁干燥容器内。分别测定每次尿液标本的量和密度。

在生理情况下,限制饮水量会使远曲小管及集合管对水分的重吸收增多,尿量减少,密度上升;大量饮水则会使尿量增多而密度下降。如果远曲小管及集合管的重吸收功能障碍,可导致肾脏浓缩-稀释功能下降或丧失。

(二)尿液成分检测

1. 常规检查　尿常规检查项目包括尿液颜色与浊度、尿量、尿比重、酸碱度、尿蛋白、尿糖、尿潜血、尿酮体、尿胆原、尿胆红素等。正常尿液是清亮的，呈微酸性，放置一段时间后可呈混浊。温度降低可使尿中的矿物盐结晶析出，一般酸性尿易形成尿酸盐沉淀，碱性尿易形成磷酸盐沉淀。急性和慢性肾衰竭时常常出现少尿或无尿。

此外，对尿沉渣进行显微镜检查可以观察尿液中的红细胞、白细胞、结晶、管型及脱落细胞。管型是蛋白质、细胞或碎片在肾小管沉积而形成并脱落至尿中的圆柱状体，依其形状和内容物的不同而有以下几种：透明管型、颗粒管型、红细胞管型、白细胞管型、上皮细胞管型、脂肪管型、细菌管型、真菌管型等。尿中出现多量管型表示肾实质有病理性变化。

2. 尿蛋白　生理情况下，血浆自肾小球滤过时，低分子量的蛋白质可随滤液进入肾小管，其中99%以上被重吸收。尿液中仅含原尿中未被肾小管完全吸收的少量小分子蛋白质、肾小管脱落的细胞及肾小管分泌的极微量黏蛋白等。当肾脏出现损伤时，尿中蛋白质含量往往升高，根据尿蛋白分子量可以初步判断肾脏病变的性质。若尿中以大分子蛋白质（如白蛋白）为主或出现大量蛋白质，提示肾小球的选择性滤过功能障碍或结构不完整；若以小分子蛋白（常见的如 β_2- 微球蛋白和视黄醇结合蛋白）为主，则提示损伤部位主要在近曲小管，但要排除血中小分子蛋白异常增高的可能性。评价不同种属尿蛋白需要利用定量分析的方法。这些方法包括比浊法、比色法、染料结合检测。

3. 尿糖　生理情况下，原尿中葡萄糖的浓度未超过肾糖阈时，能被肾小管全部吸收。因此，如果血糖不高的情况下出现了尿中葡萄糖浓度增高，则提示肾小管功能障碍。

4. 尿酶　正常情况下尿中含酶极少，但在肾脏某些疾病的病理条件下，血液、肾脏以及泌尿道中的酶可能进入甚至大量出现于尿中。因此，尿酶是肾损害早期和敏感的指标之一。根据酶在肾脏组织中分布的细胞定位和亚细胞定位可以判断肾脏损害的具体部位和损害程度。尿中出现碱性磷酸酶（alkaline phosphatase，AKP）和 γ- 谷氨酰转移酶（γ-glutamyltransferase，γ-GT），提示刷状缘受到损害。而其他的一些酶，如乳酸脱氢酶（lactate dehydrogense，LDH）出现在尿中，表明细胞有轻微损伤；尿中如出现谷氨酸脱氢酶（glutamate dehydrogense，GDH）、溶菌酶等，则说明有细胞的坏死。

值得注意的是，在化学性损害时，由于细胞内的酶大部分在早期排出，尿酶常常是一过性增高。同时必须指出，由于酶的种类很多，动物间的种属差异很大，在肾组织中的分布定位并不是绝对的，而且某种酶的出现常常有其时限性，即在病变的不同阶段可能有不同的酶出现。因此很难根据一种尿酶作出肾损伤部位和性质的判断，必须结合其他指标进行综合分析。

（三）血液生化指标检测

1. 血肌酐　血肌酐（serum creatinine，Scr），一般认为是内生肌酐，内生肌酐是人体肌肉代谢的产物。在肌肉中，肌酸主要通过不可逆的非酶脱水反应缓缓地形成肌酐，再释放到血液中，随尿排泄。同一个体的代谢量十分恒定，释放入血的速率及血浓度也相当稳定。肌酐是小分子物质，可通过肾小球滤过，在肾小管内很少吸收，每日体内产生的肌酐，几乎全部随尿排出，一般不受尿量影响。血清肌酐的浓度变化主要由肾小球的滤过能力（肾小球滤过率）来决定。滤过能力下降，则肌酐浓度升高。临床上把检测血肌酐作为检测肾功能的经典方法之一。但血清肌酐受到诸多非肾因素的影响，如肌肉质量、年龄、性别、肌肉代谢及蛋白质摄取等。而且肾脏有强大的代偿功能，在部分肾小球受损后，剩余的肾单位仍然可以有效清除肌酐，使得血肌酐指标对肾功能的变化并不敏感。肾小球滤过率下降至正常值的50%以下，血肌酐水平才有明显的上升，只有肾功能代偿不全时，血肌酐水平才升高，因此血肌酐并不是反映肾小球滤过功能的敏感指标。

2. 尿素氮　尿素氮（blood urea nitroge，BUN）是人体蛋白质代谢的主要终末产物之一，是血浆中除蛋白质以外的一种含氮化合物，也是非蛋白氮的主要组成成分。肾脏为排泄尿素的主要器官，BUN 可经肾小球自由滤过，在各段小管均可重吸收。肾功能受损害时，血中非蛋白氮的增加以尿素氮为主，和血肌酐一样，在肾功能损害早期，血尿素氮可在正常范围内。BUN 的水平主要取决于肾小球滤过率，但当肾小球滤过率下降到正常的50%以下时，血尿素氮的浓度才迅速升高。故其并不是反映肾小球滤过率的敏感指标。

3. 肾脏血清免疫学检查

(1)抗肾小球基底膜抗体:肾小球基底膜(glomerular basement membrane,GBM)主要由胶原及糖蛋白两种成分构成(如Ⅳ型胶原、层粘连蛋白、纤连蛋白等)。某些肾脏患者的血液中可检测到抗 GBM 的循环抗体。一些肾毒性药物,尤其是抗生素类药物,如青霉素、环孢素、庆大霉素以及解热镇痛药等造成的肾损害中,都曾发现基底膜有抗原-抗体免疫复合物沉积或有抗 GBM 循环抗体存在。检测抗GBM 抗体的方法主要有间接免疫荧光法、放射免疫试验、间接血凝试验及酶联免疫吸附试验。

(2)抗肾小管基底膜抗体:药物与肾小管基底膜(TBM)结合,形成新的抗原,诱导机体产生自身抗体。这种抗肾小管基底膜抗体常可导致小管间质性肾炎。其检测方法与抗肾小球基底膜抗体的检测方法基本类似,通常以正常肾组织冰冻切片为载体,用间接免疫荧光法测定。

(3)抗 Tamm-Horsfall 蛋白抗体:Tamm-Horsfall 蛋白(简称 T-H 糖蛋白,THP),是由肾小管髓袢升支厚壁段及远端小管上皮细胞分泌并构成此段细胞膜的固有糖蛋白,正常时与血液循环不发生接触。只有当肾小管局部遭到损伤或由于肾小管及尿路梗阻,或存在尿液的反流时,THP 才有机会扩散至血液循环并与淋巴免疫系统接触,并触发机体的自身免疫反应,使血液循环中产生 THP 抗体。因此,测定血清抗 THP 抗体有助于肾脏病变的定位。临床上常用放射免疫或酶联免疫吸附试验测定血清抗 THP 蛋白抗体。

(四) 肾功能检查

1. 清除率测定　清除率(clearance,*CL*)是衡量肾脏排泄功能的一个重要指标,是指肾在单位时间内(每分钟)排出的某种物质的量。其公式为 $CL=UV/P$,其中:*CL* 为清除率(ml/min);*V* 为每分钟尿量(ml/min);*U* 为尿中测定物质的浓度(mmol/L);*P* 为血中测定物质的浓度(mmol/L)。清除率表示物质在肾小球中的滤过和肾小管中的重吸收的程度。如果血液中的某种物质在血液流经肾脏时可以被完全清除,不被肾小管重吸收,使这一物质通过肾后几乎全部排出,而且血中剩余部分又可全部由肾小管分泌,那么它的清除率既代表肾血浆流量,又可反映肾小管的分泌功能,如对氨基马尿酸、青霉素等。某种物质在肾小管内既不分泌也不重吸收,其清除率相当于肾小球一分钟的滤过量,如菊粉。某物质经肾小球滤过后,完全被肾小管重吸收,其清除率等于零,例如葡萄糖。

2. 肾小球滤过率测定　所谓肾小球滤过率是指在一定时间内(通常以每分钟为单位)两肾生成的超滤液的量。肾小球的滤过功能是最基本的功能,因此肾小球滤过率(glomerular filtration rate,GFR)可用于表征肾功能情况,评估肾单位损失程度。如果血浆中的某物质能经肾小球自由滤过,即在肾小球滤液中的浓度与血浆中的浓度相同,经过肾小管既不被重吸收,又不经肾小管分泌,那么它的清除率就是 GFR。GFR 可以直接通过测定内生肌酐或菊粉的清除率计算出来,也可间接地通过测定血中肌酐或血尿素氮来反映。

内生肌酐是仅由骨骼肌以恒定速度释放的内源性化合物,释放量有限度并完全滤过。肌酐被肾小球滤过后,肾小管无任何吸收而全部从尿中排出,只有在血浆中浓度较高时,有小部分由肾小管排泄。菊粉是一种外源性多糖,分子量为 5 200,能从肾小球滤过,但不被肾小管重吸收或分泌,在体内既不与血浆蛋白结合,又不被机体代谢,无任何毒理和药理效应,是测定 GFR 较好的方法。在动物实验中最常用菊粉的清除率来测定 GFR。内生肌酐清除率比较接近菊粉清除率,由于血浆肌酐浓度甚为稳定且可以免除静脉注射,所以实用性更强。

3. 肾小管功能检查

(1)近端肾小管功能检查:方法包括酚红排泄试验、肾葡萄糖最大重吸收量、尿溶菌酶及 β_2- 微球蛋白测定等。其中酚红排泄试验准确性和敏感性偏低;肾葡萄糖最大重吸收量是测定近端肾小管重吸收功能的指标之一,但此法较为烦琐;尿溶菌酶和 β_2- 微球蛋白属小分子物质,均经肾小球自由滤过,绝大部分在近端小管被重吸收,故正常尿中含量微少,如血中含量正常,而尿中含量增加,往往提示肾小管重吸收功能受损。

（2）远端肾小管功能检查：方法包括浓缩 - 稀释试验、尿渗透压测定、自由水清除率、尿比重测定等。临床上较实用和较准确的是浓缩试验。

（3）肾小管尿酸化功能检测：用于了解肾小管泌氢、产氨和重吸收碳酸氢根（离子）等功能是否正常，对肾小管酸中毒的诊断具有重要意义。常用的试验主要有氯化铵负荷试验和碳酸氢根重吸收负荷试验。这些检查试验使得对肾功能和肾毒性检测可在某部分肾小管的水平进行，更有利于对毒性作用机制的阐明。但同时，这些技术操作复杂，设备条件要求高，普及应用有困难。

（五）形态学和组织化学检查

急性或慢性毒理学试验结束时，应常规称量体重和两侧肾脏重量，计算肾脏系数（肾脏重量 / 体重、肾脏重量 / 脑重），肾脏系数的改变常提示肾脏存在病理性变化。另外，病理检查还能观察到肾脏的颜色、质地以及出血、粘连、纤维化等病理变化。

肾脏组织的光学显微镜检查能在细胞水平上观察肾脏的病理改变，揭示肾损伤的部位、范围及形态学特征。组织病理学检查常常能够敏感地反映出肾脏病变的发展，有时出现在血液与尿液某些监测指标发生改变之前。电子显微镜检查可检测肾脏组织细胞超微结构的改变，诸如刷状缘、线粒体、基底膜以及其他细胞器等。电镜检查能发现中毒性损害早期的亚细胞形态改变，是十分灵敏的检测方法，虽不一定作为常规的指标，但对于机制的研究却是十分有力的研究手段。

酶组织化学方法可在光镜或电镜下进行，如结合酶标记法、放射性核素标记法以及免疫组化方法等，可揭示毒物的分布以及肾脏病变的组织、细胞定位、观察亚细胞结构的变化，探讨毒物对肾脏细胞的免疫效应以及对代谢和酶系统的影响，是肾脏毒理学研究的有力手段。

二、离体毒理学试验

（一）离体肾脏灌流

离体肾脏灌流是研究外源性化合物肾毒性较好的体外试验方法，它既保留了肾脏结构和功能上的完整性，又不受高级调节系统（如神经、激素、血容量）和其他组织器官的影响，更重要的是可以精确控制受试药物的浓度，所以在肾毒性的研究中得到广泛应用。由于与整体血流动力学的差异，离体肾脏的灌流率、钠盐及水的重吸收率都低于体内值，但它仍是肾脏毒物筛选的常用方法。

（二）离体肾小管灌流

离体肾小管灌流技术是研究上皮转运的理想系统，它能够传递许多有价值的肾功能特征性信息，已在家兔、小鼠、大鼠、蛇、蛙，甚至人的游离肾单位成功开展，用于肾小管段或细胞水平的生理机制和毒理研究。这项技术最复杂和困难的是肾小管的分离制备，通常肾单位的分离是在显微镜下进行的，根据各段小管形态学的特征区分；而随着显微解剖学的发展，分离后的来源定位更加精确。分离出的肾小管基本上保持其正常的生理功能，在药理学和毒理学中都有广泛的应用。

（三）肾脏组织切片

肾脏组织切片分为肾皮质和肾髓质两类切片，尤以前者应用更多。这项技术相对较为简单，易于施行。用组织切片机将肾脏切成 0.2~0.5mm 的薄片，然后放入一定的培养基中培养。肾脏组织切片一般存活 4~6 小时，它保留了肾实质细胞与细胞之间的联系，保留了部分细胞间质，保留了细胞及细胞器的活性，可用于肾代谢、转运和特定区域对药物反应的研究。但由于肾脏组织切片中包含不同的细胞型，很难评价某一特定细胞型暴露于化合物的功能改变；而在制片过程中许多细胞受到机械损伤；且切片有一定厚度，无法保证每一个目的细胞都暴露于相同的氧和营养液浓度。以上缺点限制了肾切片技术只能作为化合物肾毒性的初筛试验。

（四）细胞培养

随着细胞生物学的发展，肾细胞培养技术在肾毒性的体外试验研究中发挥了重要的作用，尤其是肾脏特异细胞的培养方法逐步成熟,更加推动了肾脏毒理学的发展。细胞培养按培养的细胞来源分为原代培养和继代培养。

原代培养是直接从体内取出的细胞的首次培养,它包括目的细胞的分离和培养两部分。原代培养保留了体内独特的细胞功能、细胞极性和细胞间的联系,与继代培养相比更能代表整体动物的情况。原代培养已成功地用于顺铂、庆大霉素、头孢菌素等的体外肾毒性研究。但是,肾细胞的培养仍然有许多难以解决的问题,经过培养的细胞常常表现出退化和分化的现象,不能完全表达出与体内一致的功能,而且原代培养过程耗时、复杂、操作困难。

传代培养是将原代细胞传代,建立一个稳定的细胞系。目前已建立的肾细胞系主要有猪肾近曲小管上皮细胞系 LLC-PK、北美鼢肾小管上皮细胞系 OK、犬肾集合管上皮细胞系 MUCK、人肾小管上皮细胞系 HKC 等。这些细胞系表达肾小管的特异性,并具有部分分化功能,存活时间长,容易培养,可长期冻存。因为细胞系可以持续传代,长期暴露于受试因素下,所以多用于长期毒性的研究。但是经过反复传代的细胞也会表现出退化和分化的现象,并且分化能力与培养细胞的体外培养时间呈反向关系。

三、肾损伤生物标记物

(一)血清胱抑素 C

胱抑素 C(cystatin C,Cys C)作为半胱氨酸蛋白酶抑制剂,是一种由机体所有有核细胞以恒定速率产生的碱性非糖化的分子质量较小(13kDa)的分泌性蛋白质。其合成受生理病理情况影响很小,几乎不受年龄、性别、肿瘤、免疫性和内分泌疾病影响。血中 Cys C 自由通过肾小球滤过后,由近端小管细胞重新吸收并迅速分解代谢,不进入血液循环。跟肌酐相比,它更易反映肾小球滤过膜通透性的早期变化。由于它在近端小管分解代谢,可作为肾小管指标。Cys C 的检测方法主要为酶联免疫法(ELISA)、放射免疫法(RIA)、荧光免疫法(FIA)等,且可以采用自动生化仪进行分析,检测方法更加快速、简便,已经应用于临床。

(二)肾损伤分子 -1

肾损伤分子 -1(kidney injury molecule-1,KIM-1)是由 334 个氨基酸残基组成的 I 型跨膜蛋白,属于免疫球蛋白基因超家族。在正常的肾组织中几乎不表达,但是在缺血及肾损伤后的人近端小管上皮细胞中却呈高表达状态。KIM-1 参与肾脏疾病的损伤及修复过程,在近端小管上皮细胞黏附、生长及分化中起重要作用。肾损伤发生后组织 KIM-1 释放入尿,并且尿 KIM-1 水平和组织 KIM-1 水平呈正相关。无论临床还是非临床研究均表明,在诊断药源性肾小管坏死、退化和膨胀,及组织细微变化或肾功能严重紊乱引起的嗜酸性粒细胞增多方面,KIM-1 的检测是高度灵敏、特异和精确的。如顺铂、环孢素等肾毒性药物引起的肾损伤可以上调 KIM-1 的表达。而且 KIM-1 在尿中性质稳定,不受尿液理化特性的影响,因此 KIM-1 是检测早期肾损伤的理想标志物。

(三)N- 乙酰 -β-D- 氨基葡糖苷酶

N- 乙酰 -β-D- 氨基葡糖苷酶(N-acetyl-β-D-glucosaminidase,NAG)是存在于近端小管的溶酶体酶,分子质量为 140kD。由于其分子质量很大,血浆中的 NAG 在正常情况下不经肾小球滤过,尿中的 NAG 主要来自肾实质。肾近端小管上皮细胞损伤可使 NAG 脱落至尿中,通过直接检测其总量能够反映肾小管的损伤。在肾毒物暴露、肾移植术后移植肾功能延迟恢复、慢性肾小球疾病、糖尿病肾病以及心肺转流术等肾损伤的情况中均报道有 NAG 水平的升高。在临床患者中,尿 NAG 的浓度越高,其最终发生透析或死亡的概率越高。采用分光光度计通过比色法能够定量测定尿 NAG 的含量,检测方法简便。但是,NAG 易受生理病理情况影响,因此应与其他检测联合诊断。

(四)β₂- 微球蛋白

β₂- 微球蛋白(β₂-microglobulin,β₂-MG)是分子质量为 11.8kD 的单链多肽低分子蛋白质,人体几乎所有有核细胞均能合成。正常人 β_2-MG 的合成与释放非常恒定,且与性别、年龄及时间无关。β_2-MG 主要由淋巴细胞产生,经肾小球滤过,99% 以胞饮形式被肾小管上皮细胞摄取,并被近端小管细胞溶酶体降解为氨基酸。重吸收的 β_2-MG 不再返回血液循环,故正常尿中的 β_2-MG 含量甚微。尿中的 β_2-MG 升高,可敏感地反映肾小管功能受损。在肾毒物暴露、心脏手术、肾移植等多种因素导致的肾损伤中,尿 β_2-MG 升高早于血清肌酐变化 4~5 天,可作为早期的肾小管损伤的标志物。但是,β_2-MG 在尿中不稳定,在室温下 pH 低于 6.0 时即快速降解,β_2-MG 的不稳定性限制了其作为肾损伤生物标志物的应用。

(五) 视黄醇结合蛋白

视黄醇结合蛋白(retinol-binding protein,RBP)是血液中视黄醇的转运蛋白,它是由肝细胞分泌的一种低分子量蛋白,广泛分布于人体血清、脑脊液、尿液等体液中。血液中 RBP 主要以视黄醇、前清蛋白结合的复合物形式存在,当复合物中视黄醇与靶细胞结合后,RBP 便与前清蛋白分离,自肾小球滤出,由肾近端小管上皮细胞重吸收、降解,可作为高度灵敏的反映肾小管功能障碍的标志物。RBP 和 β_2-MG 水平在尿 pH>6.0 时高度关联,随着尿 pH 的降低,RBP/β_2-MG 的值逐渐升高,这表明在酸性尿中与 β_2-MG 不稳定性相比,RBP 具有良好的稳定性。在顺铂、铅、汞、镉、环孢素诱导的急性肾损伤患者中,RBP 被认为是早期诊断的标志物。目前,尿视黄醇结合蛋白的测定已广泛用于临床作为经典的肾小管损伤标志物。但是,在伴随肾小球性蛋白尿或肾小球超滤的情况下 RBP 作为肾小管损伤的生物标志物意义有限。RBP 可采用免疫散射比浊法测定。

四、药物肾毒性的防治原则

药物性肾损害的预后良好。如能及时诊断及正确治疗,多数药物性肾损害患者的肾功能可恢复正常。多数患者可完全康复,但个别重症肾功能衰竭、病情复杂或原有肾功能不全及老年患者肾功能常难以恢复,表现为进行性肾功能不全,它最终发展为终末期肾功能衰竭。所以应当加强对药物肾毒性的预防,预防原则如下:

1. 掌握各类常见药物引起肾损害的临床特征,避免长期应用有肾毒性的药物。

2. 如需长期使用肾毒性药物,则应加强对治疗窗窄而肾毒性大的药物的监测;定期监测血药浓度,根据血药浓度调整给药剂量或间隔时间,以保证血中有效药物浓度,同时避免出现毒性反应。

3. 对机体营养状况较差、低蛋白血症、老年及肾功能不全的患者应着重监护,以肾功能和血药浓度监测为依据,合理选择用药,正确掌握药物的剂量和用法,及时调整药物剂量、间隔时间和疗程;婴幼儿、老年人选用肾毒性药物时应特别慎重。

用药期间应密切注意患者尿常规、尿酶和肾功能等改变,争取早期诊断。一旦出现肾损害,应根据病情酌情采取减量、停药或更换药物等措施,防止肾损害进一步加重;出现急性肾功能衰竭、慢性肾功能衰竭及并发症时,应立即停药并采取综合治疗措施,包括对症治疗、保护肾功能、支持治疗、纠正电解质和酸碱失衡等,必要时行透析治疗。

本章小结

绝大多数药物都是从肾脏排泄的,但很多都对肾脏有损害作用,其中以抗生素、抗恶性肿瘤药物和非甾体抗炎药最为常见。由于肾脏有较强的储备与代偿能力,很多情况下的药物肾毒性往往未被及时发现。因此,要掌握和熟悉常用药物肾毒性的基本临床表现和机制,并对药物可能造成的肾脏损伤进行及时监测和评估,以此可最大限度地减少药源性肾毒性。

思考题

1. 药物性肾损伤如何分类?
2. 引起肾损伤的常见药物有哪些?
3. 药物对肾毒性的作用机制有哪些?

第四章
目标测试

(彭 军)

第五章

药物对心血管系统的毒性作用

【学习目标】

1. **掌握** 药物对心血管系统的损伤类型及损伤原理。
2. **熟悉** 心血管系统损伤的形态学与病理生理学基础。
3. **了解** 药物对心血管系统损伤的评价方法。

第五章
教学课件

案例分析
（案例）

　　心血管药物毒理学是在心血管药理学与毒理学基础上发展起来的一门毒理学分支学科，它主要研究的是药物对心血管系统产生的毒性作用及其分子机制。心血管系统的生理功能在于维持机体血液循环的正常运行，通过血液循环将营养物质、氧气和其他生物活性物质运送到全身各组织细胞，并将外来化合物及体内代谢产物带到排泄器官排出体外，保证机体内环境稳定和正常的生理功能。

　　心血管系统功能发生障碍，会影响机体正常生理功能，甚至危及生命。有些药物在治疗剂量以内或长期蓄积均可对心血管系统产生毒副作用，因此，熟悉心血管系统的形态学和病理生理学基础，掌握药物对心血管系统的损伤类型及原理，了解药物对心血管系统损伤的评价方法，对于药物的安全合理应用至关重要。

第一节　心脏损伤的形态学与病理生理学基础

一、心脏的形态学基础

　　从形态学组成上看，心脏主要是由心肌所组成的中空器官。心肌组织的基本结构和功能单位是心肌细胞（图 5-1）。心肌细胞相对于骨骼肌细胞，是相对较短的分支纤维，直径约为 $10\sim20\mu m$，长度约为 $50\sim100\mu m$，主要由肌纤维构成，有一个或多个细胞核，并含有丰富的线粒体。心肌收缩的能量几乎全部来源于氧化代谢。心肌的耗氧量很大，血液中全部氧含量的 65%~75% 由心肌摄取。因此，心肌对血液中氧的吸取已接

心血管系统
（AR 模型）

近于最大量，氧供需要再增加时已难以从血液中摄取更多的氧，只能依靠增加冠状动脉的血流量来提供。心肌收缩过程中能量的利用包括：氧化代谢能量的释放、腺苷三磷酸和磷酸肌酐对能量的储存以及收缩蛋白对能量的利用。其中能量的利用和细胞内 Ca^{2+} 的移动是心脏毒性常见的亚细胞作用环节。心肌细胞内的 Ca^{2+} 贮存库即肌质网的终末池很不发达，可供兴奋时释放的 Ca^{2+} 量比骨骼肌少，心肌细胞收缩所需的 Ca^{2+} 还需由细胞外液的 Ca^{2+} 内流补充。心肌横管与肌原纤维垂直，其结构特点有利于心肌细胞收缩时 Ca^{2+} 从细胞外进入细胞内。心肌细胞的质膜含有与骨骼肌相似的 T 管，但肌质膜不如骨骼肌发达，Ca^{2+} 储备量较少，在 T 管和肌质膜之间形成二联管而非三联管。因此，心肌细胞的收缩 - 耦联过程高度依赖于细胞外 Ca^{2+}。一些药物或毒物可通过干扰细胞 Ca^{2+} 的转运而导致心脏毒性。

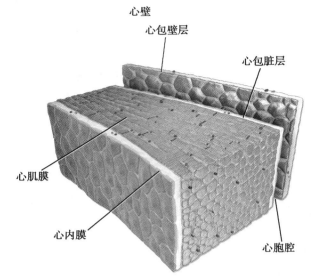

图 5-1　心肌细胞纤维立体结构

二、心脏的生理功能基础

从组织学、功能和电生理特点上可将心肌细胞分为两大类:一类是普通心肌细胞,也称为工作细胞,含丰富的肌原纤维,具有兴奋性、收缩性和传导性,但不能自动地产生节律性兴奋;另一类是特殊分化的心肌细胞,也称自律细胞,含较少肌原纤维或缺乏肌原纤维,无收缩功能,但具有兴奋性、传导性和自律性。这些自律细胞构成了心脏内的特殊传导系统,主要包括窦房结、房室交界、房室束和浦肯野纤维。心肌细胞可分支,细胞间通过闰盘紧密相连,此处细胞膜特殊分化,能使动作电位从一个心肌细胞传导到另一个心肌细胞,这对于传导兴奋有重要的作用。窦房结所产生的窦性节律兴奋,沿着心脏的特殊传导系统顺序传导至左、右心房肌和左、右心室肌,通过兴奋 - 收缩耦联机制,引起心房和心室节律性的收缩和舒张。由于心肌细胞的增殖能力有限,心脏损伤后心肌成纤维细胞增殖以及心肌重构能力较弱,心脏损伤后主要影响心肌细胞的舒张和收缩能力。

三、药物引起心脏损伤的机制

心血管毒性药物可引起复杂的心脏生物效应,导致心律失常、传导阻滞、心肌肥大、缺血性心脏病和心力衰竭等一系列功能和器质性改变。具有心血管毒性的药物,在早期可引起心脏生化指标改变,如心肌酶活性、能量代谢变化以及离子稳态改变,最终导致心律失常。心律失常经常作为其他类型心功能紊乱的并发症出现。轻度的心肌损伤可以修复,因为心肌细胞可发生结构和功能的适应性改变,但是严重的损伤可导致心肌细胞死亡,死亡的心肌细胞不可再生,由此产生不可逆损伤(图 5-2)。

在心脏毒性药物的持续作用下,可以激活转录因子,

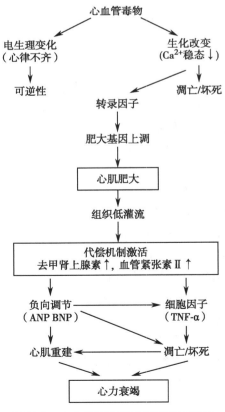

图 5-2　心血管药物致心脏损伤示意图

引发心肌细胞一系列细胞及分子调控事件。促心肌细胞肥大基因的激活和相关转录因子的上调可以引起心肌肥大。非生理状态时,初期心肌肥大是代偿反应,此时肌损伤是可逆的;如果心血管药物的毒性持续作用,心脏会出现生理、生化、形态及功能的一系列改变(图 5-2),进而出现以心肌细胞凋亡和坏死为形态学特征的心肌细胞死亡。

凋亡和坏死这两种细胞死亡方式可同时出现在心肌组织和心肌细胞中,两种细胞死亡类型的激发事件可能是共同的,出现哪种死亡形式取决于毒物的作用强度和作用时间。细胞凋亡是指由体内外因素触发细胞内预存的死亡程序而导致的细胞死亡过程,如果凋亡程序在下游的某个控制点被终止或药物毒性作用强度过大,细胞死亡形式可能由凋亡转为坏死。此外,细胞凋亡是一个能量依赖过程,腺苷三磷酸浓度是决定凋亡和坏死之间转换的关键因素。多种药物可引起心脏毒性,其中有些还是心血管疾病治疗药物,这些药物长期使用不当可能造成心肌损害(表 5-1)。

表 5-1 具有心血管毒性药物的一般毒效应

种类	损伤效应	可能机制
抗心律失常药物	传导速率↓,早期心律失常 心动过缓,传导阻滞 动作电位间期↑,Q-Tc 间期延长 房室(AV)传导↓,负向肌力效应 负性变时效应	阻滞 Na^+ 通道 阻滞 K^+ 通道 阻滞 Ca^{2+} 通道 拮抗 β 肾上腺素受体
影响心肌收缩力药物及相关药物	影响动作电位延续时间 AV 传导↓ 拟副交感神经效应剂(低剂量) 拟交感神经效应剂(高剂量)	抑制 Na^+,K^+-ATP 酶 Ca^{2+}↑
Ca^{2+} 致敏剂	舒张功能↓,早期心律失常	Ca^{2+} 敏感性↑;抑制磷酸二酯酶抑制黄嘌呤氧化
儿茶酚胺类药物	心动过速,心肌细胞死亡	$β_1$ 肾上腺素受体活化 冠状血管收缩;线粒体功能障碍;氧化应激反应;细胞凋亡
支气管扩张药	心动过速	$β_1$ 肾上腺素受体非选择性活化
抗肿瘤药物	心肌病 心力衰竭	改变离子稳态;氧化应激反应 冠状血管痉挛;细胞凋亡 线粒体损伤
抗菌药物	负向肌力效应,动作电位持续时间↑,Q-Tc 间期延长,早期心律失常	Ca^{2+}↓,阻滞 K^+ 通道
抗真菌药物	向肌力效应,早期心律失常 传导阻滞	阻滞 Ca^{2+} 通道;膜通透性↑ 阻滞 Na^+ 通道
抗病毒药物	心肌病	冠状血管痉挛;线粒体损伤 抑制线粒体 DNA 聚合酶 抑制线粒体 DNA 合成 抑制线粒体 ATP 合成
中枢神经药物	ST 段升高,Q-Tc 间期延长 传导阻滞,早期心律失常 心动过缓,抗胆碱能效应 心房纤颤,负向肌力效应 ST 段降低	改变离子稳态 阻滞 Na^+ 通道 阻滞 K^+ 通道 阻滞 Ca^{2+} 通道

续表

种类	损伤效应	可能机制
麻醉剂	负向肌力效应,心输出量↓ 早期心律失常,传导速率↓ 心脏传导阻滞,心肌细胞坏死 拟交感神经效应,兴奋性↓ 缺血/心肌梗死	阻滞 Ca^{2+} 通道;改变 Ca^{2+} 稳态 阻滞 Na^+ 通道;冠状血管痉挛 氧化应激反应;线粒体损伤 β 肾上腺素能受体敏感性增加;细胞凋亡
抗组胺药	动作电位延续时间↑,Q-Tc 间期延长早期 心律失常	阻滞 K^+ 通道
免疫抑制剂	心肌病,心力衰竭	改变 Ca^{2+} 稳态

第二节   血管损伤的形态学与病理生理学基础

一、血管的形态学基础

血管系统由起始于心室的动脉系、回流于心房的静脉系以及连接于动静脉之间的网状毛细血管组成。血管壁的结构从内向外可分为内膜、中膜和外膜(图 5-3,彩图 5-3)。内膜很薄,由单层内皮细胞和亚内皮细胞构成;中膜最厚,位于内膜和外膜之间,其厚度及组成成分因血管种类而异,大动脉的中膜以弹性纤维为主,中、小动脉则以平滑肌为主,静脉中膜的弹力纤维和平滑肌较少;外膜主要由纤维结缔组织构成。毛细血管管壁极薄,主要由单层内皮细胞和基膜组成。

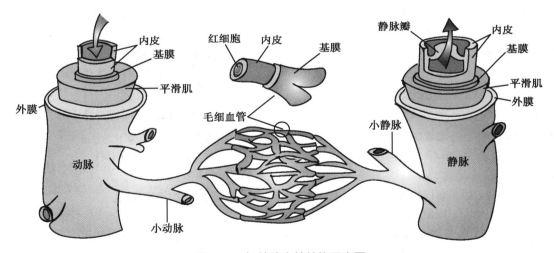

图 5-3   动、静脉血管结构示意图

二、血管的生理功能基础

药物的多种心血管毒性是作用于血管产生的。血管系统的生理调节包括神经调节、体液调节及局部调节。中枢神经系统在脊髓、延髓、下丘脑等几个水平上调节自主神经的活动,进而调节血管系统。多种激素参与调节血管系统,如儿茶酚胺、肾素-血管紧张素-醛固酮系统、血管升压素(antidiuretic hormone,ADH)、心房肽等。去甲肾上腺素可激动血管平滑肌上的 α 受体引起血管收缩,而肾上腺素可激动血管平滑肌上的 β 受体导致血管舒张。由内皮细胞释放的化学物质是局部调节的主要物质。一氧化氮(NO)具有松弛血管平滑肌、抑制血小板激活和减少白细胞对内皮细胞的黏附

等多种生物学作用。氧也是局部调节的重要物质,氧分压降低和代谢率升高会引起腺嘌呤核苷酸、自由基以及三羧酸循环中间产物的释放,这些物质均可引起血管扩张。

三、药物引起血管损伤的机制

(一)血管内皮损伤

血管内皮细胞是微循环系统的主要组成成分,是最易受到药物作用的目标。血管内皮损伤对血管功能具有保护和损害的双重作用。一方面,血管内皮细胞损伤可使一氧化氮合酶(nitric oxide synthase,NOS)的合成增加,促进 NO 的生成,进而活化核转录因子 -κB(nuclear factor kappa-B,NF-κB)和促分裂原活化的蛋白激酶(mitogen-activated protein kinase,MAPK)等细胞内的信号转导通路,产生具有抗毒性损伤作用的蛋白质或细胞因子、趋化因子和黏附因子以保护循环系统。另一方面,血管内皮细胞损伤也可以导致动脉粥样硬化并促进内皮素 -1(endothelin-1,ET-1)的生成。ET-1 是很强的缩血管化学物质,是血管损伤的主要介导物。ET-1 水平升高可作为心力衰竭的一个重要的标志。

(二)血管平滑肌损伤

血管平滑肌细胞是除血管内皮细胞外最容易受到药物毒性作用的细胞。血管平滑肌的毒性损伤包括血管张力改变和动脉粥样硬化。具有血管毒性的药物可使平滑肌细胞变形,甚至丧失收缩功能,也可以通过影响钙结合蛋白、钙平衡调节蛋白、钙激活蛋白以及钙储存和释放过程影响钙平衡,影响收缩蛋白的功能进而改变血管张力。

(三)氧化 / 硝化应激

当一些药物作用于内皮细胞和平滑肌细胞时,会产生活性氧和活性氮,从而引起细胞的氧化损伤,即氧化 / 硝化应激。氧化 / 硝化应激能够引起细胞线粒体和溶酶体功能障碍,破坏心血管系统的结构和功能。

(四)炎性损伤

血管的炎性损伤也叫血管炎。最初损伤的内皮细胞及其释放的化学物质参与炎性反应的启动,如募集参与炎症反应的细胞到炎症区域。活化的炎症细胞释放细胞因子,进一步扩大炎症效应,最终导致血管的炎性损伤。

第三节　药物引起心血管系统损伤的类型

多种药物毒性作用的靶部位位于心血管系统。很多药理学实验证明,细胞膜表面受体、第二信使系统、离子通道、离子泵与细胞器等都是药物心血管毒性的作用靶点。心血管的功能也受心血管部位异常释放的神经递质影响。药物过量或作用于以上心血管系统的靶点发生异常时,会引起不同的心血管损伤类型。

一、药物引起心脏损伤的类型

(一)心力衰竭

心力衰竭(heart failure)又称心功能不全(cardiac insufficiency),是指由于心脏损伤引起心脏泵血功能不足,心输出量减少,不能满足机体代谢所需血量的一种综合征。按照发展速度分类,心力衰竭可分为急性心力衰竭和慢性心力衰竭。

急性心力衰竭是由于急性的心脏病变引起心输出量急速降低,导致组织器官灌流不足和急性淤血的综合征。急性心力衰竭包括急性左心衰竭、急性右心衰竭和非心源性急性心力衰竭,临床上以急性左心衰竭为多见,表现为急性肺水肿,严重者伴心源性休克。

慢性心力衰竭是慢性原发性心肌病变和心室因长期压力或容量负荷过重引起的,又称为慢性充血性心力衰竭。慢性心力衰竭根据临床表现可分为左心衰竭、右心衰竭和全心衰竭。

降低心脏泵血能力与升高循环体液量即升高前后负荷是药物引起心力衰竭的主要途径。负性肌力药能够直接降低心肌的泵血能力,引起心力衰竭,这类药物包括钙通道阻滞剂如维拉帕米、地尔硫䓬等。β 受体拮抗剂(如普萘洛尔)能抑制心肌收缩能力并减慢心率,提高外周血管的抵抗力,增加心脏的后负荷,以此进一步降低心输出量。临床试验发现 α 受体拮抗剂(如哌唑嗪)能显著地降低血压,这与充血性心力衰竭的发病率显著相关。

其他能引起或加重心力衰竭的药物有 I 类抗心律失常药、皮质醇、非甾体抗炎药、抗肿瘤药等。近年报道一种酪氨酸激酶抑制剂舒尼替尼,能显著降低心脏射血分数,可引起心力衰竭。

(二) 心律失常

心律失常(arrhythmia)是指心脏冲动产生的频率、心脏起搏冲动在心脏中的传导速度、节律与激动心肌的次序异常。按照发生的原理分为冲动形成异常与传导异常。冲动形成异常,又分为窦性心律失常和异位心律失常。其中窦性心律失常包括窦性心动过速、窦性心动过缓等;异位心律失常包括被动异位心律失常和主动异位心律失常。冲动传导异常包括生理性冲动传导异常和病理性冲动传导异常。生理性冲动传导异常包括干扰性房室分离;病理性冲动传导异常包括心脏传导阻滞(窦房、房内、房室传导阻滞,左、右束支及左束支分支阻滞)、室内阻滞等。

心律失常类型(动画)

K^+、Na^+ 和 Ca^{2+} 通道等在心脏的起搏与冲动传导过程中起着重要的作用。各种能够影响心肌细胞膜离子通道功能的因素均有可能引发心律失常(图 5-4),同时任何干扰心脏代谢的因素也能导致心律失常的发生。

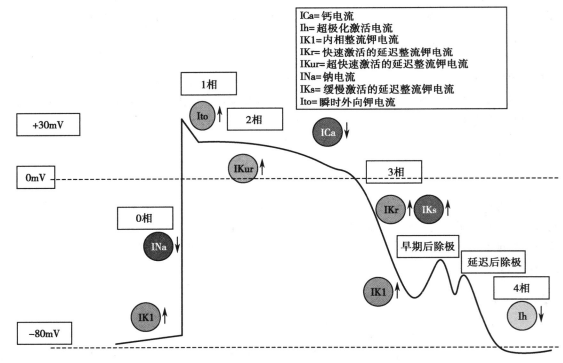

图 5-4　心肌电生理与离子通道功能

药物可通过改变自主神经系统兴奋性,或者直接作用于细胞膜受体或离子通道而导致异常冲动形成,导致心律失常。药源性因素是较为特殊的导致心律失常的原因(表 5-2)。另外,药物可以影响心脏细胞的一种或多种离子通道,直接导致心肌细胞的电生理特征发生变化,引起心律失常。

表 5-2　致心律失常的药物种类及主要药物名称

心律失常类型	药物
致窦性心动过速	灰黄霉素、丙米嗪、阿米替林、哌替啶、洛贝林、阿托品、肾上腺素、氯丙嗪、奋乃静、沙丁胺醇等
致心室颤动	两性霉素 B、克霉唑、阿托品等
致室性期前收缩	克霉唑、依米丁、阿托品等
致心动过速或室性心动过速	克霉唑、咖啡因、麻黄碱等
致窦性心动过缓	美沙酮、去甲肾上腺素、奥美拉唑等
致传导阻滞	卡马西平、乌头碱、三环类抗抑郁药、抗精神病药物、抗组胺药、抗惊厥药、右丙氧芬、抗疟疾药物（氯喹、奎宁）、钙通道阻滞药、普萘洛尔、美托洛尔、索他洛尔等

（三）心肌炎与心肌病

1. 心肌炎　心肌炎（myocarditis）是指心肌本身的炎症病变，分为局灶性或弥漫性心肌炎两种，可由感染或非感染途径发病。发病时心肌间质发生增生、水肿，可有炎性细胞浸润。

药物引起的心肌炎可产生于心内膜、血管周围以及间质组织中，药物性心肌炎包括超敏性心肌炎与中毒性心肌炎。药物损伤心肌的机制复杂，可能通过诱导某些细胞因子的产生而影响心肌供血。

临床引起超敏性心肌炎的药物有青霉素、异烟肼、破伤风类毒素、磺胺类药物、两性霉素 B、氨苄西林、麻黄碱、吲哚美辛、四环素、氯霉素、链霉素、头孢克洛、甲基多巴、白喉毒素、氯氮平等。其中最易引起心肌炎的药物是磺胺类、甲基多巴、青霉素及其衍生物。超敏性心肌炎的发生无药物剂量依赖性。

引起中毒性心肌炎的药物有环磷酰胺、某些抗精神病类药、一些抗寄生虫药等。中毒性心肌炎有药物剂量依赖性。通常在停药后，药物对心肌的损伤仍可延续一定的时间。

2. 心肌病　心肌病（cardiomyopathy）是指非冠状动脉疾病、高血压、瓣膜病和先天性心脏缺陷导致的心肌结构和功能异常的心肌疾病。药物性心肌病（drug-induced cardiomyopathy）是指接受某些药物治疗时，因药物对心肌的毒性作用而引起的心肌损伤，临床表现类似于扩张型心肌病。

药物引起心肌病的机制复杂，可列举如下四点：

（1）对心肌细胞的直接毒性作用：如抗肿瘤药多柔比星、柔红霉素等作用于心肌细胞后，可通过上调氧化应激反应，引起线粒体功能障碍，抑制脂肪酸氧化反应、促进凋亡，诱导心肌细胞损伤（图 5-5，彩图 5-5）。

（2）抑制心肌收缩性：代表药物有抗精神病药物（如氯丙嗪、奋乃静、三氟拉嗪）、三环类抗抑郁药（如氯米帕明、阿米替林、多塞平）等。

（3）引起心肌细胞的代谢异常：某些抗寄生虫药（如依米丁等）可抑制氧化磷酸化等的进行。

（4）个别药物（如儿茶酚胺类）引起类似于肥厚型心肌病的病变：心肌对儿茶酚胺的反应性增高，导致心肌肥厚的发生。此外，儿茶酚依赖性室性心动过速是肌浆网中钙释放通道 Ryanodine 受体 2（ryanodine receptor 2，RyR2）基因突变所致。

（四）心包炎

心包炎（pericarditis）是心包发生炎症使心脏压迫而舒张不良，影响心脏功能的一种心脏疾病。心包炎可分为急性和慢性心包炎两类，慢性心包炎较严重的类型是缩窄性心包炎。

引起心包炎的药物主要有普鲁卡因胺、异烟肼、肼屈嗪、色甘酸钠、丹曲林、麦角新碱、抗凝血药物、溶血栓药、苯妥英、青霉素、多柔比星等。其中青霉素可能引发伴有嗜酸性粒细胞增多的过敏性心包炎。多柔比星和柔红霉素常诱发心肌病，同时也可诱发心包炎。

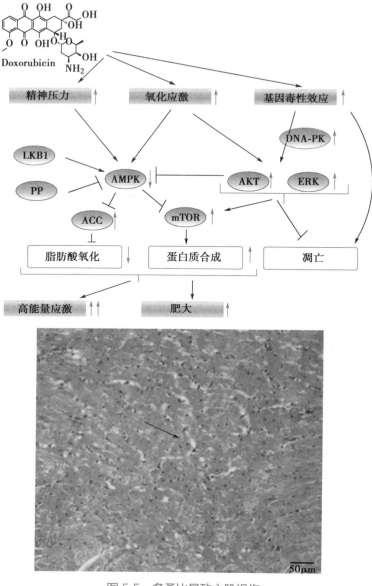

图 5-5　多柔比星致心肌损伤

（五）心脏瓣膜病

心脏瓣膜病（vascular heart disease）是由于心脏瓣膜（包括瓣叶、腱索及乳头肌）的炎症引起的结构毁损、纤维化、粘连、缩短，黏液瘤样变性，缺血性坏死，钙质沉着或先天发育畸形的一种病症。瓣膜狭窄与瓣膜损伤是常见的损伤形式。预防偏头痛的麦角新碱、麦角胺和甲麦角胺长期应用可损伤瓣膜。其他引起心脏瓣膜病的药物有食欲抑制剂如芬氟拉明和右芬氟拉明、多巴胺受体激动剂如培高利特和卡麦角林等。药物导致心脏瓣膜疾病的可能机制是影响或干扰 5- 羟色胺的功能与代谢。

二、药物引起血管损伤的类型

（一）高血压

当血液在血管内流动时，作用于单位面积血管壁的侧压力称为血压。人类的正常血压为 80~120mmHg。高血压（hypertension）即为收缩压高于 140mmHg 和 / 或舒张压高于 90mmHg。临床上可分为原发性高血压和继发性高血压两大类。很多因素能异常地引起血压的升高，药物毒性是重要的因素之一。药物长期反复作用于大脑皮质,使交感神经兴奋性增高,会导致血压升高。同时,肾脏分泌肾素增多,肾素将血浆中的血管紧张素原水解为血管紧张素 I,并在血管紧张素转化酶的作用下进一步水解为血管紧张素 II。血管紧张素 II 收缩血管能力强,外周阻力升高,引起高血压,同时刺激醛固酮分泌,引起水钠潴留,进而加重高血压。

多种药物具有液体潴留、提高循环体液量的致高血压作用。这些药物主要有免疫抑制剂如环孢素、非甾体抗炎药、皮质醇、甘珀酸、高钠含量的药物如抗酸胃药。同时,非甾体抗炎药可以抑制前列腺素的合成,促使血管收缩引起高血压。甲状腺激素具有兴奋神经作用,收缩血管引起高血压。雌激素具有升高体重和循环体液量、增加外周胰岛素抵抗并且激动肾素 - 血管紧张素系统的作用,因此能升高血压。此外,酒精的过量摄入亦可引起高血压。

（二）低血压

和高血压不同,低血压(hypotension)没有明确的指标指征。大部分的低血压症状是出现一过性直立性低血压。直立性低血压是由于体位的改变,如从平卧位突然转为坐位或直立位时,或长时间站立发生的脑供血不足引起的低血压,通常直立性低血压患者站立后收缩压较平卧位时下降 20mmHg或舒张压下降 10mmHg,并伴有明显症状,如头晕、视线模糊、乏力、恶心、认知功能障碍、心悸、颈背部疼痛等。药物性低血压的机制至今未阐明,可能与中枢神经细胞张力障碍有关。

影响血管收缩类的药物,如 α 受体拮抗剂、血管紧张素转化酶抑制剂(angiotensin converting enzyme inhibitors, ACEI)均能导致直立性低血压。其他能导致直立性低血压的药物还有抗高血压药(如甲基多巴)、抗精神病药(如氯氮平)、血管扩张药(如硝酸甘油)等。

（三）血管炎

血管炎是血管壁及血管周围有炎性细胞浸润,并伴有血管损伤为特征的一种血管疾病。药源性血管炎(drug-induced vasculitis)是使用某些药物时引起的血管炎症。血管炎发生时,血管壁会变薄变窄并产生瘢痕。

能引起血管炎的药物有上百种,如磺胺类、环丙沙星、丙硫氧嘧啶、卡比马唑、甲巯咪唑、环磷酰胺、麦角胺等。其中化疗药物能使细胞分泌多种致炎因子,促使炎症的形成与发展(图 5-6,彩图 5-6)。抗甲状腺药物丙硫氧嘧啶可引起多种细胞因子分泌异常,促使血管炎发生。此外,吲哚洛尔等一些 β 受体拮抗剂能使小动脉血管痉挛产生雷诺现象;麦角胺可直接作用于血管细胞引起坏疽;人参皂苷可干扰血管平滑肌钙通道,导致血管收缩不良。

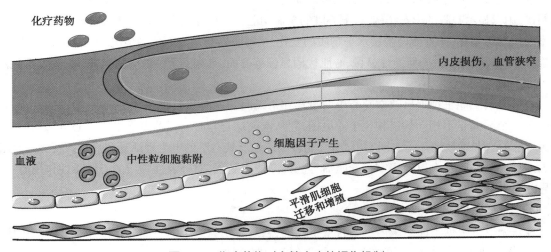

图 5-6　化疗药物对血管内皮的损伤机制

第四节　心血管系统损伤的评价

药物引起心血管系统的损伤可以从在体、临床病理学、心功能及血流动力学、离体血管、心脏及细胞实验四个方面进行评价。

一、在体评价

（一）心电图

心电图（视频）

心电图可用于心脏的结构与功能的快速评价，是检测心脏电生理最简单方便、经济实用的无创检测方法。心电图既可以反映心肌受损的程度、部位和发展过程，评价心脏的结构与功能，也是诊断与鉴别各种心血管疾病及心肌损伤的重要方法。

心电图可记录心脏动作电流在体表的电位差，反映了心房、心室去极化以及心室复极化的过程。心电图各段的生理意义：①P 波指示左、右两心房去极化过程的电变化；② QRS 波指示左、右两心室去极化过程；③T 波指示左、右两心室复极化过程；④PR 间期是从 P 波起点到 QRS 波起点之间的时程，代表从心房开始兴奋至心室开始兴奋所需的时间，具体为从窦房结产生兴奋，通过心房、房室交界区、房室束及左右束支、浦肯野纤维传导至心室所需时间；⑤QT 间期是从 QRS 波起点到 T 波终点的时程，代表从心室兴奋开始去极化至完全复极化所需的时间；⑥ST 段指从 QRS 波群终点到 T 波起点之间的线段，代表心室各部分心肌均处于动作电位的平台期。

（二）超声心动图

超声心动图是一种介入性和无创性的检测方法，该技术应用超声波技术显示心脏形态结构和心内血流动力学状态来评价心脏整体和局部功能以及心脏收缩和舒张功能。该技术既能检测心血管病理生理改变，又能显示心血管病理解剖变化，因此能直观展示外源物作用下心脏结构与功能的变化。该技术包括二维超声、M 型超声、脉冲多普勒及连续多普勒等，超声心动图凭借其无创、无痛苦、无射线污染、准确性高等优点，已成为诊断许多心血管疾病的首选检查方法。

（三）核医学检查

核医学检查是通过将标记上放射性核素的示踪剂如 ^{11}C、^{13}N、^{15}O、^{18}F 等引入人体，利用示踪剂参与机体某种生理或生化代谢过程的这一性质，最后通过 γ 射线探头在体外探查体内示踪剂分布状况即可生成图像，用以显示心脏的形态结构，检测心脏的泵血功能、心肌血流灌注以及血管分布、心肌代谢水平、心室壁运动等指标，探查体内微量水平物质的变化，了解脏器与病变部位的情况。该技术可用于心功能检查、心肌断层显像、心肌灌注显像、心肌代谢显像等方面，具有安全、可靠、准确、灵敏、无创等优点。

（四）心电向量图

心电向量图能直观地反映空间心电向量环在每瞬间的方向和振幅，依据心脏电激动的大小与方向在每一个瞬间是不相同的。相比于心电图，它从空间综合与时间延续方面丰富了心电活动的整体情况，能更全面、细致地显示空间心电变化，能较明确地反映心脏的电生理活动和病理改变，对心肌梗死、心肌肥厚、心腔扩大以及房室传导阻滞等的诊断能力更强，对外源性物质的心脏毒性作用有一定指导意义。

（五）核磁共振

磁共振技术根据不同组织内水的含量不相同，通过识别氢原子信号的分布推测水分子在机体内的分布，探测机体内部结构。该技术是一种非介入的探测技术，对机体无损伤，无放射、辐射影响。心脏磁共振成像具有很高的空间分辨力，可准确地划分心内、外膜界线，精确显示心脏的形态、功能、血流灌注、心肌活性，连续性地定量分析心肌内能量代谢变化以及心脏的收缩和储备功能。核磁共振可分时段检测外源性物质的心脏毒性,避免慢性毒性的漏检。

二、临床病理学评价

(一)组织病理学检查

组织病理学检查首先在整体动物实验完成后通过解剖取心脏,观察心脏大小、形态以及基本结构是否有变化,并计算心脏重量指数(心脏重量指数 = 心脏重量 / 体重 ×100%)。进一步通过染色确定心脏梗死区域是否存在,以及确定梗死的体积。取组织块,制成光镜或电镜切片。光镜下可观察到心肌纤维的收缩或断裂、心肌细胞溶解或坏死、炎性浸润以及细胞间质出血、水肿或纤维化;若采用透射电镜和扫描电镜则可进行更精细的病理观察。除此之外,免疫组化、激光共聚焦扫描显微等技术也常用于心血管损伤的评价。

(二)心肌酶谱和心肌蛋白检查

1. 心肌酶谱

(1)谷草转氨酶(GOT):存在于人体的许多组织器官如心、肝、骨骼肌、肾、胰、脾、肺中,尤其在心肌中含量最高,当心肌细胞受到损伤时,GOT 可大量释放入血,如急性心肌梗死 6~12 小时在血清中浓度迅速增加。但当机体存在肝损时,GOT 血清浓度也显著增加,故 GOT 特异性不高,所以其在评价心肌毒性中常作为辅助手段。

(2)乳酸脱氢酶(lactate dehydrogenase,LDH):LDH 主要存在于心肌、横纹肌以及肾等组织中。当组织受到损伤时向外周血液释放 LDH,使得血液中 LDH 含量增加。但该酶检测方法的敏感性不高,尤其是心肌特异性较差,有时可利用 LDH 同工酶分布的组织特异性协助诊断,如当心肌细胞受损时可测得 LDH-1>LDH-2,正常人血清中 LDH-2>LDH-1。

(3)肌酸激酶(creatine kinase,CK):主要检测其 4 种同工酶中 CK-MB 型,CK-MB 型主要存在于心肌细胞中,因此该指标的特异性及敏感性相对较高。若血清中 CK-MB 明显增高,可辅助判断无骨骼肌损伤的心肌梗死,对大面积心肌坏死有临床诊断价值。但若其含量正常时,也并不能排除存在微灶心肌损伤的情况。作为心肌损伤的血清标志物,传统的心肌酶谱在诊断心肌损伤中发挥显著作用,但由于升高持续时间短,因此其敏感性和特异性均不如心肌蛋白。

2. 心肌蛋白

(1)肌红蛋白:肌红蛋白是存在于心肌和骨骼肌细胞质中的亚铁血红素蛋白,有贮氧和输氧的功能,可以结合和释放氧分子。正常情况下血液中含量很低,而当心肌和横纹肌损伤时,血液中含量增加,故心肌特异性不高。但肌红蛋白的敏感性高于 CK-MB 与心肌肌钙蛋白(cardiac troponin,cTn),是评价心肌损伤最早的标志物之一。肌红蛋白可作为急性心肌梗死诊断的早期最灵敏的标志物。

(2)心肌肌钙蛋白:心肌肌钙蛋白由 cTnT、cTnC、cTnI 三个亚单位组成,是心肌细胞的特异性蛋白。当发生缺血、缺氧导致心肌发生变性、坏死,进而引起心肌细胞膜受损时,在早期 cTnT 和 cTnI 即释放在外周血液,所以通过测定 cTnT 和 cTnI 浓度可反映心肌受损的严重程度。cTnI 由于持续时间长、出现时间早、特异性及灵敏度很高这些优点,成为反映心肌损伤的"金标准",对 cTnI 的动态监测可作为活体长期心脏毒性检测的常规指标。

三、心功能及血流动力学评价

心功能及血流动力学评价通过观察心输出量、心率、室内压及其最大变化速率、收缩压 / 舒张压、心脏指数、心博指数、冠脉流量、总外周阻力、冠脉阻力、呼吸频率等指标的动态变化情况用以评价外源性物质的治疗或毒性作用。

(一)心阻抗血流图

心阻抗血流图又称心阻抗图或阻抗心动图,是基于生物体容积变化引起的电阻抗变化进行的无创性心功能检测,可反映心脏功能及血流动力学变化情况。生物体容积变化主要是由血液流动造成的,从胸部获得的阻抗变化是主动脉、心脏容量及肺灌注等因素综合作用的结果。因此,记录相应的电阻抗变化,就可间接推测血流情况,对心脏血流动力学进行评价。

(二)心输出量

心输出量是指每分钟心室泵出的血量,是临床上了解循环功能最重要的基本指标之一。心输出量取决于心率和每搏量,由于每搏量不易常规测得,一般通过多普勒超声技术或示踪技术测定心输出量。正常成人在静息状态下心室每搏输出量为60~80ml,心输出量为5~6L/min。机体自身具有很强的调节心输出量的能力,如在运动或紧张状态下,心输出量可成倍增加,同时病理状态如离子稳态改变、传导障碍及心肌收缩力的变化会影响心输出量。

(三)血流动力学

血流动力学测定技术常用来研究药物或毒物对血管中的血流量及血流速度等方面的影响,目前所采用的测定方法很多,且大多均较灵敏可靠,如电磁流量计法、脉冲多普勒超声血流仪测定法、指示剂稀释法等。

四、离体血管、心脏及细胞实验

近年来,针对药物心血管系统毒性作用的体外评价研究模型发展较快,从早期的离体心脏灌流实验开始,发展出离体心房、心肌片、全胚胎以及心肌细胞等培养技术。因此,目前可用于心脏毒性评价研究的方法越来越完善和丰富。

(一)离体心脏灌流

离体心脏灌流是早期采用的研究方法,常采用斯氏法或八木法灌流蛙心或蟾蜍心脏,Langendorff法灌流大鼠、豚鼠和家兔心脏。离体心脏灌流法可用于研究药物或毒物对冠脉血流量和流速、心脏收缩强度和速率等的影响,进一步可测定心肌耗氧量。若需要观察药物对心肌的兴奋性、收缩性、不应期及自律性的影响,需要使用豚鼠、猫的乳头肌及大鼠、豚鼠和兔的心房。

(二)全胚胎培养

全胚胎培养技术是将处于器官形成期的胚胎离体培养的一种技术,目前多采用大鼠胚胎进行全胚胎培养。该技术既可以从细胞角度研究药物或毒物对心肌细胞的毒性反应,又可以观察毒物对心血管系统发育的影响,因此兼具体内外试验的优点。但其也具有一定的局限性,如培养介质和培养条件存在明显限制,器官在胚胎阶段发育和功能均不成熟等,这可能导致获得的结论与正常动物实验的体内实验数据存在差异。

(三)离体血管条实验

离体血管条实验主要采用大鼠或家兔的离体主动脉条或冠状动脉条,通过测定血管平滑肌的舒缩等张力情况的变化,研究药物或毒物的作用机制。

(四)心肌及血管细胞培养

在体外从细胞和分子水平上,利用细胞对药物或毒物的心血管系统毒性作用进行研究,可观察它们对心肌或血管细胞的直接毒性作用,也可观察到对活细胞影响的动态过程。可培养不同的细胞系来进行研究目的不同的相关实验,代表细胞包括乳鼠心肌细胞、血管平滑肌细胞以及血管内皮细胞等。

(五)膜片钳技术

膜片钳技术是研究离子通道的技术中的"金标准",其通过记录离子通道来反映心肌细胞膜单个或多个离子通道分子活动情况,目前已逐步成为现代细胞电生理的常规方法。该方法通过离子通道电流,进而了解药物影响人和动物心肌细胞或血管内皮细胞等功能的分子机制,将细胞水平和分子水平的研究联系在一起。

本章小结

　　心血管系统重要的生理功能在于维持机体血液循环的正常运行,保证机体内环境稳定和正常的生理功能。药物主要通过直接损伤心肌细胞和血管或者影响心血管系统的功能引起心血管毒性。药物不良反应报道日益增多,综合运用心血管系统的在体离体评价等检测方法,能从整体水平上评价药物的毒性作用,为药物安全性评价开辟了一条全新的研究思路。

思考题

　　1. 药物造成心血管系统损伤的靶点或者途径有哪些?

　　2. 药物对心血管系统的损伤有多种临床表现,比如心律失常、心肌炎、高血压等,心血管疾病的患者通常会同时患有以上病症,这些疾病之间存在怎样的相互影响?

　　3. 常用的心功能检测指标有哪些? 心电图不同波形代表了哪些可能的心脏病变?

　　4. 简述药物对心血管毒性作用的类型。

　　5. 动物心脏建模的评价可以从哪些方面来进行?

第五章
目标测试

(何俏军)

药物对神经系统的毒性作用

第六章
教学课件

案例分析
（案例）

【学习目标】

1. **掌握** 药物对神经系统毒性作用的类型及机制。
2. **熟悉** 导致神经系统毒性的常见药物及神经毒理学机制研究方法。
3. **了解** 神经系统损伤的形态与生理学基础。

药物引起的神经系统损害，可以导致中枢及周围神经系统病变，已引起医学界的高度重视。氨基糖苷类抗生素的耳毒性作用是最为常见的药物毒性引起的周围神经病变之一，可造成严重的听力伤残。神经毒理学（neurotoxicology）是研究外来物质对神经系统的结构和功能产生的有害作用及其机制的学科，是神经科学与毒理学相结合的一门综合学科。本章着重阐述药物引起神经系统毒性的类别和机制、神经系统损伤的临床表现及引起神经系统损害的常见药物、神经毒理学研究方法等。

第一节　神经系统损伤的形态学与病理生理学基础

一、形态学与生理学基础

神经系统是人体内结构和功能最复杂的系统，可分为中枢神经系统（central nervous system，CNS）和周围神经系统（peripheral nervous system，PNS）。构成神经系统的细胞主要包括神经元（neuron）和神经胶质细胞（neuroglia cell）。

（一）神经元

神经元是神经系统最基本的结构和功能单位，由胞体和突起两部分组成。胞体由细胞核、细胞质和细胞膜组成，具有联络、整合、传输信息的作用。突起有树突（dendrite）和轴突（axon）两种。树突短而分支多，直接由胞体扩张突起，形成树枝状，其作用是接受其他神经元轴突传递的冲动并将信息传给胞体。轴突长而分支少，为粗细均匀的细长突起，常起于轴丘，其作用是将神经冲动所携带的信息从胞体传出。神经元之间可形成突触（synapses），突触是神经冲动信息传递的关键部位。神经元按不同方式分类如下（图 6-1，彩图 6-1）：

1. 根据细胞体发出突起的数量，可以把神经元分为假单极神经元、双极神经元和多极神经元 3 类。

2. 根据神经元的机能可分为运动神经元、感觉神经元和联络神经元 3 类。

3. 根据神经元释放的神经递质不同可分为胆碱能神经元、去甲肾上腺素能神经元、单胺能神经元、氨基酸能神经元及肽能神经元等。

（二）神经胶质细胞

哺乳动物的胶质细胞是神经元数量的 10 倍左右，广泛分布于中枢和周围神经系统，在中枢神经系统中主要为星形胶质细胞、少突胶质细胞和小胶质细胞；在周围神经系统中为施万细胞和卫星细胞。

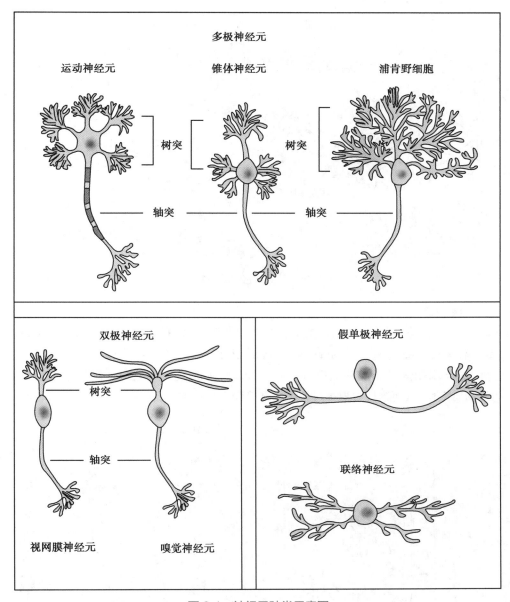

图 6-1　神经元种类示意图

星形胶质细胞通过分布在血管的终足和突起连接毛细血管与神经元,对神经元起到运输营养物质和排出代谢产物的作用。最新研究也表明星形胶质细胞还在神经环路进行复杂运算等活动时起到整合作用,可能对脑的高级功能活动具有重要作用。

少突胶质细胞的主要功能是在中枢神经系统中包绕轴突,形成绝缘的髓鞘结构,协助神经电信号的跳跃式高效传递,维持和保护神经元的正常功能。

小胶质细胞,约占大脑全部细胞的 5%~10%,是脑实质中唯一广泛存在的免疫细胞,相当于脑和脊髓中的巨噬细胞,是中枢神经系统的第一道也是最重要的一道免疫防线(图 6-2,彩图 6-2)。

二、神经系统损伤的病理生理学基础

与药物毒性作用相关的神经系统功能特点包括血 - 脑屏障的完整性、神经传导和神经元损伤、轴突运输与髓鞘维护、神经系统能量需求等。

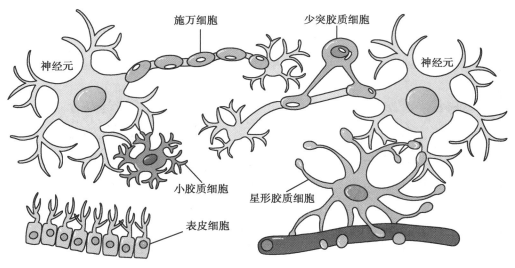

图 6-2　胶质细胞示意图

（一）血 - 脑屏障

血 - 脑屏障（blood-brain barrier，BBB）是指脑毛细血管内皮细胞（brain capillary endothelial cell，BCEC）、周细胞（pericytes）、基膜（basement membrane，BM）及星形胶质细胞（astrocytes）的足突形成的屏障。该屏障能够阻止多数有害物质由血液进入脑组织，同时能调节毛细血管内的血液与脑组织及脑脊液间的物质交换，从而维持中枢神经系统内环境稳定（图 6-3，彩图 6-3）。

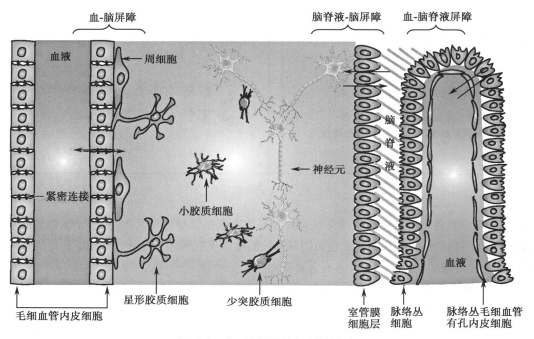

图 6-3　血 - 脑屏障的解剖学基础

1. **屏障作用**　血 - 脑屏障独特的组织结构决定了其特殊的屏障作用。首先，相邻内皮细胞间存在跨膜蛋白和胞质蛋白组成的紧密连接（tight junction，TJ），封闭了细胞之间的间隙，使得大分子物质难以通过。其次，内皮细胞的胞膜上表达各种转运蛋白，既包括葡萄糖载体、氨基酸载体、胰岛素受体、转铁蛋白受体等转入蛋白，也存在 P- 糖蛋白（P-glycoprotein，P-gp）、多药耐药相关蛋白（multidrug resistance-related protein，MRP）、乳腺癌耐药蛋白（breast cancer resistance protein，BCRP）等外排转运体,进一步限制药物进入脑组织。另外,周细胞内的平滑肌肌动蛋白具有收缩功能,也可以调节血 - 脑屏障的通透性。

2. 影响药物穿透血 - 脑屏障的因素

(1)药物的脂溶性:由于脂溶性药物易于溶解于毛细血管内皮细胞膜的脂质双分子层中,所以易于通过血 - 脑屏障进入脑组织。根据这一特点,在药物设计合成过程中,可以通过降低外周药物的亲脂性,减少其对中枢的毒性作用;而对于中枢疾病治疗药物则相反。例如,巴比妥为镇静催眠药,但其亲脂性弱,故进入脑组织慢,脑内浓度低,为提高其催眠麻醉作用,可将其改造为具有较强亲脂性的戊巴比妥、异戊巴比妥等;又如吗啡改造成二乙酰吗啡能提高其血 - 脑屏障的透过能力,增强其镇痛作用。

(2)药物与血浆蛋白的结合程度:游离型小分子化合物易于透过血 - 脑屏障,但若其与血浆蛋白结合则不易透过血 - 脑屏障,发挥其生理效应。因此,任何能改变小分子化合物血浆蛋白结合率的药物均会影响其在脑内的浓度,进而影响药效或毒性作用。例如游离的甲状腺素很容易进入脑组织间液,但血浆中的甲状腺素有99%以上与血浆蛋白结合,游离的不到1%。苯妥英钠可与甲状腺素竞争结合血浆蛋白,从而增加血浆中游离的甲状腺素水平,进而导致其透过血 - 脑屏障的量增加,引起神经系统损伤。

(二)神经传导和神经元损伤

神经传导的关键因子为神经递质。药物或神经毒物造成神经递质的合成、贮存、释放、再摄取、与受体结合、失活或消除过程中任一环节或多个环节的改变,均可能产生神经毒性作用。神经元再生能力差,一旦受损,修复极为缓慢。因此,药物或外源性物质对神经元的损害作用一般是持续的,不可逆的。

(三)轴突运输与髓鞘维护

一般情况下,当神经元胞体发生致死性损害时,会累及整条轴突产生变性,导致神经元胞体及轴突与树突死亡。但也有例外,如有机磷酸酯类药物选择性损害轴突和树突,病变自神经纤维远端开始,沿轴突向近端发展波及细胞体,形成所谓"返死性神经病"(dying-back neuropathy)。当损害只局限于轴突水平的变性,而神经元胞体可继续存活时,这种病理变化称为轴突病。轴突变性一般以远端为重,故常称为远端轴突病,晚期病变时远端肌肉发生神经源性肌萎缩。许多化学物质或药物引起的中毒性神经病都属于这类病变。在轴突变性损伤过程中,施万细胞也出现继发变性。胞质中出现包涵体,粗面内质网扩大或胞质伸入轴突内形成蜂窝状结构,进而可导致髓鞘变性。一些药物也可干扰髓鞘维护的复杂过程,从而导致髓鞘病(myelinopathy)。

(四)神经系统能量需求

脑是体内能量代谢最活跃的器官,但脑组织几乎没有氧和葡萄糖贮备,主要依靠不断地从血液循环中摄取。因此,即使短暂缺氧和缺糖,也会几乎不可逆地损害神经细胞而引起脑组织损伤。药物或外源性物质不仅可以通过直接损害而引发脑组织形态和功能改变,也可以通过全身或局部毒性作用引起的缺血、缺氧和葡萄糖供应不足而间接损害脑组织。

第二节　药物引起神经系统损伤的类型及机制

根据毒性作用发生的靶器官不同,药物对神经系统毒性作用可分为神经元损害、轴索损害、髓鞘损害和影响神经递质功能;根据神经元损害的程度可分为神经元功能性改变、炎症性及退行性改变。

一、药物引起神经系统靶器官损伤

(一)神经元损害

许多药物可损害神经元,导致神经元病(neuronopathy),严重时可导致神经元因凋

神经系统毒性作用的生物标志物(拓展阅读)

亡或坏死而丢失。神经元的丢失是不可逆的,同时神经元损害也可继发性损害树突、轴索和髓鞘。例如抗恶性肿瘤药物多柔比星可以损害周围神经系统的神经元,尤其是背根神经节和自主神经节的神经元。氨基糖苷类抗生素可引起内耳毛细胞膜上钠钾离子泵功能障碍,从而使毛细胞受损,导致耳蜗毒性和前庭毒性。药物导致的神经元损伤及临床症状如表 6-1 所示。

表 6-1　药物导致的神经元损伤及临床症状

药物	神经毒性的细胞基础	神经元损害引起的症状
维生素 E	皮层 / 海马神经元缺损、杏仁核缺损	兴奋过度、震颤
链霉素	内耳毛细胞受损	听觉丧失
氯霉素	视网膜神经元破坏、周围神经轴索变性	视神经炎、周围神经病
紫杉醇类	感觉神经元损伤、交感神经元受损	烧灼、麻刺感、关节疼痛
奎宁	视网膜神经节细胞空泡变性	眼球震颤、复视、眩晕、共济失调

(二)轴索损害

以轴索作为毒性原发部位而产生的中毒性神经功能障碍,称为轴索病。目前发现具有神经毒性的药物会使轴索远端支配神经的功能丧失,导致周围神经病变,从而累及感觉神经、运动神经及自主神经,产生感觉和运动障碍。例如,长春新碱可抑制微管合成,导致轴索运输障碍,引起周围神经病。又如有机磷酸酯类不仅可引起轴索变性,导致急性神经毒性,也可使轴索内的胆碱酯酶老化,抑制其活性,使轴索内轴浆运输中的能量代谢发生障碍,轴索发生退行性变化,继发脱髓鞘病变,引起迟发性神经毒性。电镜观察结果显示,不同原因引发的轴索变性,其轴索超微结构早期变化不同。例如,当三氯乙烯、丙烯酰胺或氯丙烯等引起中毒性神经麻痹时,早期轴索内神经微丝增多聚集。药物导致的轴索损害及临床症状如表 6-2 所示。

表 6-2　药物导致的轴索损害及临床症状

药物	神经毒性的细胞基础	轴索损害引起的症状
甲硝唑	轴索变性、损害有髓神经纤维、小脑核病变	周围感觉神经病、共济失调、癫痫发作
有机磷酸酯类	轴索变性	急性和迟发性神经毒作用
异烟肼	轴索变性	周围神经病(运动神经)
利奈唑胺	轴索变性	周围神经病
干扰素 α	感觉、运动神经元轴突病变	周围神经病(感觉神经)
秋水仙碱	感觉、运动神经元轴突病变	周围神经病、近端肌无力
肼屈嗪	感觉神经元轴突病变	周围神经病
硼替佐米	感觉神经元轴突病变	周围神经病、肌无力
伊沙匹隆	感觉神经元轴突病变	周围神经病、肌无力
氨苯砜	有髓和无髓纤维轴索变性	周围神经病(运动神经)

在周围神经系统中,胶质细胞和巨噬细胞对轴索再生起支持作用,因此轴索变性或损伤后可恢复。而在中枢神经系统中,由于少突胶质细胞表达神经突生长抑制蛋白,具有抑制神经纤维的生长和再生的作用,并且受损的髓鞘释放抑制因子、星形胶质细胞形成瘢痕造成不利的神经 - 胶质因子环境,再者成熟神经元的本身性质决定了轴索变性很难恢复。

(三)髓鞘损害

髓鞘是包裹在神经细胞轴突外面的一层膜,由施万细胞(外周神经系统)、少突胶质细胞(中枢神经系统)组成,其作用有:①绝缘,防止神经电冲动从神经元轴突传递至另一个神经元,轴突髓鞘是神经元突起的电绝缘物质；②通过一种称为"跳跃式传导"的机制来加快动作电位的传递；③在一些轴突受损的情况下引导轴突的再生；④通过提供能量代谢产物（如乳酸）来保持轴突的长期完整性；⑤髓鞘还可以表现出动态的、经验衍生的可塑性，这有助于大脑的学习。当髓鞘完整性或可塑性受损时，可能会引起相应症状。临床上哌克昔林、胺碘酮、呋喃妥因等可导致髓鞘损害（表 6-3）。

表 6-3　药物导致的髓鞘损害及其临床症状

药物	神经毒性的细胞基础	髓鞘损害引起的症状
哌克昔林	干扰髓鞘的形成和维持	周围神经炎
胺碘酮	神经及神经根的髓鞘退行性病变	震颤、周围神经脱髓鞘病
呋喃妥因	神经及神经根的髓鞘退行性病变	感觉丧失（最初）、伴有严重的肌萎缩

药物引起的髓鞘损害主要有以下两种类型：

1. 脱髓鞘　药物直接作用于髓鞘细胞可引起脱髓鞘作用。脱髓鞘可由靶向少突胶质细胞和 / 或中枢神经系统髓鞘的各种化学毒素诱导，溶血磷脂酰胆碱和双环己酮草酰二腙均可导致脱髓鞘损伤。

2. 髓鞘水肿　药物可引起髓鞘水肿。髓鞘水肿可以由碱性蛋白质 mRNA 转录水平的改变引起，早期变化是可逆的，也可演变成脱髓鞘作用。外伤、炎症感染、病毒感染等都可导致脊髓水肿。周围神经系统的髓鞘变性可再生，但中枢神经系统的髓鞘变性不可再生。

（四）神经递质毒性

药物对神经系统的毒性作用，除了上述直接损伤神经元的结构之外，也可通过影响神经递质的释放或摄取，激动或拮抗相关受体，最终导致神经元功能障碍。例如，可卡因滥用可引起强烈的中枢神经兴奋作用。大量研究表明，激活中脑边缘系统中多巴胺（dopamine，DA）系统，致使 DA 释放增加，是导致可卡因成瘾的神经生物学基础。长期大剂量应用中枢 DA 受体拮抗剂氯丙嗪时，可引起锥体外系反应，如震颤、运动障碍、静坐不能、流涎等药源性帕金森病。机制可能是由于 DA 受体长期被拮抗、受体敏感性增强或反馈性促进突触前膜的 DA 释放增加。利血平可以通过耗竭去甲肾上腺素（norepinephrine，NE）产生镇静和安定等中枢抑制作用，大剂量可引起抑郁症和其他神经症状。

二、药物引起神经系统功能损伤

按照药物对神经系统损害的程度可分为神经元功能性改变、炎症性改变及锥体外系疾病，其中功能损害又分为脑损害和精神异常。

（一）药物导致的脑损害

药物引起的脑损害以血管损害为主，包括颅内压增高、脑血栓形成、脑梗死和脑血管出血等。临床常见的易引起脑损害的药物主要有：

1. 喹诺酮类、维生素 A、维生素 D、肾上腺皮质激素类等药物可引起颅内压增高。临床表现为头痛、呕吐，检查可见视神经乳头水肿，一般无局限性神经系统体征，脑脊液成分无改变，脑室循环系统正常。处置方法为及时停药，予以脱水、降低颅内压等对症治疗，预后一般良好。

2. 血管扩张药硝酸甘油，止血药酚磺乙胺、氨甲苯酸和肾上腺色腙等可引起脑梗死和脑血栓。另外，长期服用避孕药（如雌激素）者可能发生颅内动脉、静脉及静脉窦血栓。胆影葡胺、泛影酸钠除引起一般脑损害外，还可造成脑血液循环障碍和脑梗死。

3. 抗凝血药 6- 氨基己酸、双香豆素、肝素、尿激酶及链激酶等可引起颅内出血。

4. 青霉素脑室或鞘内注射，或大剂量青霉素静脉滴注，可引起意识障碍、肌阵挛、抽搐等。

5. 抗革兰氏阴性菌的药物萘啶酸可引起头痛、呕吐、意识模糊、感觉障碍、视力下降等。

6. 镇静催眠药苯妥英钠、甲喹酮、呋喃妥因等长期使用可引起小脑综合征，表现为手震颤、肌张力异常、姿态异常、共济失调等。

7. 利多卡因、苯妥英钠、吩噻嗪、三甲双酮、丙米嗪等可引起中枢兴奋性递质增多或抑制性递质减少，导致癫痫发作。

（二）药物导致的精神异常

可引起严重精神损害的药物主要有抗精神病药、镇静催眠药、抗组胺药等，损害症状及严重程度常与剂量、疗程密切相关。常见症状如下：

1. 药源性精神失常　氯丙嗪、氟奋乃静、硫利达嗪、氯氮平等药物与碳酸锂联合应用时会造成锂的血药浓度迅速升高，导致药源性精神失常。左旋多巴与巴氯芬联合应用可增加左旋多巴的毒性作用，引起感觉知觉、注意力、记忆、思维、情感、意志、饮食、动作行为等障碍及妄想等。

2. 药源性行为异常　艾司唑仑可引起儿童或老年人的异常反应，临床表现为紧张、焦虑、易怒、有伤人毁物的攻击性行为等。异烟肼与双硫仑联合应用可引起行为异常，表现为易怒、无明显外界诱因的攻击性行为、坐卧不安、搓手顿足、协调或不协调性精神运动性兴奋或抑制。

3. 药源性精神障碍　东莨菪碱等可引起交感神经兴奋、副交感神经抑制，同时伴有腺体分泌抑制；肾上腺皮质激素可引起脑功能改变、电解质紊乱或代谢障碍。

4. 药源性精神分裂症症状加重　苯丙胺、吗啡等可使精神分裂症的原有症状加重。

5. 药源性躁狂症　异烟肼、肾上腺皮质激素等可导致躁狂。

6. 药源性躁狂抑郁症　利血平可导致情感高涨、思维加速、动作言语增多、终日笑逐颜开、得意扬扬，有时表现为昼重夜轻的情绪低落、悲观抑郁、忧心忡忡、唉声叹气、兴趣索然、自责自罪等。

（三）药物导致的神经系统损害

多发生于疫苗，是由疫苗和抗病毒血清引起的变态反应所致。临床症状表现为头痛、意识障碍、失明、癫痫样发作及各种局灶性神经系统体征，死亡率高。如百日咳菌苗、脊髓灰质炎疫苗、破伤风抗毒素、狂犬病疫苗、牛痘疫苗、麻疹减毒活疫苗、白喉抗毒素、蛇毒血清等均可引起脑炎。复方磺胺甲噁唑可引起无菌性脑膜炎多次发作，再接触同类药物间隔更加缩短，停药后患者可逐渐恢复。

（四）药物导致锥体外系疾病

锥体外系疾病包括药源性帕金森综合征、药源性异动症、急性肌张力障碍、药源性静坐不能、迟发性运动障碍和抗精神病药恶性综合征等。抗高血压药利血平及 α- 甲基多巴、钙通道阻滞剂桂利嗪及氟桂利嗪止吐药甲氧氯普胺等，均可通过阻滞纹状体突触后 DA 受体、耗竭 DA 和其他生物胺、抑制突触前膜多巴胺类物质囊泡的储存和转运，降低 DA 功能，导致帕金森样症状与体征。抗精神病药氟哌啶醇也易引起药源性帕金森综合征。

三、药物引起神经系统损伤的机制

药物引起神经系统毒性，主要是通过影响神经递质、受体、离子通道、细胞信号传导、神经胶质细胞和胆碱酯酶的功能，进而导致神经系统功能障碍。

（一）改变递质水平

药物或外源性物质可以通过影响神经递质代谢，改变递质水平或干扰神经递质的贮存和 / 或释放而导致神经系统功能损害。如苯妥英钠、三甲双酮、吩噻嗪类、丙米嗪、利多卡因、萘啶酸等许多药物能使脑内兴奋性递质增多或抑制性递质减少，从而导致兴奋与抑制失衡，引发癫痫。麻黄碱能促进 NE 能神经末梢释放递质而产生精神兴奋和失眠等中枢兴奋症状。

（二）作用于受体

药物可作为外源性配体，与相应的受体结合产生生物学作用，同时可能产生神经毒性。

1. 药物模拟内源性配体发挥激动药或拮抗药作用而产生神经毒性。例如，氯丙嗪阻断中脑 - 边缘系统通路和中脑 - 皮质通路 DA 受体产生抗精神失常作用，而拮抗黑质 - 纹状体通路 DA 受体则会产生锥体外系不良反应。

2. 药物与受体大分子结合引起受体构象变化而影响受体与神经递质的结合,从而产生别构效应(allosteric effect)。如苯二氮䓬类药物与 GABA 受体上的识别位点稳定结合,对 GABA 受体产生别构性调节作用,增强 GABA 与受体的结合,加强其中枢抑制作用。

3. 药物通过代偿作用上调或下调受体而产生毒性作用。如氯丙嗪造成迟发性运动障碍的原因可能与长期阻断突触后膜 DA 受体,使 DA 受体数目上调有关。

（三）作用于离子通道

Ca^{2+} 通道在神经和肌肉活动(包括神经递质和激素释放、动作电位的产生和兴奋 - 收缩耦联等)中发挥着重要作用,因此是许多药物引起神经毒性的潜在作用靶部位。而局部麻醉药普鲁卡因和可卡因通过阻断 Na^+ 通道和 K^+ 通道产生神经毒性。

（四）影响细胞信号传导

磷酸二酯酶抑制药如咖啡因、茶碱等可抑制磷酸二酯酶,减少 cAMP/cGMP 降解,增加细胞内蛋白激酶 A 或蛋白激酶 G 的水平,进而引起神经系统毒性。

细胞内 Ca^{2+} 浓度的变化是神经元死亡的最后"共同通路",是神经元继发性损伤的主要原因之一。Ca^{2+}/ 钙调蛋白复合物激活靶酶,产生生物学效应。当细胞内 Ca^{2+} 浓度增加时,引起神经递质释放,如释放乙酰胆碱可增加神经元的兴奋性、释放谷氨酸可活化受体门控型 Ca^{2+} 通道。过量的 NO 可损伤神经细胞线粒体,引起多种类型的神经元凋亡。研究表明,NO 引起的神经细胞损伤可能是脑缺血、阿尔茨海默病、帕金森病等疾病的病因之一。

（五）其他作用机制

1. 影响神经胶质细胞功能　药物或外源性化合物会引起星形胶质细胞肿胀,破坏谷氨酸摄取系统平衡,导致细胞外液谷氨酸水平增高,从而对神经系统产生协同损伤作用。

2. 影响胆碱酯酶活性　有机磷类或神经毒气可通过抑制胆碱酯酶而引起乙酰胆碱积聚,使人体肌肉痉挛、呼吸困难,最后窒息而死。

3. 影响微管形成　有些药物可通过影响细胞骨架产生毒性,如秋水仙碱通过阻止微管形成,破坏轴浆运输,进而导致神经系统损害。

4. 影响维生素利用　异烟肼与维生素 B_6 结构相似,可通过竞争同一酶系或结合成腙后由尿排出,降低维生素 B_6 的利用,从而导致中枢抑制性递质 γ- 氨基丁酸减少,产生中枢兴奋、烦躁不安、失眠,甚至惊厥,严重时诱发精神分裂症和癫痫发作。

第三节　引起神经系统损伤的典型药物

一、抗菌药物

抗菌药物(antibacterial agents)是指能抑制或杀灭细菌,用于预防和治疗细菌感染性疾病的药物。抗菌药物包括抗生素和人工合成抗菌药。

（一）青霉素类

青霉素类抗生素临床主要用于治疗脑膜炎、肺部感染、脊髓炎等。常规剂量下毒性很小,但在用量过大、静滴速度过快时或脑膜炎状态下,大量药物可迅速进入脑组织,导致严重的中枢神经系统毒性,引发青霉素脑病。临床表现为反射亢进、知觉障碍、出现幻觉、抽搐、昏睡等。青霉素脑病发病机制至今未明,多数研究认为入脑的青霉素可通过抑制神经递质 γ- 氨基丁酸(γ-aminobutyric acid,GABA)的合成和转运,抑制中枢神经细胞中的 Na^+,K^+-ATP 酶,从而使静息膜电位降低,神经元的兴奋性增加。临床上可通过监测血

抗生素脑病
（拓展阅读）

药浓度,适时调整用药方案预防青霉素脑病的发生,如在用药过程中出现反射亢进、肌阵挛、癫痫样发作和幻觉等症状,应立即停药,并采取对症措施。

(二) 头孢菌素类

头孢菌素类药物常规剂量下不易透过血-脑屏障,但当大剂量应用或不合理使用时可引起脉络丛变态反应,出现中枢神经系统毒性症状。其临床表现并不具有特异性,多表现为兴奋、躁动、多语、谵妄、记忆力障碍及癫痫等,尤其以头孢他啶最为常见。脑电图可提供诊断依据,表现为广泛三相波,但临床症状严重程度和脑电图变化可能不成线性关系。高龄患者应用头孢吡肟抗感染时,可引起神经系统毒性,因此高龄患者不应选用头孢吡肟进行抗感染治疗,如必须应用则需减量。儿童、肾功能衰竭和既往有中枢神经系统疾病史的患者应用头孢曲松钠时易出现神经系统毒性症状,早期发现停药后通常可好转。肾功能正常的患者有时也会出现精神症状,这可能与血-脑屏障通透性改变有关。临床上出现中枢神经系统毒性作用时除了停药处理,对高危患者还可采用联合腹膜透析或血液透析进行治疗。

(三) 氨基糖苷类

氨基糖苷类药物具有较强的耳毒性,包括前庭功能障碍和耳蜗听神经损伤。前庭功能障碍表现为眩晕、恶心、呕吐、眼球震颤和平衡障碍,其发生率依次为新霉素>卡那霉素>链霉素>西索米星>庆大霉素>妥布霉素>奈替米星;对听神经损伤表现为听力减退或耳聋,其发生率依次为新霉素>卡那霉素>阿米卡星>西索米星>庆大霉素>妥布霉素>链霉素。

(四) 喹诺酮类

喹诺酮类药物的中枢神经系统毒性症状表现为头痛、眩晕、疲倦、失眠、视觉异常和噩梦,严重者表现为精神病反应、幻觉、惊厥、抽搐、癫痫等,中枢神经系统毒性作用呈剂量依赖性。曲伐沙星可引起多数患者中枢神经系统中度毒性反应,年轻女性对此尤为敏感,但在进餐时服药可减轻不良反应。4%~5% 的患者使用格帕沙星治疗后出现眩晕症状,使用莫西沙星的患者眩晕发生率为 2.8%,约 0.5% 的患者因此毒性反应而中断治疗。目前喹诺酮类药物导致中枢神经系统毒性的机制尚不清楚。既往有神经系统疾病史或受伤史的患者应慎用。

二、抗肿瘤药物

目前,在国际上临床常见的抗肿瘤药物约 80 余种,大致可分为以下六类:细胞毒类药物、激素类药物、生物反应调节剂、单克隆抗体药物、其他类药物、辅助药物。在抗肿瘤治疗中,使用化学药物和靶向药物导致出现神经系统毒性是临床常见的药物不良反应。

(一) 异环磷酰胺

10%~20% 的患者使用异环磷酰胺可发生脑病,临床表现为意识模糊、嗜睡、幻觉、锥体外系综合征、脑神经功能障碍、小脑性共济失调等。其症状于给药后几小时或几天内出现,数日后消失。脑电图显示弥漫性脑电改变,脑电图的异常先于临床神经毒性症状的出现,与脑病进程有一定的相关性。该药的代谢产物去水乙缩氯醛的蓄积可能是导致脑病的原因。维生素 B_1 或亚甲蓝可抑制该药的代谢酶单胺氧化酶,对脑病可能具有预防和治疗的作用。

(二) 长春新碱

长春新碱可破坏微管内的神经轴突,并干扰轴突的运输。其导致的神经毒性比较常见,主要包括外周神经病变、自主神经病变和脑神经病变。该类神经病变可涉及感觉和运动纤维,尤其是微小感觉纤维受累明显。通常表现为指尖和足尖麻木、疼痛,并可伴有肌肉痉挛。患者的主诉重而客观检查结果轻,常见踝反射消失,偶有双足下垂、腕下垂、完全感觉丧失。症状常于治疗后几周内出现,也可发生于首次用药后。停药后症状一般可获改善,最长可持续数月,儿童比成人更易恢复。50% 的自主神经病变患者出现腹痛、便秘、阳痿、直立性低血压、尿潴留、罕见麻痹性肠梗阻。对接受治疗的患者可预防性地给予通便药物。脑神经病变可累及动眼神经、喉返神经、视神经、面神经和听神经等。患者可出现视网膜损伤及夜盲症；部分患者出现下颌骨及腮腺疼痛，双侧面神经轻瘫；听神经损伤引起双侧失听；可逆性喉返神经瘫痪引起发音变粗，停药后可逆转。

（三）甲氨蝶呤

甲氨蝶呤是一种抗代谢药，常规剂量使用时很少引起神经系统毒性，但大剂量应用时可发生急性休克样脑病和慢性白质脑病，鞘内注射出现无菌性脑膜炎及横贯性脊髓病。

急性休克样脑病的临床表现为癫痫样发作、意识模糊、半身瘫痪、语言混乱和意识丧失等，一般在给药后几天突然发作，但可自然消失，仅脑电图可出现弥散性慢波。通常可再次进行大剂量甲氨蝶呤治疗，重复给药不会加重神经系统毒性。白质脑病属迟发性并发症，患者于化疗后几个月至几年内出现渐进性的认知功能损害，临床表现为轻度学习障碍至严重渐进性痴呆症、嗜睡、抽搐、共济失调及偏瘫等。多数患者停药后症状可消失，但仍存在着不同程度的神经系统损害。危险因素包括累积鞘内注射超过 140mg、全脑放疗、全身使用大剂量治疗（1g/m² 以上）等。目前发病机制尚未阐明，可能是由于放疗破坏血 - 脑屏障后，高浓度的甲氨蝶呤到达脑实质所致。计算机断层扫描（computed tomography，CT）、磁共振成像（magnetic resonance imaging，MRI）表现为脑萎缩和弥漫性脑白质病变，临床尚无有效的治疗方法。

无菌性脑膜炎临床表现为头痛、颈强直、背部疼痛、恶心、呕吐、发热及嗜睡，发生率为 10%~50%，于鞘内注射 2~4 小时后出现，可持续 12~72 小时。患者脑脊液中淋巴细胞增多、蛋白质水平增高。症状常为自限性，通常不必治疗，部分患者仍可再次使用甲氨蝶呤，同时鞘内注射或口服肾上腺皮质激素可起到预防作用。横贯性脊髓病临床表现为腰腿痛、截瘫、感觉丧失、括约肌功能障碍等。症状最早可于鞘内注射 0.5~48 小时后出现，最晚于 2 周时出现。多数患者临床症状可获改善，但恢复程度不一，无明确脊髓损伤的证据。既往接受过放疗或频繁注射甲氨蝶呤的患者，发生横贯性脊髓炎后禁止再次鞘内注射甲氨蝶呤。

（四）阿糖胞苷

阿糖胞苷在白血病的治疗中有很好的疗效。常规剂量应用时，神经系统毒性较低，大剂量全身化疗和鞘内注射时可引起神经系统毒性，并且以小脑毒性较为常见。大剂量应用阿糖胞苷（3g/m² 以上，每 12 小时 1 次）时，6%~47% 的患者可出现急性小脑综合征，临床表现为用药 2~5 天后出现嗜睡、急性发作性共济失调、辨距障碍、构音障碍及眼球震颤，严重者无法坐立或行走。2~3 周后症状可减轻或消失，但完全恢复一般需要数月。脑电图显示弥漫性慢波，尸检发现患者小脑的浦肯野细胞广泛缺失。小脑综合征一旦发生应立即停药，症状多可自行缓解，部分会永久性存在。此外，大剂量应用阿糖胞苷时也可引起周围神经病变，但较为罕见。临床症状类似于吉兰 - 巴雷综合征，可导致臂神经丛病变、脑病变、外直肌麻痹或锥体外系综合征。鞘内注射阿糖胞苷时可出现横贯性脊髓炎、无菌性脑膜炎、脑病、头痛和癫痫等，症状与甲氨蝶呤相似，但较罕见。

（五）氟尿嘧啶

氟尿嘧啶是最常用的尿嘧啶抗代谢药。单用时，约 5% 的患者可发生神经系统毒性，主要引起急性小脑综合征，表现为辨距不良、共济失调、语言混乱、发音困难、眼球震颤、眩晕等。通常于治疗开始后几周至几个月内出现，出现后应立即停药，一般症状可缓解。其病因可能是氟尿嘧啶易透过血 - 脑屏障、在小脑中浓度过高所致。

三、神经精神类药物

镇静催眠药对中枢神经系统的作用呈剂量依赖性。小剂量时能使神经系统过度兴奋恢复到正常，表现为镇静作用；中剂量时能诱导、加深和延长睡眠，表现为催眠作用；较大剂量时能解除骨骼肌强烈的抽搐，表现为抗惊厥作用；大剂量时能使意识感觉消失但易恢复，表现为麻醉作用；中毒剂量时能使机能活动停止但不易恢复,表现为麻痹作用。其作用机制为:阻断脑干网状结构上行激活系统对大脑皮质的激醒作用,抑制弥散性扩散,随药物剂量、抑制程度的变化而出现镇静、催眠、抗惊厥、麻醉和麻痹作用。镇静催眠药目前有苯二氮䓬类和巴比妥类等。

（一）苯二氮䓬类

苯二氮䓬类药物包括氯氮䓬、地西泮、三唑仑、氯氮平等20余种,具有抗焦虑、镇静催眠、抗惊厥、肌肉松弛和安定等作用。其神经系统毒性作用表现为头晕、困倦等后遗效应。长期使用可导致耐受性、依赖性和成瘾性(戒断症状为失眠加重、兴奋躁动甚至惊厥)。

（二）巴比妥类

巴比妥类药物是一类作用于中枢神经系统的镇静剂,属于巴比妥酸的衍生物,其范围可以从轻度镇静到完全麻醉,还可以用作抗焦虑药、安眠药、抗痉挛药。这类药物神经系统毒性较为严重,并且长期使用会导致成瘾。目前临床上巴比妥类药物在镇静催眠方面已被苯二氮䓬类药物所替代,但在全身麻醉或癫痫的治疗中仍在继续使用。巴比妥类药物对中枢神经系统有普遍性抑制作用,并且随着剂量增加,中枢抑制作用逐渐增强,具体表现为:催眠剂量下可导致眩晕、困倦、精细运动不协调;大剂量时对心血管系统也有抑制作用;过量时则可引起呼吸中枢麻痹而致死。长期连续服用巴比妥类药物,特别是苯巴比妥,患者可产生对该类药物的精神依赖性和躯体依赖性。临床应用时要注意:严重肺功能不全和颅脑损伤致呼吸抑制者、支气管哮喘、过敏、未控制血糖的糖尿病患者等禁用。妊娠和哺乳期、低血压、甲状腺功能低下、发热、贫血、出血性休克及老年精神病患者慎用。

能够产生神经系统毒性的药物种类很多,具体如表6-4所示。

表6-4　产生神经系统毒性的药物分类

药物类型	药物
中枢神经兴奋药	苯丙胺、士的宁、戊四氮
中枢神经抑制药	巴比妥类、水合氯醛、氯氮平䓬、地西泮、甲喹酮
麻醉药	乙醚、氟烷、硫喷妥钠、普鲁卡因、胺碘酮
抗癫痫药	苯妥英钠、扑米酮
抗精神病药	氯丙嗪、丙米嗪、奋乃静、三氟拉嗪、异唑肼、碳酸锂
镇痛药	吗啡、哌替啶
传出神经系统药物	乙酰胆碱、毒扁豆碱、烟碱、阿托品、琥珀胆碱、筒箭毒碱、肾上腺素、去甲肾上腺素、普萘洛尔
抗菌药物	β-内酰胺类、大环内酯类、氨基糖苷类、氟喹诺酮类、硝基咪唑类
抗肿瘤药物	氟尿嘧啶、阿糖胞苷、顺铂、环磷酰胺、长春新碱、紫杉醇
其他	地高辛、利血平、水杨酸、奎尼丁、异烟肼

第四节　神经系统损伤的评价

药物神经系统毒性评价方法的应用（微课）

药物对神经系统的毒性作用机制复杂,单一指标很难进行全面评价,需要有针对性地利用多种研究方法综合评价。目前,一般以行为学指标作为药物神经毒性的判断终点。另外,通常采用功能观察组合试验(functional observation battery,FOB)对神经系统的功能进行评价。神经系统毒性评价方法除了传统的神经生化、神经电生理、神经影像学及行为学等方法外,随着脑科学研究技术的发展,双光子显微镜、光遗传学技术及在体多通道记录技术越来越显示出其在神经科学领域应用的优越性。

一、神经系统损伤评价的常用方法

(一)神经生化检查

组成神经细胞的各种分子及其动态的生化过程为神经系统网络运行的分子基础。药物导致的神经系统毒性机制与其诱导的脑、脊髓、脑脊液等部位生化改变密切相关。蛋白质,尤其是酶蛋白,在神经递质合成或降解、神经信号传递及细胞内环境稳定等方面具有重要的功能,而葡萄糖是脑内重要的能量来源,很多药物可通过损害蛋白质的合成或破坏葡萄糖代谢酶系统诱发神经系统毒性。因此,应关注用药前后有关酶活性的变化。常规生化检测试验包括神经系统特定部位的神经递质含量测定、蛋白质检查、酶活力测定和基因诊断等。

常用的方法包括色谱-质谱联用法、实时荧光定量聚合酶链反应、蛋白质印迹法、免疫组织化学法、原位荧光杂交技术、荧光原位末端标记法、流式细胞术、基因组学及蛋白组学等。

(二)神经电生理测定

电活动是神经系统活动最基本的表现形式,神经电生理测定是检测药物神经系统毒性的敏感指标,广泛应用于临床研究和疾病的诊断。常用的电生理学检查包括脑电图、大脑诱发电位、肌电图等。

1. 脑电图(electroencephalogram,EEG) 一种记录大脑电活动的电生理监测方法。脑细胞群的自发性、节律性电活动,可通过扫描仪及其他脑电记录设备放大记录成为一种曲线,这个曲线就是脑电图,它可以辅助疾病的诊断。EEG通常是无创的,电极放在头皮上,有时也使用有创电极,如在皮质电描记术中脑电图测量由大脑神经元内离子电流引起的电压波动完成。

2. 肌电图(electromyogram,EMG) 用肌电仪记录下来的肌肉生物电图形,用于评估和记录骨骼肌产生的电活动。肌肉细胞产生的信号可用于分析人或动物用药后的异常生物力学变化(图6-4,彩图6-4)。

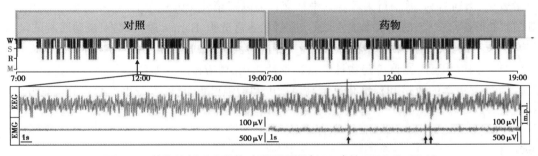

图6-4 药物注射后小鼠快动眼睡眠期(REM)的EEG和EMG

3. 大脑诱发电位(brain evoked potential,BEP) 外加一种特定的刺激,作用于感觉系统和脑的某部分,在给予刺激或除去刺激时,引起中枢神经系统中产生可测出的电位变化,称为诱发电位。神经毒理学中常用的脑诱发电位方法有视觉诱发电位(visual evoked potential,VEP)、听觉诱发电位(auditory evoked potential,AEP)和体感诱发电位(somatosensory evoked potential,SEP)。这些电位可用于检测疾病和药物相关的感觉功能障碍,以及术中监测感觉通路的完整性。

(三)神经影像学检查

药物作用于神经系统可能导致其微观结构可逆或不可逆的改变。临床症状通常不是特异性的,而神经影像学(neuroimaging)作为诊断工具,可以在明确病因上起到重要的作用。目前先进的神经影像成像技术可以发现毫米级水平的病变,大幅提高了疾病的诊断水平。当代神经影像学不仅可以直接检测到大脑微观结构的变化,还可预测其早期功能的改变。常用的技术包括磁共振波谱、核磁灌注成像、核磁功能成像、单光子发射断层扫描或正电子发射型计算机断层显像,可以提供血流动力学、生物化学、脑代谢和脑功能等信息。

1. 结构性脑影像学检查　磁共振成像(MRI)作为一种软组织成像工具,可用于药物神经毒性研究中的结构检查。例如,抗肿瘤药阿糖胞苷引起的小脑萎缩可用 MRI 检查发现。

2. 功能性脑影像学检查　正电子发射断层成像(positron emission tomography,PET)可以动态无创地定量评价活体组织或器官生理状态及疾病过程中细胞代谢活动的生理、生化改变,获得分子水平的信息。例如一些研究者使用葡萄糖代谢作为大脑功能水平指标,发现苯丙胺滥用者在戒断早期,其背外侧前额叶葡萄糖代谢减弱,并与累计滥用总量呈负相关。

（四）行为学分析

行为学分析是评估药物神经系统毒性的终点指标。相对于离体研究,行为学实验能观察多因素混合作用对人或动物的影响,反映其整体状态。行为学分析主要评估用药后人或动物行为、学习记忆、神经生化、视觉、听觉等指标的改变,综合评价精神及神经的异常。

1. 患者行为学分析

（1）步态行为分析:评价用药后患者的运动功能、协调功能、行为改变、感觉和运动反射等,以确定药物对中枢神经系统的影响。例如下运动神经元疾病可致跨越步态,上运动神经元损害表现为剪形步态和僵硬步态,小脑功能不良可致共济失调及蹒跚步态。

（2）学习记忆相关行为分析:目前临床上采用 3 种方式,①联合型瑞文测验(combined raven test,CRT)评定认知功能状况,包括知觉障碍、类同比较、比较推理、系列关系以及抽象思维 5 个方面的内容,得分越高认知功能越强;②临床记忆量表(clinical memory scale,CMS)评定记忆能力,包括联想学习、指向记忆、图形再认、图像回忆以及人像特点回忆 5 个方面的内容,评分越高记忆能力越好;③神经功能缺损评分(NIH stroke scale,NIHSS)评定患者的神经功能改善状况,评分越低,神经功能改善状况越好。

2. 动物行为学分析　多以小鼠、大鼠等啮齿动物为研究对象,包括动物的社交行为、学习记忆行为、情绪表达、沟通行为、繁殖行为等。其中社交行为以三箱社交试验为主;学习记忆行为包括 Y 形迷宫试验、T 形迷宫试验、Morris 水迷宫试验、放射状迷宫试验、Barnes 迷宫试验、被动回避试验、黑白箱试验、穿梭箱试验、物体识别试验、高架十字迷宫试验、跳台试验等。由于动物种属之间以及动物个体之间存在很大差异,在评价药物神经系统毒性作用时,应排除观察的偶然性及试验者主观意识的干扰,通过方法学的改进和标准化来增高灵敏度和增强可重复性,以减少不适当的检测方法所带来的偏差。

神经系统毒性作用研究的新技术（拓展阅读）

二、神经系统损伤评价的新方法

（一）双光子激光显微镜技术

双光子激光显微镜是由飞秒激光器激发,在高光子密度的情况下,荧光分子可以同时吸收两个长波长的光子,使得荧光分子的电子跃迁至激发态,发射出一个波长较短的光子,产生荧光。双光子显微镜具有很多优点:①对纵向分辨率高;②光毒性小;③穿透力强,双光子显微镜的穿透深度远高于共聚焦显微镜;④成像的亮度和信噪比高;⑤可以使用远红外区激发波长的探针。因此,双光子显微镜比单光子显微镜更适合长时间观察和研究活体细胞和组织,也更适合对厚的生物样品进行深度研究。

（二）光遗传学技术

光遗传学是利用基因编码的光门控离子通道或泵来控制毫秒分辨率级别的神经活动。即借助遗传学手段,将光敏蛋白表达在特定的细胞中,以实现通过光来激活或抑制某种细胞,从而明确其功能的目的。现代的光遗传工具包括:①可视化活细胞中信号事件的荧光传感器;②能够操纵许多细胞活动的光遗传执行器。

利用光遗传学技术还可以调节蛋白质与蛋白质之间的相互作用,同聚和异聚蛋白质复合物的光激活变化已被应用于各种光遗传学实验。红光诱导植物色素 B 与植物色素相互作用因子 3(pif3)的结合,是第一个实现光控制蛋白质易位的系统。这种方法也被应用于向质膜、核、过氧化物酶体和内体以及有丝分裂细胞结构中招募蛋白质。光遗传学技术除了用于调控蛋白质相互作用外,还能够对 DNA 进行光控制修饰和编辑,以及光激活转录控制和光诱导翻译后修饰。

光遗传学技术也可以通过基因操作实现高度特异性的细胞靶向或通过光刺激的时间调节精确地控制神经元的活性来解析药物对神经环路功能的毒性机制。

(三)在体多通道记录技术

在体多通道记录(multi-channel in vivo recording,MIVR)是活体状态下研究动物神经活动的一种方法,即对清醒动物进行在体多通道神经元放电的同步记录技术。最初是 John C. Lilly 在 1949 年第一次采用多电极阵列植入的方法来研究猴子的行为与大脑神经元放电的关系,当时利用 25 个微电极记录到了 610 个神经元的放电。虽然随后 30 年在体电生理技术发展缓慢,但自 20 世纪 70—80 年代随着计算机科学发展并被引入神经科学研究中,在体多通道技术得到了迅速的发展。并已逐渐应用于多种动物的神经元放电记录中,从鸟类、啮齿类到高等的灵长类动物,在体多通道技术均取得了重要的研究成果。

在体多通道记录在神经系统毒性研究中的应用如下:①研究药物对疾病模型下或者基因缺失后某类神经元或细胞的影响,同时可以在清醒自由活动状态下,检测动物脑内大量神经元的同步化放电;②研究在基因或疾病模型小鼠中,药物对学习记忆、神经系统可塑性、感觉运动整合以及情绪信息加工等相关行为过程神经元活动的影响;③研究临床疾病模型(如帕金森、抑郁症、焦虑症、癫痫等)中的神经环路及药物神经系统毒性机制。

第五节 药物成瘾与依赖性

一、概述

根据世界卫生组织麻醉品专家委员会的定义,药物依赖性(drug dependence),也称药物成瘾(drug addiction),是指精神活性物质与机体长期相互作用下造成的一种精神状态或身体状态,其核心特征为强迫性觅药行为和持续性用药行为。药物依赖性分为心理依赖性(psychological dependence)和生理依赖性(physiological dependence),二者既可以独立存在,又可同时出现。

心理依赖性又称精神依赖性(psychic dependence),是指患者对药物在精神意识上的渴求,以获得服药后的特殊快感。精神依赖性的产生与药物种类和固有特点有关,精神依赖者断药后不出现生理戒断症状,其心理学基础为奖赏效应和强化效应。

生理依赖性又称为身体依赖性(physical dependence),是指反复用药后机体改变自身生理生化状态而达到新的平衡(病理性适应态),处于适应态的患者需要持续用药以维持这种平衡。一旦停止用药,将引起一系列生理功能紊乱,轻者全身不适,重者出现抽搐,甚至危及生命,这种现象称为戒断综合征(abstinence syndrome)。戒断综合征是指机体在长期大剂量接触某种精神活性药物后,突然停药或减少用量或应用受体拮抗剂所引起的一系列体征和症状,其主要表现有头昏、精神萎靡、忧虑不安、顽固失眠、全身不适、呼吸困难、肌肉震颤、发冷发热、频繁呵欠、瞳孔扩大、大汗淋漓、涕泪俱下、汗毛竖立、呕吐腹泻、胃肠绞痛、四肢抽搐、面色苍白、心动过速等。

与成瘾相关的人和大鼠脑区对比如图 6-5 和彩图 6-5 所示。

具有依赖性特性的药物如表 6-5 所示。

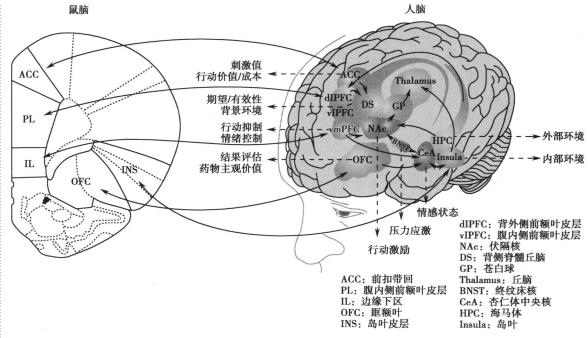

鼠脑　　　　　　　　　　　　　　　　人脑

刺激值
行动价值/成本

期望/有效性
背景环境

行动抑制
情绪控制

结果评估
药物主观价值

情感状态

压力应激

行动激励

dlPFC：背外侧前额叶皮层
vlPFC：腹内侧前额叶皮层
NAc：伏隔核
DS：背侧脊髓丘脑
GP：苍白球
Thalamus：丘脑
BNST：终纹床核
CeA：杏仁体中央核
HPC：海马体
Insula：岛叶

ACC：前扣带回
PL：腹内侧前额叶皮层
IL：边缘下区
OFC：眶额叶
INS：岛叶皮层

图 6-5　人和大鼠成瘾相关脑区对比

表 6-5　具有依赖性特点的药物

药物种类	药物名称
麻醉药品	阿片类：吗啡、可待因、海洛因、美沙酮、芬太尼等 大麻类：四氢大麻酚、印度大麻 可卡因类：可卡因、古柯叶
精神药品	中枢神经兴奋药：苯丙胺类及其衍生物 镇静催眠药：巴比妥类、苯二氮䓬类、地西泮等 致幻剂：麦角二乙胺、苯环利定、氯胺酮等
其他药物	阿司匹林、对乙酰氨基酚、布洛芬等

二、药物成瘾性和依赖性特征

药物成瘾性和依赖性的特征在各类药物之间表现出明显的差异,各具不同特征,此处主要对目前滥用最广的致依赖性药物的依赖性特征进行归纳介绍,部分药物也是毒品的主要成分,成瘾性强,吸食后会产生严重的依赖性,不仅危害个人身心健康,而且危害家庭和社会。所以一定要珍爱生命,远离毒品!

（一）阿片类

阿片类药物的精神症状表现为一种强烈的欣快感,可发展为无法靠主观意识控制的用药渴求,最终导致松弛、沉迷、萎靡不振、冷漠、嗜睡、行为与人格的一系列改变。该类药物中海洛因是当前全球人群中滥用最严重的毒品之一,通过鼻吸或注射使用。海洛因的依赖性特征有呼吸抑制、精神障碍、恶心呕吐及自发性流产等。滥用者停药 6~10 小时后开始出现虚弱或不安的最初症状,停药 18~24 小时后出现明显的戒断症状,停药 36 小时症状达高峰,一周以后症状才能逐渐缓解。

（二）大麻类

使用常用剂量大麻可产生欣快感,短程记忆受损,视、听、触或味觉变得更加敏锐,对时间的感觉发生异常,嗜睡和松弛感,自发地发笑;剂量加大则引起幻觉与妄想、思维混乱、焦虑与惊慌感。长期大剂量应用大麻使人表现出淡漠、呆滞、判断力与记忆力损害、精神不集中、不注意个人卫生和外表、对饮食失去兴趣等;同时伴有心率加快、血压增高等心血管功能的改变;抽吸还会影响呼吸系统功能。

(三)精神兴奋剂

吸食苯丙胺类中枢神经兴奋药后情绪高昂、精力充沛、食欲减退,并出现欣快感。苯丙胺类药物滥用的主要方式为口服、鼻吸和注射。长期滥用可卡因及苯丙胺类等可表现出进行性的四期精神效应。

1. 欣快期 表现为心情愉快、思维能力增强、情绪不稳定、失眠、性欲亢进、有阵发性暴力行为、无食欲。

2. 心情不佳期 情绪压抑、焦虑、有攻击性、性欲淡漠。

3. 幻觉期 产生种种幻觉,如视、触或听幻觉,用药者尚能保持自我判断能力,知道所出现的幻觉不是真实情况。

4. 精神病期 幻觉继续存在,用药者失去自我判断能力,将幻觉认为真实,产生异常行为。大剂量引起暴力行为和中毒性精神病,出现明显的视、听幻觉,有时有触幻觉,产生妄想、类偏执狂和刻板行为。

(四)精神抑制剂

镇静催眠药巴比妥类和苯二氮䓬类也具有显著的药物依赖性,表现为欣快感及对用药的渴求。苯二氮䓬类药物停药 36 小时后出现戒断综合征,巴比妥类药物的戒断综合征更为严重,表现为患者思维和记忆力衰退、焦虑烦躁、心悸噩梦、惊厥甚至死亡。

(五)致幻剂

致幻剂能引起意识或感知异常,使人产生奇异虚幻感知。氯胺酮是滥用最广的致幻剂,具有分离麻醉作用。其滥用吸食方式主要以鼻吸或溶于饮料内饮用,也可肌内注射或静脉注射。滥用后可产生欣快感、幻觉、梦境、运动功能障碍、与环境分离感等。

近年来出现的新型致幻剂麦角二乙胺和苯环利定在使用时易产生兴奋、飘忽与酩酊的状态,逐渐替代了传统致幻药。滥用后产生幻觉、焦虑、偏执、抑郁,甚至促发精神异常病,导致突发事故与自杀的危险。

三、药物成瘾机制及防治措施

(一)药物成瘾与依赖性机制

近年来,国内外对药物成瘾和依赖性机制进行了深入的研究,结果表明可能与脑内奖赏系统、学习和记忆神经环路异常等相关。药物导致成瘾的相关记忆长期储存、消退抵抗、易于重建,这可能是药物复吸率居高不下的关键所在。

1. 脑内奖赏系统与药物成瘾

(1)强化效应与奖赏:强化效应(reinforcement)是指药物或其他刺激引起动物的强制性行为,分正性和负性两种。引起强化效应的药物或刺激称为强化因子(reinforcer)。根据强化效应性质分为两种:①正性强化因子,又称为奖赏(reward),能引起欣快或精神愉快舒适的感受,造成人或动物主动觅药(或寻求刺激)行为的强化效应。②负性强化因子,又称厌恶(aversion),能引起精神不快或身体不适(如戒断症状),促使人或动物为避免这种不适而采取被动觅药(或寻求刺激)行为的强化效应。

(2)奖赏效应与奖赏系统:正性强化因子(奖赏)所产生的强化效应称为奖赏效应(reward effect),脑内产生奖赏效应的神经结构称为脑内奖赏系统。药物成瘾过程中,药物刺激中脑边缘以 DA 系统为主的神经结构,可引起人的欣快感或动物主动觅药行为等奖赏效应。该系统中,中脑腹侧被盖区(ventral tegmental area,VTA)和伏隔核(nucleus accumbens,NAc)是介导奖赏效应和记忆奖赏的中心结构。此外,前额叶皮层(prefrontal cortex,PFC)的 DA 神经元还与工作记忆等功能有关(图 6-6,彩图 6-6)。吗啡等药物刺激蓝斑核(locus coeruleus,LC)的 NE 系统,抑制 NE 神经元放电,停药后 NE 神经元放电增加,引起戒断综合征,可迫使人或动物为了减轻症状而再次觅药,称为负性强化效应,是生理依赖性的基础。除了上述 DA 和 NE 系统外,杏仁核对情感刺激物质也具有定向和记忆作用。伏隔核和杏仁核之间的投射对连接刺激 - 奖赏通路起重要作用。动物的杏仁核受损后虽仍能识别与奖赏相关的刺激,但不能形成与奖赏相关的记忆,也不能形成与奖赏相关的条件性强化作用。杏仁核还与戒断时的厌恶反应有关。

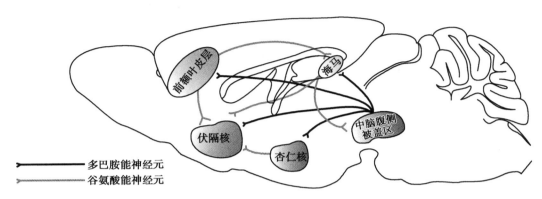

图 6-6　脑内奖赏系统

2. 学习记忆神经环路与药物成瘾　成瘾尤其是心理成瘾也被认为是一种异常牢固的病态的学习记忆,即成瘾记忆(addiction memory)。成瘾者对药物的反复渴求也表明,药物成瘾使大脑形态及功能发生持久改变,形成了稳定的药物相关记忆。成瘾记忆具有与正常记忆一般的特征,是一种复杂的综合性记忆,涉及多重记忆系统。海马(hippocampus,HP)既是记忆中枢又是应激调控中枢,因此与成瘾长时记忆相关的海马功能网络的建立与调控,是成瘾记忆异常保持的关键,也是深入理解稳定记忆存储机制的关键。研究表明,HP 受 VTA 的多巴胺能纤维支配,并投射谷氨酸能纤维到 VTA 和 NAc,由此构成的 VTA → HP → NAc 环路可能是成瘾记忆调控 VTA-NAc 奖赏环路活动的重要途径。此外,脑功能成像研究表明,烟草、可卡因等药物成瘾者的杏仁核、HP、PFC 等记忆相关脑区灰质萎缩、脑连接改变、活动减弱,但在成瘾相关线索或应激诱发渴求及吸毒状态下,则激活程度增高,DA 释放也增加。VTA 纤维和前额叶内侧皮层(medial prefrontal cortex,mPFC)纤维共同投射到 NAc 核区,其对可卡因启动的成瘾记忆重建是必需的。而激活 mPFC 投射到 NAc 壳区的纤维可抑制可卡因的复吸,但却促进情境诱发的海洛因复吸。这些结果说明,PFC 传入到 NAc 的核区和壳区可分别调控非条件刺激和条件化信息相关的成瘾记忆的表达或消退过程。

(二)药物成瘾与依赖性的防治措施

1. 加强对依赖性药物的认知　知晓药物滥用对身体的毒害,教导青少年抗拒毒品,防患于未然。

2. 加强对药物滥用的管制　严格控制药品的生产、批发、销售和处方。对药品的保管、使用实行定期的培训和定期的盘查,使医生和药师把好最后一道防线,减少不合理用药所造成的滥用。

3. 医生做到合理用药　对患者用药的真实目的进行分析、了解和确定,选药要有明确的指征,不仅要针对适应证,还要排除禁忌证,反对使用疗效不明确的药物。要有目的地联合用药,争取能用最少的药物达到治疗目的,联合用药时要注意防止药物之间因相互作用而导致的不良反应。

4. 药物治疗　①替代递减法:阿片类药物美沙酮替代递减法、丁丙诺啡替代递减法,这些药物大部分都具有一定的依赖性;可乐定、洛非西定、东莨菪碱等非阿片类药物递减法,这些药物没有依赖性,可对症治疗,缓解症状,应针对身体的具体症状选择用药,基本上可以控制戒断症状;②麻醉加上辅助脱毒法:先用大量的镇静药或麻醉药使患者处在一种比较昏睡和麻醉的状态,然后使用阿片受体拮抗剂(纳洛酮或纳曲酮)将身体中存留的一些海洛因"清洗"出来,再恢复患者知觉,此方法具有脱毒安全、无痛苦、迅速(2~3 天)、脱毒成功率高、不成瘾、脱毒后无戒断症状的特点。

本章小结

　　神经系统是结构和功能最复杂的系统,也是对人体生理活动与功能调节起主导作用的系统。由于神经系统发育成熟较晚,神经元的再生能力差,同时神经递质等生物活性物质是药物或神经毒物攻击的靶点,所以在临床药物使用过程中,从小剂量开始,逐步递增,进行个体化用药,有利于减少药物不良反应提高疗效。对于神经系统有明显毒副作用的药物,特别是对胎儿、婴幼儿神经系统发育有影响的药物应杜绝使用。在不得不使用的情况下,应从小剂量开始,短期使用,严密监测血药浓度,如出现毒副作用,应立即停药,并予以对症治疗。

思考题

　　1. 药物对神经系统毒性作用的类型有哪些?
　　2. 导致神经系统毒性的临床常用药物有哪几类?
　　3. 神经系统毒性研究技术都有哪些?

第六章
目标测试

(韩　峰)

第七章

药物对消化系统的毒性作用

第七章
教学课件

【学习目标】

1. **掌握** 引起消化系统毒性的典型药物及其损伤机制。
2. **熟悉** 药物性消化系统毒性作用的评价与检测方法。
3. **了解** 消化系统的结构及功能与药物性消化系统毒性的关系。

第一节 消化系统损伤的形态学与病理生理学基础

案例分析
（案例）

一、消化系统的结构与功能

消化系统（digestive system）包括口腔、唾液腺、咽、食道、胃、小肠（十二指肠、空肠、回肠）、大肠（盲肠、阑尾、结肠、直肠、肛管）和肛门，还包括位于消化道外的肝、胆囊和胰腺等器官（图 7-1）。

口腔是消化系统的入口，其内覆盖有黏膜层，口腔后下部是咽部。食管是一个内覆有黏膜层的长条形薄壁肌性管道，连接着咽部和胃，是消化道最狭窄的部分。食管壁由黏膜层、黏膜下层、肌层和外膜组成。黏膜层包括上皮层和固有腺，黏膜下层由疏松结缔组织构成，肌层分环行内层和纵行外层，外膜由疏松的纤维组织构成，除腹段为浆膜外，其余均为纤维膜。食管有 3 个生理狭窄部，是异物滞留和食管癌的好发部位。食管及邻近器官的病变易使食管梗阻，引起吞咽困难。

胃包括贲门、胃体和胃窦。食物通过食管进入胃内，而食管的开闭则受食管括约肌的调节，以防止胃内容物反流到食管。胃壁黏膜上有大量腺体，胃壁细胞可分泌 3 种物质：黏液、胃酸和胃蛋白酶前体。黏液覆盖于胃表面，保护其免受胃酸和酶的损伤。胃酸（pH 0.9~1.5）提供胃蛋白酶分解蛋白所需的强酸环境，还能杀灭细菌，成为抵御感染的屏障。胃酸的分泌受神经和激素两方面调节。

小肠是食物消化吸收的主要场所，其肠壁血供丰富，可运载肠道吸收的营养物质经门静脉到达肝。小肠包括十二指肠、空肠和回肠：十二指肠接受来自胰腺的胰酶和来自肝的胆汁，是食物中蛋白质的重要消化场所；空肠主要吸收食物中的脂肪和其他营养物质，肠表面的皱褶、绒毛和微绒毛所形成的巨大表面积大大增强其吸收功能；回肠储备功能很强，未被空肠完全吸收的大部分养料由回肠吸收。

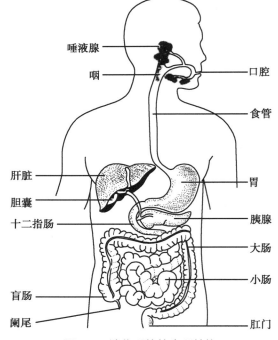

图 7-1 消化系统的生理结构

大肠由盲肠、阑尾、结肠、直肠和肛管组成。大肠也分泌黏液,负责粪便中水分和电解质的吸收。肠道菌群可进一步消化某些肠内容物,有助于营养物质的吸收;大肠中的细菌还能产生一些重要物质,如维生素 K。

胰腺位于腹膜后上腹部深处,分胰头、颈、体、尾四部分,主要由两种基本的组分构成:分泌消化酶的胰腺腺泡和分泌激素的胰岛。消化酶有胰淀粉酶、胰脂肪酶和胰蛋白酶等,可消化淀粉、脂肪和蛋白质。胰岛是内分泌腺,主要分泌 3 种激素,分别为胰岛 α 细胞分泌的胰高血糖素、胰岛 β 细胞分泌的胰岛素和胰岛 δ 细胞分泌的生长激素抑制素。其中,生长激素抑制素可抑制胰高血糖素和胰岛素的释放。另外,胰腺还可分泌胰多肽、胰抑素等激素。

肝脏功能与消化有关。小肠壁吸收的营养成分最终经门静脉进入肝内。肝可进一步分解肠道吸收的营养物质成为机体可利用的形式,使富含营养物质的血液流入体循环,并清除肠道吸收的细菌和其他异物。肝产生的胆固醇主要用于生成胆汁。胆汁流出肝后,经左、右肝管流入肝总管,进一步与胆囊管汇合成胆总管。当食物进入十二指肠时,胆囊收缩,胆汁被排入十二指肠,与食物混合,有利于食物中脂肪的消化和吸收。药物和其他废物随胆汁排出体外。

消化系统的主要生理功能是摄取、转运、消化食物和吸收营养、排泄废物。此外,还有一定的清除有毒物质与致病微生物的能力,并参与机体的免疫功能调节。消化系统还能分泌多种激素,参与全身生理功能的调节。消化系统分泌的激素主要以内分泌、旁分泌和神经分泌 3 种方式发挥作用,如以内分泌方式发挥作用的激素有胃泌素(gastrin)、胆囊收缩素(cholecystokinin)、促胰液素(secretin)、胃动素(motilin)、胰多肽(pancreatic polypeptide)、抑胃肽(gastric inhibitory polypeptide)等;以神经肽方式发挥作用的激素有血管活性肠肽(vasoactive intestinal peptide)、P 物质(substance P)、生长抑素(somatostatin)、甘丙肽(galanin)、脑啡肽(enkephalin)等。

二、消化系统与药物毒性的关系

消化道是主要给药途径之一。口服给药后,胃肠道各个部位都可吸收,主要吸收部位在小肠的上皮细胞,其次是胃、大肠、直肠等各个部位。被吸收的药物通过上皮细胞,进入门静脉或淋巴管,再转运至循环系统。在胃肠道对药物的整个吸收过程中,胃肠道黏膜容易受到药物的酸碱度刺激而损伤;消化系统的分泌腺能调节胃酸和其他消化酶的分泌量,胃黏膜能合成和释放前列腺素,通过抑制胃酸分泌,刺激黏液和碳酸氢盐分泌和扩张胃黏膜血管而增加胃黏膜血流,进而维持胃黏膜的完整和加速受损胃黏膜恢复。某些药物能够改变分泌腺的功能、抑制前列腺素的合成而引起胃酸分泌异常、胃黏膜受损;肠道菌群的平衡对维持健康肠道的功能至关重要,抗生素类药物能破坏肠道菌群间的平衡,产生二重感染等。

第二节　药物引起消化系统损伤的类型及机制

一、药物引起消化系统损伤的类型

药物对消化系统的毒性作用主要表现为恶心、呕吐、腹痛、腹泻、便秘、胃出血、大便潜血、胃及十二指肠溃疡穿孔、消化道黏膜腐蚀、口腔黏膜炎、胃炎、肠炎、肝损伤和胰腺炎等,可归纳为以下类型。

1. 上消化道出血与溃疡　上消化道出血(upper gastrointestinal hemorrhage)是药物常见的消化系统毒性作用,是由于上消化道直接接触刺激性药物,破坏消化道黏膜攻击因子与防御因子之间的平衡,从而引起黏膜损伤、糜烂,甚至引起溃疡和出血。尤其是对消化性溃疡患者,药物引起溃疡(ulcer)、出血、穿孔的危险性更大,严重者可致死。引起上消化道出血或溃疡的药物主要有非甾体抗炎药、糖皮质激素类药物、抗肿瘤药物、抗凝血药物、抗菌药物及其他药物。

上消化道药物中毒的其他临床症状还包括流涎、窒息、咳嗽、呼吸困难（咽、喉部水肿所致）、唇和颊部充血等。腐蚀性强酸或强碱可造成上消化道局部刺激或坏死，穿孔性坏死可导致食管穿孔。某些药物可诱发上消化道急性炎症，黏膜表面可见灰色至白色的腐蚀斑。由于上消化道供血有限，结缔组织也相对较少，食管损伤后愈合较慢。

2. 恶心、呕吐　恶心（nausea）、呕吐（vomit）是药物急性胃毒性的主要症状。根据呕吐物的性状可提示药物中毒的性质，如绿色呕吐物可能是含有从小肠反流的胆汁，亮绿色或黄色呕吐物可能含有被消化的药物或其他毒物，亮红色或黑色呕吐物可能含有胃部潴留的血液。引起恶心、呕吐的药物有硫酸亚铁、抗酸药、吡喹酮、丙戊酸钠、氨茶碱以及抗肿瘤药物氟尿嘧啶和甲氨蝶呤等。这些药物对胃肠黏膜或迷走神经感受器有刺激作用。另外，非甾体抗炎药吲哚美辛和保泰松、免疫抑制剂硫唑嘌呤和环磷酰胺可引起胃黏膜糜烂、胃溃疡，从而引起恶心、呕吐。

呕吐是通过胃张力收缩迫使胃内容物（甚至可以是小肠内容物）经口排出的病理生理反射，其过程分3个阶段，即恶心、干呕与呕吐。药物通过咽部和胃部，引起胃部持续收缩，下食管括约肌松弛，腹肌收缩，膈肌下降，腹压增加，迫使胃内容物急速而猛烈地从胃反流经食管、口腔而排出体外。药物刺激消化道末梢神经、前庭神经、化学感受器产生的传入冲动到达呕吐中枢或者经化学感受器触发区产生呕吐反应（图7-2）。化学感受器触发区富含组胺、乙酰胆碱和多巴胺的受体，该区对吗啡、麦角碱、吐根糖浆及其他一些毒物敏感。

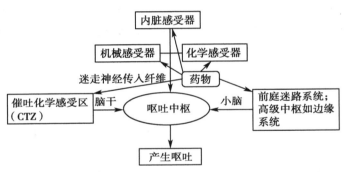

图7-2　药物引起呕吐的机制

3. 腹痛、腹胀、腹泻与便秘　药物引起的腹痛（stomachache）、腹胀（abdominal distension）可能因胃肠麻痹或胃肠胀气所致。引起肠蠕动减慢甚至肠麻痹的药物有抗精神病药氯丙嗪、氯氮平、多塞平，抗抑郁药丙米嗪、阿米替林等，抗组胺药，抗胆碱药阿托品和东莨菪碱以及抗帕金森病药苯海索等。

药源性腹泻（drug-induced diarrhea）的表现主要有粪便次数异常增多，粪便为水样、带有黏液、血性水样便或见有假膜，并伴有腹痛、腹胀、恶心、呕吐等，严重者可出现寒战、高热、昏迷、休克等。药源性腹泻的机制主要有：胃肠道防御系统的改变，包括①胃酸分泌异常、肠动力紊乱、肠道菌群失调等；②肠道正常生理功能的紊乱，包括体液和电解质的吸收和分泌紊乱、渗透性腹泻等；③肠道黏膜损伤以及吸收不良性腹泻（图7-3）。如抗消化性溃疡药西咪替丁、雷尼替丁，大环内酯类抗菌药物红霉素，胃黏膜保护药米索前列醇，脱水药山梨醇、甘露醇，非甾体抗炎药，口服氨基糖苷类药物，双胍类降血糖药等均可通过以上机制导致腹泻。

药源性便秘是指药物引起机体组织或器官发生功能性或器质性损害而出现的排便次数减少，或排便不畅、费力困难、大便干结量少的临床症状。药源性便秘的致病机制主要有：抑制或损害肠壁自主神经；干扰平滑肌运动，如钙通道阻滞剂等可拮抗肠壁钙离子内流，降低平滑肌张力，延缓平滑肌蠕动，妨碍粪便排出；抑制腺体分泌，如阿片类药物通过抑制胃肠道腺体分泌，使黏液对粪便的润滑作用丧失,引起粪便硬结和排便困难,甚至会损伤肠黏膜,进一步加重便秘症状;成团反应,如钡剂、铁剂等含有阳离子的制剂大量服用后,与食物纤维发生成团反应导致肠道阻塞;改变肠内环境,如非甾体抗炎药类有机酸化合物可改变肠道正常的碱性环境,导致黏膜溃烂或溃疡之后继发黏膜下层纤维增生,使得肠腔狭窄,粪便通过肠道困难而产生便秘。

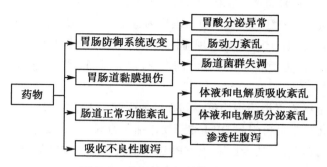

图 7-3　药源性腹泻的发生机制

4. 肝损伤　药物性肝损伤(drug-induced liver injury,DILI)是指由各类处方或非处方的化学药物、生物制剂、传统中药或天然药物及其代谢产物乃至辅料等所诱发的肝损伤。DILI 发病机制复杂,往往是多种机制先后或共同作用的结果,迄今尚未充分阐明。通常可概括为药物的直接肝毒性和特异质性肝毒性作用,其过程包括药物及其代谢产物导致的"上游"事件以及肝脏靶细胞损伤通路和保护通路失衡构成的"下游"事件。已知全球有 1 100 多种上市药物具有潜在肝毒性,常见的包括非甾体抗炎药、抗感染药物(含抗结核药物)、抗肿瘤药物、中枢神经系统用药、心血管系统用药、代谢性疾病用药、激素类药物等。

二、引起消化系统损伤的典型药物

1. 非甾体抗炎药(NSAID)　阿司匹林、吲哚美辛、双氯芬酸、酮咯酸、吡罗昔康、美洛昔康等非甾体抗炎药均可引起上消化道出血和溃疡。其中布洛芬、塞来昔布等胃肠道损害较轻,发生胃肠出血概率较小。NSAID 引起的胃肠道损害主要表现为:①消化不良、恶心、呕吐、厌食和腹痛;②黏膜损害;③消化性溃疡穿孔或消化道出血。其中阿司匹林引起的消化道出血比溃疡更常见,非阿司匹林引起的消化性溃疡多于出血。

非甾体抗炎药可降低环氧化酶的活性,减少前列腺素的合成,增加肠黏膜白三烯的合成,致使肠黏膜的血流量减少,肠渗透性增加,细菌和毒素易于穿过肠黏膜,引起急性腹泻甚至严重的结肠炎。因此,使用布洛芬、萘普生、双氯芬酸和吡罗昔康等药物期间常表现为急性腹泻。

肝脏毒性是非甾体抗炎药具有的一种特性,可使 1%~10% 服用者出现轻度的肝脏损伤。大部分NSAID 所致肝脏损伤以肝细胞损伤型为主,部分可引起胆汁淤积。

2. 糖皮质激素类药物　糖皮质激素类药物,也称为甾体抗炎药(steroid anti-inflammation drug,SAID)。糖皮质激素对胃、十二指肠的损害主要见于大剂量及长期服用者,可诱发或加重溃疡,多发生于幽门前区,被称之为"甾体激素溃疡"。糖皮质激素类药物长期大量应用时,加用抑酸药和黏膜保护药可减少胃肠道损伤的发生,不宜与非甾体抗炎药合用。

3. 抗肿瘤药(antineoplastic drug)　抗肿瘤药最常见的不良反应为胃肠道反应,其中恶心、呕吐发生率最高,其次可损害消化道黏膜组织引起口腔溃疡、舌炎、食管炎、胃肠黏膜溃疡、出血、腹泻等消化系统反应。

化疗相关性呕吐(chemotherapy-induced nausea and vomiting,CINV)是指由化疗药物引起或与化疗药物相关的恶心(以反胃和 / 或急需呕吐为特征的状态)和呕吐(胃内容物经口吐出的一种反射动作)。按照发生时间,CINV 通常可分为急性、延迟性、预期性、暴发性及难治性 5 种类型。高致吐风险药物主要包括顺铂、环磷酰胺、卡莫司汀、阿霉素、异环磷酰胺、氮芥等。

使用抗肿瘤化疗药物的患者,10% 以上会出现药源性腹泻,通常发生在化疗第 1~7 天,典型的临床表现为无痛性腹泻或伴轻度腹痛,喷射水样便,一天数次或数十次,严重者长达 3 个月。抗肿瘤药物如伊达比星、氟尿嘧啶、羟喜树碱、卡培他滨、羟基脲等,这些药物的细胞毒作用会破坏肠黏膜,导致腹泻。顺铂、环磷酰胺、卡莫司汀的不良反应常表现为恶心、呕吐、腹痛及出血性腹泻。抗代谢药氟尿嘧啶、阿糖胞苷等常引起腹泻,严重者可出现血性腹泻,引起脱水和电解质紊乱。甲氨蝶呤的消化系统毒性以口腔炎多见,其次为颊部咽部黏膜溃疡,还有胃炎、腹痛、腹泻等,持续用药可发生消化道广泛溃疡、胃肠出血。

抗肿瘤药物尤其是细胞毒类药物均可不同程度地引起 DILI,主要表现为肝细胞功能障碍、静脉阻塞性肝病和肝纤维化。常见可引起 DILI 的药物包括甲氨蝶呤、6- 巯基嘌呤、阿糖胞苷、依托泊苷、长春新碱和 L- 门冬酰胺酶等。达卡巴嗪、6-MP、长春新碱等可导致肝静脉阻塞,而甲氨蝶呤则可引起肝纤维化。

4. 抗凝血与抗血小板药(anticoagulant)　肝素、双香豆素、华法林等抗凝血药物应用过量可导致自发性出血,其中胃肠出血最为常见,主要表现为黏膜下血肿、点状出血并可能伴有血性腹泻。口服抗凝血药物如达比加群、利伐沙班等的疗效不比华法林差,总体出血风险较低,但是胃肠道出血风险未见明显降低,长期用药患者应该重视防范消化道出血。如需抗凝联合抗血小板治疗,应更加严格掌握适应证,并重视预防出血。

消化道出血是冠心病患者抗栓治疗最常见的不良反应。有研究对 4 184 例稳定性冠心病患者随访 2 年,研究显示,严重出血的年发生率为 0.6%,其中普拉格雷和替格瑞洛总出血发生率均升高 32%,胃肠道出血发生率普拉格雷升高 46%,替格瑞洛升高 32%。无论是新型 P2Y12 受体拮抗剂还是延长双联抗血小板治疗(dual antiplatelet therapy,DAPT)的疗效均优于传统治疗。但总体出血发生率较高,胃肠道出血发生率也较高,应该基于出血风险合理选择,并重视防范。

5. 抗菌药物(antibacterial agent)　抗菌药物对消化系统损伤主要表现为消化道溃疡、腹泻和便秘、肝损伤和胰腺炎等。头孢菌素类、喹诺酮类、两性霉素 B、四环素类等抗菌药物均可引起消化道出血。复方磺胺甲噁唑可阻碍维生素 K 的利用而导致凝血障碍,引起消化道出血。

抗菌药物是引起药源性腹泻发生率较高的一类药物,其导致的腹泻被称为抗生素相关性腹泻(antibiotic-associated diarrhea,AAD)。目前认为,除万古霉素和肠道外给药的氨基糖苷类外,几乎所有的抗菌药物均可诱发抗生素相关性腹泻,其发生率为 5%~39%,特别是林可霉素、克林霉素、青霉素类及头孢菌素类。

甲硝唑、四环素类、喹诺酮类及磺胺类药物均可能导致胰腺炎。四环素类药物诱发胰腺炎的确切机制尚未完全明确,可能与其毒性代谢物有关,多西环素、替加环素和米诺环素均有相关报道。

6. 其他抗病原微生物药物　三唑类抗真菌药物、抗结核药物引起 DILI 的发生率较高。一项队列研究结果显示,三唑类抗真菌药物中,DILI 发生率及严重急性 DILI 发生率由低到高的次序均为氟康唑、酮康唑、伊曲康唑、伏立康唑和泊沙康唑。氟康唑可引起多种肝损伤,通常为无症状或可逆性肝衰竭;伊曲康唑所致 DILI 表现为乏力、右上腹疼痛、黄疸、胆汁淤积。抗结核药物所致 DILI 临床表现各异,无特异性,以无症状性氨基转移酶升高为主,也可为乙肝炎性表现甚至肝衰竭,多发生在用药后 1 周至 3 个月,分别在 1~2 周和 2 个月左右出现峰值。异烟肼、利福平、吡嗪酰胺、利福喷丁、利福布汀和对氨基水杨酸等发生 DILI 的频率较高。

7. 其他药物　利尿药呋塞米、依他尼酸可引起恶心、呕吐、上腹部不适,大剂量诱发消化道溃疡和胃肠出血;磺酰脲类降血糖药兴奋迷走神经,增加胃酸分泌,可引起或加重溃疡,导致胃肠出血;酚妥拉明、妥拉唑林阻滞 α 受体可增加胃酸分泌,阻滞 5- 羟色胺受体,引起肥大细胞释放组胺,可诱发或加重消化性溃疡；抗高血压药物利血平、胍乙啶可耗竭交感神经递质，使副交感神经活动处于优势，从而促进胃酸分泌，加重溃疡和诱发胃肠道出血；降血脂药烟酸、脱水药甘露醇、抗帕金森药左旋多巴等也会导致胃黏膜出血或缺血坏死。阿仑膦酸钠、利塞膦酸钠等双膦酸盐类药物会诱发食管炎，并诱发食管溃疡和狭窄形成；硫酸亚铁呈酸性，若停滞于食管黏膜可引起黏膜糜烂、充血、水肿，甚至形成溃疡及狭窄。

三、消化系统损伤的机制

1. 对胃肠道产生直接刺激作用　某些药物对胃肠平滑肌具有明显的刺激作用，可干扰肠道的分泌活动，改变肠道蠕动功能，减少营养物质吸收，导致营养吸收不良或药源性腹泻。如糖皮质激素类药物，可刺激胃酸、胃蛋白酶分泌，抑制胃黏液分泌，降低胃肠黏膜保护作用而使其更易受胃酸的侵蚀，同时糖皮质激素能延缓黏膜损伤的修复。

2. 改变胃酸和胃肠黏液分泌　药物可通过改变胃酸、胃蛋白酶或黏液的分泌，增强攻击因子、减弱防御因子的功能而导致胃肠受损。如前列腺素衍生物米索前列醇能激动胃壁细胞上的前列腺素 EP_3 受体，增加胃黏液和 HCO_3^- 的分泌，并能促进水和电解质转运到肠腔而引起稀便或腹泻；非甾体抗炎药则可以降低胃黏膜保护剂地诺前列酮（PGE_2）的含量，导致胃溃疡；组胺是胃酸和胰液分泌的强刺激因子，而组胺受体拮抗剂雷尼替丁等则抑制胃酸分泌，引起便秘或腹泻等不良反应。

3. 损伤胃肠道内膜屏障　药物可损伤具有屏障功能的胃肠道上皮细胞膜，干扰细胞内维持稳定的代谢途径而导致细胞坏死；或者影响黏膜或黏膜下的血液供应，导致缺血性坏死。如抗肿瘤药物高三尖杉酯碱可抑制小肠陷窝细胞的有丝分裂，影响肠道上皮的更新，破坏肠道上皮的完整性。

4. 改变胃肠运动　作用于胆碱能神经的药物可改变胃肠运动，导致肠蠕动减少或增加而引起便秘或腹泻。如胆碱酯酶抑制剂新斯的明或胆碱受体激动药卡巴胆碱可引起乙酰胆碱分泌过多及肠蠕动过度，导致严重腹泻；而抗胆碱药阿托品则可引起乙酰胆碱分泌低下和肠蠕动迟缓，导致便秘。

5. 对肠道正常菌群的影响　广谱抗生素可抑制肠道内正常菌群的生长，引起菌群失调而导致二重感染。如林可霉素可使敏感菌群被抑制，破坏肠道正常菌群间的相互制约、平衡生长的共生状态，导致艰难梭菌假膜性结肠炎，伴随腹泻和腹绞痛症状。

第三节　消化系统损伤的安全性评价

从临床角度，药物引起消化系统损伤的临床检查包括影像学、消化内镜病理及实验室检查等。常用的影像学检查包括超声、CT、核磁共振、核素扫描等。消化内镜包括食管镜、胃镜、十二指肠镜、胆道镜、小肠镜、结肠镜等。此外，胃肠镜、小肠镜辅助下病理活检、细胞学检查等也是非常重要的。实验室常规生化检查虽然对药物引起消化道系统损伤的诊断缺乏特异性，但是如粪便微生物病原体的检查、隐血检查、脂肪滴检查等特殊检查，可以为消化系统损伤提供辅助诊断证据。

从研究角度，药物对消化系统的毒性作用常通过检测反映消化系统分泌功能和消化系统运动功能的指标进行安全性评价。

一、消化系统分泌功能检测

1. 胃酸和胃蛋白酶分泌量检测　常选用犬和大鼠。动物给药后，由犬右侧嘴角插入胃管定时收集胃液，大鼠需剖开腹腔，从幽门端向胃内插管收集胃液，测定单位时间内胃酸和胃蛋白酶分泌量。

2. 胰液分泌量检测   可选用犬、兔或大鼠。采用犬和兔实验时,分别找到主胰管,向主胰管内插入细导管即可收集胰液,计算单位时间内胰液的分泌量。大鼠的胰液很少,胆管内插入内径约 0.5mm 的透明导管后,以胰液充盈的长度作为观察胰液分泌的指标。

3. 胆汁分泌量检测   通过研究给药前后胆汁流量及成分的变化来观察药物对胆汁分泌和排泄以及存在于胆道内结石的影响。常选用犬、猫、兔和豚鼠进行胆囊瘘手术收集胆汁,以犬为佳。若观察肝胆汁的分泌情况需要结扎胆囊管或选用大鼠,进行胆总管造瘘手术。收集胆汁后可进行各种成分的化学分析。

二、消化系统运动功能检测

胃肠道运动功能检查包括胃运动功能测定,肠道通过时间和压力测定等。常采用健康成年的犬、猫或兔等动物进行测定。

1. 胃运动功能测定   主要有胃排空检查、胃压力测定、胃张力测定。

(1) 胃排空检查核素法:用 Tc 标记固体测试餐,在餐后不同时间应用弱磁测量仪探测胃磁场的变化,测定胃内标记物量。

(2) 胃压力测定:将带有微型压力传感器的导管插入胃内,在透视下定位。一般空腹测压 3 小时,进餐后测试 2 小时。

(3) 胃张力测定:胃腔近端放置一个气囊,并与电子调节泵连接。胃松弛时泵入气体,收缩时吸出气体,使气囊内始终维持恒定的低压水平,这种恒压器可定量测定胃上部的慢收缩和松弛,还可观察在不同水平气囊内压时气囊容积的变化。

2. 肠道通过时间测定和压力测定

(1) 肠道通过时间检查

1) 氢呼吸试验法:原理为乳果糖在结肠内经细菌酵解释放氢气,经肺呼出。口服乳果糖后相隔一定时间收集呼出气体,利用气敏色谱仪测定呼气氢浓度。根据呼出气体中氢气浓度的变化测算肠道通过时间。当呼出氢浓度高出基础值的 50% 即为峰值,从口服乳果糖至峰时间即为肠道通过时间。

2) 放射性核素扫描法:口服 ^{99m}Tc 标记的测试餐或以放射性核素标记液态物灌入盲肠的方法测定小肠通过或结肠通过时间。

(2) 小肠压力测定:将压力集合管或带有微型压力传感器的导管经胃插入十二指肠直至空肠上段,可测得小肠消化间期和消化期的动力活动(收缩次数、收缩幅度和动力指数)。

三、动物离体标本实验

常选用兔、豚鼠、大鼠等动物的组织。取禁食 24 小时的动物,麻醉条件下处死,立即常规剖腹,取出所需的胃、肠、胆囊等,去除附着的系膜或脂肪等组织。迅速放在充氧(或含 5% CO_2)、保温(37℃)的保温液中,并用装有保温液的注射器将管腔内的食物残渣洗净。操作时动作要轻柔,冲洗时不宜采取高压以使组织挛缩。

用动物的肠管做实验时,通常取十二指肠或回肠。十二指肠的兴奋性、节律性较高,呈现活跃的舒缩运动。回肠运动比较静息,其运动曲线的基线比较稳定。所用的标本大都取 1.5cm 左右一段即可。以犬的胆囊做实验时可截取 4mm 宽、2cm 长的全层肌片。兔、豚鼠等的胆囊较小,取材时常与胆管一起摘下。兔的胆囊可沿其长轴一剖为二,豚鼠则可以整个胆囊或取一半进行实验。此外,动物给药后还可通过对胃肠道黏膜做病理组织切片观察药物的损伤程度。

本章小结

口服是临床上最常见的给药方式,经口服的药物可直接损伤消化系统(如阿司匹林可造成胃溃疡),也可间接损伤消化系统(如利血平通过耗竭神经递质加重胃溃疡)。因此药源性消化系统损伤很常见,约占全部药源性不良反应的30%。目前,某些药物可通过改变剂型减轻药源性胃肠道损伤,如阿司匹林肠溶片可显著减轻其诱发的胃溃疡。对于大多数药源性胃肠道损伤,可通过服药后观察、监测和检查评估等措施有效减少药源性胃肠道损伤的发生率以及减轻药物造成的胃肠道损伤。

思考题

1. 药源性消化系统损伤的类型主要有哪些?
2. 非甾体抗炎药引起的胃肠道损害主要有哪些表现?

第七章
目标测试

(彭 军)

第八章

药物对呼吸系统的毒性作用

第八章
教学课件

案例分析
（案例）

【学习目标】

1. **掌握** 药物对呼吸系统损伤的类型及常见药物。
2. **熟悉** 药物呼吸系统毒性作用机制。
3. **了解** 呼吸系统的结构和功能特点。

　　呼吸系统是气体进出机体和进行气体交换的场所（图 8-1），吸入性药物或气源性毒物首先对呼吸道和肺产生影响，通过呼吸系统的吸收进入血液循环进而对其他组织和器官产生影响，其他途径吸收的药物及其代谢物也可随血液循环到达呼吸系统而造成损伤。右心室泵出全部血量进入肺动脉，在肺进行气体交换，所以血源性毒物的吸收对肺同样会产生毒性作用。因此，肺部是药物不合理使用最常累及的靶器官之一。此外，药物对神经、肌肉、心血管系统的毒副作用也可影响呼吸系统的功能，甚至可能危及生命。

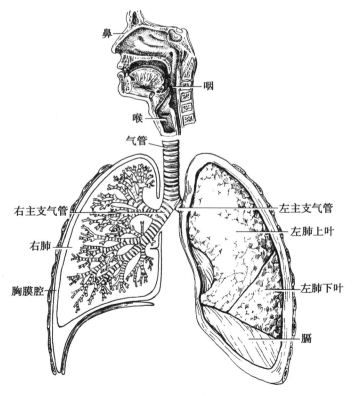

图 8-1　呼吸系统生理结构图

第一节　呼吸系统的形态学与生理学基础

呼吸系统由呼吸道和肺两部分组成。呼吸道包括鼻腔、咽、喉、气管和支气管,其中鼻腔、咽、喉为上呼吸道,气管和支气管为下呼吸道。肺包括呼吸性细支气管、肺泡管、肺泡囊和肺泡。呼吸系统的各个部分在结构和功能上都具有抵御外来有害物质的侵袭以及在受到损害时进行自我修复的能力。

鼻腔表面的黏膜表层为顶部长有纤毛的假复层柱状上皮,能产生大量分泌物,在纤毛的协调下,可清除鼻腔内的异物。气管、支气管表面也覆盖着假复层柱状纤毛上皮,并且还有分泌黏液的杯状细胞和无纤毛的支气管上皮细胞。支气管上皮细胞是呼吸系统重要的代谢细胞,含有极丰富的滑面内质网,分布着大量的细胞色素 P450 和其他微粒体代谢酶类,在呼吸系统的药物代谢中起着重要的作用。上皮细胞也可成为药物毒性作用的直接靶标,药物代谢释放的活性物质还可作用于邻近细胞而产生毒性。呼吸道平滑肌控制气管和支气管内径,同时也容易受到神经、体液、炎症和药物等诸多因素的影响。

肺组织疏松、纤薄,血流丰富,肺静脉血氧浓度较高,这是肺有效地进行气体交换的结果。同时也使肺能够接纳大量外源性物质,这也是导致肺组织损伤的重要原因。肺泡占肺总容积的 80%~90%,是氧气和二氧化碳之间交换的部位。肺泡表面约 90% 的面积被 Ⅰ 型肺泡上皮细胞覆盖,该细胞极易受损发展为纤维化,且不可恢复。散在于 Ⅰ 型肺泡上皮细胞之间的大多为 Ⅱ 型肺泡上皮细胞,占肺泡表面的 7%,主要功能是分泌肺泡表面活性物质,从而降低肺泡的表面张力,防止肺泡塌陷(防止肺不张)。此外,Ⅱ 型肺泡上皮细胞含有多种酶系,是药物在肺代谢转化的重要场所,容易受到药物及其代谢物的毒性影响。肺间质细胞是构成呼吸膜的另一类重要细胞,主要有成纤维细胞和巨噬细胞。成纤维细胞可以合成、分泌胶原蛋白和弹性蛋白,活化的巨噬细胞可以分泌大量的炎症因子、细胞因子等,参与各种肺损伤反应。这些细胞对肺的防御功能和损伤修复等有着重要的意义,但过度的活化和增殖也是引起肺损伤的重要因素。

第二节　药物引起呼吸系统损伤的机制

药物引起呼吸系统损伤的原因和形式复杂多样,可能由药物或其代谢物的直接毒性导致,也可由氧自由基或非呼吸系统的间接毒性导致,或者由药物诱发的变态反应导致。药物的给药途径和自身的理化性质对其毒性作用也有重要的影响。呼吸系统中肺最易受损,原因有:①肺泡膜总面积大、肺泡壁薄、肺循环血流缓慢,药物和肺组织接触机会多;②其他途径吸收的药物可通过血液循环到达肺部;③肺部氧浓度高,有利于形成超氧化物,破坏肺部的抗氧化防御机制;④肺上皮细胞含有一些代谢酶,能使药物代谢转化成活性物质(包含肺毒物)。

肺对药物的代谢与肺损伤(拓展阅读)

（一）药理作用

呼吸运动由自主神经系统、呼吸中枢、支气管平滑肌共同调节。

1. 影响呼吸中枢　气管和大支气管处存在感受器,受到 CO_2、H^+、O_2 等刺激后可反射至呼吸中枢,产生反射性收缩。药物可抑制延髓呼吸中枢对 CO_2 的反应性,可通过抑制脑桥呼吸调节中枢使呼气延迟、呼吸间歇延长,并降低感受器对缺氧的反应性。

2. 松弛平滑肌　大气道周围分布支气管平滑肌,有助于肺的膨胀和收缩,维持气道的张力和直径。药物竞争性地与运动终板膜上的胆碱受体结合,阻断了乙酰胆碱与受体的结合并产生除极化作用,使呼吸肌松弛,引起呼吸麻痹。

3. 自主神经系统调节　药物兴奋副交感神经,促进乙酰胆碱释放,支气管平滑肌收缩,气道内径减小,气道阻力增加,呼吸道的通气功能下降。

(二)药物直接刺激

1. 药物理化性质　水溶性高的气体在呼吸道的湿化作用下,难以进入下呼吸道,一般只对上呼吸道造成局部刺激。而水溶性低的气体则能到达肺泡,在肺泡局部产生毒性作用或通过气 - 血屏障,随血液进入体内。如氟烷、氧化亚氮、环丙烷等吸入性麻醉药、CO、H_2S 等,一般对上呼吸道刺激小,更易进入下呼吸道对肺泡产生刺激和腐蚀作用,更易导致化学性肺炎或中毒性肺水肿等。

2. 颗粒物沉积　固体颗粒或气溶胶的大小决定了其沉积的部位,空气动力学直径大于 $10\mu m$ 的颗粒绝大部分沉积在鼻和咽部位,直径在 $0.1{\sim}3\mu m$ 的颗粒主要沉积在气管和支气管区,肺泡区能够沉积直径小于 $1\mu m$ 的微粒。如大量沉积于肺泡的微粒难以被巨噬细胞完全吞噬和清除,可能造成肺部炎症反应和肺纤维化。

(三)过氧化反应

过氧化反应被认为是肺损伤的重要形式,超氧阴离子、一氧化氮、过氧化亚硝基、羟自由基和单线态氧等自由基在介导组织损伤中起关键性作用。中性粒细胞、单核细胞和巨噬细胞在吞噬颗粒物或病原微生物时会产生大量的氧自由基,并可能释放到周围的组织中。氧自由基损伤是中毒性肺炎引起的肺水肿的重要发病机制,由于生物膜表面的脂质受到过氧化破坏使膜流动性降低,影响细胞膜的正常功能。氧自由基不仅损伤 DNA、脂质和蛋白质,还会诱发肺部病变。

(四)内源性细胞因子

肺内含有大量的内源性细胞因子,正常情况下受机体调控,药物或毒物可以破坏这种平衡从而导致肺损伤。如白介素 β_1、转化因子 β、肿瘤坏死因子 $-\alpha$ 均参与纤维化过程中的级联放大反应;白介素家族尤其是 IL-1、IL-2、IL-5、IL-8 等参与了肺上皮细胞损伤。

(五)细胞增殖

当毒物损伤肺组织时,肺可以进行有效的修复。Ⅰ型细胞受到损伤时可以通过Ⅱ型肺泡细胞的增生进行修复,最后形成新的Ⅰ型细胞。肺泡区其他细胞如毛细血管内皮细胞、间质细胞和肺巨噬细胞也可以增殖来修复肺的损伤。修复过程中纤维的过度增殖可导致肺部的病变,如肺纤维化。

(六)超敏反应

某些药物作为一种抗原或半抗原,激活特异性 B 细胞,B 细胞增殖为浆细胞后产生相应抗体,产生 IgE 类抗体。此类抗体具亲细胞性,能与肥大细胞及嗜碱性粒细胞结合,当类同抗原再次入侵时,药物与这些嗜碱细胞上的 IgE 结合,形成抗原 - 抗体复合物,后者激活嗜碱性粒细胞,并使之脱颗粒,释放生物活性物质(如组织胺、慢反应物质等),引起支气管平滑肌收缩和气管、支气管的腺体肥大、分泌亢进、微血管扩张、血管通透性增加。临床表现为鼻炎、过敏性肺炎及支气管哮喘,以支气管哮喘多见。

第三节　药物引起呼吸系统损伤的类型及典型药物

药物对呼吸系统毒性作用的临床表现是非特异性的,如咳嗽、呼吸困难、低氧血症等症状。根据临床或影像学标准可以分为急性肺损伤、肺炎、非心源性肺水肿、急性呼吸窘迫综合征等,根据病理结果可分为弥漫性肺泡损伤、机化性肺炎、中性粒细胞肺炎等。

一、呼吸道反应

(一)鼻塞

某些药物可以通过舒张鼻部血管引起鼻组织充血、水肿,从而影响鼻腔通气出现鼻塞。常见药物有抗高血压药(如哌唑嗪、普萘洛尔)和非甾体抗炎药、激素类药物等。

(二)咳嗽

大部分药物导致肺损伤时都会伴有咳嗽的发生,引起药源性咳嗽的可能机制有:①药物在肺组织的高浓度摄取或者活性代谢物质在肺部聚积导致的肺局部毒性反应,如胺碘酮、博来霉素;②药物在肺部的急慢性过敏反应,如青霉素类、红霉素类、呋喃妥因等抗菌药物及甲氨蝶呤、氯丙嗪等;③药物引起炎症介质在肺部蓄积导致,如 ACEI 可促使激肽类蓄积而引起咳嗽。

(三)喉头水肿

药源性喉头水肿系血管神经性水肿发生在喉部所造成的,大多属于Ⅰ型变态反应,为身体各部位神经水肿中最严重的一种,发病急骤,进展迅速,一旦发生,重者可使患者在短期内窒息死亡。药源性喉头水肿大多发生在用药 30 分钟内,以静脉给药途经最多,涉及的药物种类主要以抗菌药物和中药为主。

(四)哮喘

药源性哮喘为有明确的用药史,哮喘发作停药并治疗后缓解,以及再次用药时再发。症状表现为咽部瘙痒、咳嗽、胸闷、气促、端坐呼吸、喘息持续状态、口唇发绀等,伴呼吸加快、心率加快、双肺布满哮鸣音等,且再次给药后哮喘发作时间提前。有哮喘史者,发作较先前严重,甚至出现哮喘持续状态。药物引起哮喘可能的机制和代表药物见表 8-1。

表 8-1　药源性哮喘可能的机制及典型药物

机制分类	作用机制	典型药物
超敏反应	特异性 IgE 介导的Ⅰ型超敏反应	青霉素、利福平、右旋糖酐铁
抑制环氧化酶	前列腺素 E 合成减少,白三烯合成增加,引起支气管收缩	阿司匹林
β 受体拮抗作用	抑制支气管平滑肌松弛,使通气功能下降	普萘洛尔
激发反射性支气管收缩	能反射性的激发迷走神经介导的支气管收缩	色甘酸钠、乙酰半胱氨酸、吸入性糖皮质激素、异丙托溴铵

二、呼吸抑制

呼吸抑制主要表现为呼吸周期延长、呼吸频率降低和呼吸不规则,严重时甚至出现呼吸暂停。药物引起的呼吸抑制主要是由于呼吸中枢抑制和呼吸肌麻痹所导致的。

中枢性呼吸抑制主要由中枢抑制剂如巴比妥类、吗啡、哌替啶、硝西泮、芬太尼、美沙酮和喷他佐辛等药物引起。发生呼吸抑制多与药物用量过大或使用不当有关。阿片类药物能够刺激脑桥和延髓内的 μ 受体,降低呼吸中枢对 CO_2 反应性,影响颈动脉体化学感受器的传入神经来阻断低氧通气反应,还可以抑制呼吸道黏液纤毛运输系统,气流阻力增加引起阻塞性通气不足。巴比妥类药物的中枢作用主要为抑制多突触反应,该类药物激活 $GABA_A$ 受体,能模拟 GABA 的作用,增加氯离子的通透性,使细胞膜超极化。

TDM 在镇静催眠药中毒检测中的应用(拓展阅读)

呼吸肌麻痹是由于药物引起的神经肌肉功能紊乱所导致的,代表药物有氨基糖苷类药物、多黏菌素、琥珀胆碱类药物、筒箭毒碱类药物。氨基糖苷类药物、多黏菌素和杆菌肽可阻断终板膜的 N_2 受体络合钙离子,抑制运动神经末梢释放的乙酰胆碱,而产生肌肉松弛作用从而导致呼吸麻痹。琥珀胆碱类药物能竞争性地与运动终板膜上的胆碱受体结合,从而阻断乙酰胆碱与受体的结合并产生去极化作用,使骨骼肌松弛。

三、肺炎及肺纤维化

药物引起的肺部炎症性损伤可以是药物或其代谢物的直接毒性作用,也可以是由氧自由基、变态反应等间接毒性引起的。各种长期接触药物引发的慢性肺部损伤,最终都可引起肺纤维化,但药物诱发的肺纤维化也可以不伴有明显的肺炎等损伤反应的发生,如醛固酮能通过促进肺组织胶原蛋白的合成而引起肺纤维化。

抗肿瘤药物,如博来霉素、甲氨蝶呤、吉西他滨、环磷酰胺、酪氨酸激酶抑制剂等,主要是直接损伤肺细胞或肺泡毛细血管内皮,随后释放细胞因子和募集炎症细胞的直接毒性作用,但同时也会导致自由基引起的氧化损伤的间接毒性作用。博来霉素能引起急性进行性肺纤维化、过敏性肺炎、机化性肺炎和快速输注期间的急性胸痛综合征,其诱导肺损伤的机制可能包括氧化损伤、博来霉素水解酶的相对缺乏、遗传易感性和炎症细胞因子的形成等原因。表皮生长因子受体(epidermal growth factor receptor,EGFR)在Ⅱ型肺泡细胞上表达并参与肺泡壁修复,EGFR 酪氨酸激酶抑制剂吉非替尼通过中断肺泡修复机制,加重其他原因如放射疗法、败血症、既往肺损伤等对肺损伤的影响。程序性死亡受体 -1(programmed death receptor-1,PD-1)抑制剂在阻断免疫检查点时可引起免疫系统失调和 T 细胞活化,从而导致罕见但危及生命的免疫相关性肺炎,临床多表现为隐源性机化性肺炎或非特异性间质性肺炎。肺部放射治疗的同时使用放射增敏剂如紫杉烷类、环磷酰胺可引起放射性肺损伤;对先前接受过肺部放射治疗的患者在给予某些抗肿瘤药物(如多柔比星、厄洛替尼、依托泊苷)和免疫检查点抑制剂时,可能会发生放射治疗回忆性肺炎,即既往受到照射的肺部出现的炎性反应。

过敏性肺炎与药物的肺部变态反应有关,主要为Ⅳ型变态反应,是由淋巴细胞和肺泡巨噬细胞活化引起的细胞介导的肺损伤。在药物引起的过敏性肺炎中,肺部间质及肺泡有大量的嗜酸性粒细胞的浸润,外周血象中嗜酸性粒细胞也明显增高。引起肺变态反应性炎症损伤的常见药物主要有青霉素类、头孢菌素类、磺胺类等抗菌药物,以及氯丙嗪、对氨基水杨酸钠、干扰素、甲氨蝶呤、阿糖胞苷、利巴韦林、氟尿嘧啶、吲达帕胺、呋喃妥因、肼屈嗪、普鲁卡因胺等。

接受胺碘酮治疗的患者会出现多种肺部疾病,主要包括间质性肺炎、嗜酸性粒细胞性肺炎、机化性肺炎、急性呼吸窘迫综合征、弥漫性肺泡出血、肺结节,其中最为严重的不良反应是肺间质纤维化。胺碘酮引起肺损伤的机制尚不完全清楚,目前主要认为与直接损伤肺细胞和间接诱导免疫肺炎有关。胺碘酮的活性代谢物去乙基胺碘酮具有细胞毒活性,并且更容易积聚在肺部;胺碘酮可引起细胞内溶酶体的磷脂堆积,影响溶酶体胶原酶的合成和分泌,减少肺间质纤维的降解;药物 - 磷脂复合物在肺细胞中蓄积并干扰正常的细胞代谢,最终导致正常细胞损伤和死亡;胺碘酮改变磷脂双分子层,进而破坏细胞和细胞膜功能;胺碘酮会产生导致组织损伤的有害氧物质,还可诱发肺组织的变态反应造成肺组织损伤。这些损伤导致了急性和慢性间质性肺炎的发生,并最终引起肺纤维化。

四、非心源性肺水肿

非心源性肺水肿是指不存在左心室、左心房负荷过重,不存在心肌收缩力减弱时单纯由药物引起的肺间质和 / 或肺泡腔内渗液增加的疾病。药物所致非心源性肺水肿包括药物过敏性肺水肿和药物过量肺水肿,其产生原因考虑是药物引起的过敏反应和中毒反应,从而使呼吸抑制,换气功能减弱而导致缺氧,致使肺血管内皮细胞膜损害,肺毛细血管通透性增加引起肺水肿。过敏反应多由青霉素、链霉素、磺胺类、丝裂霉素、吉西他滨、白介素 -2、胺碘酮、噻嗪类等引起;中毒反应多由解热镇痛药、镇静催眠药、麻醉药、平喘药、链激酶、海洛因、美沙酮、碘类造影剂等引起。

五、肺泡出血

肺泡出血是指各种原因导致肺微血管的血液进入肺泡,临床表现主要包括咯血、双侧弥漫性肺泡浸润阴影、贫血、呼吸困难等。药物也可导致肺泡出血,抗凝血药物、抗血小板药和纤维蛋白溶解药的过量使用,以及药物引起的血小板数量下降和凝血因子减少、凝血和止血功能出现障碍时,都有可能诱发肺出血。抗肿瘤药物全反式维甲酸、贝伐珠单抗、依托泊苷、吉西他滨等,与硝基呋喃妥因、两性霉素 B、D- 青霉胺、丙基硫氧嘧啶等也可引起肺泡出血,目前致病机制尚不明确。

六、肺动脉高压与肺静脉闭塞病

肺动脉高压以肺动脉压力升高为特征,可由肺动脉系统压力原发性升高单独导致,或继发于肺静脉及肺毛细血管系统压力的升高,如肺静脉闭塞病。常见引起肺动脉高压的药物包括阿米雷司、氟苯丙胺、右芬氟拉明、选择性 5- 羟色胺再摄取抑制剂、安非他命,这些药物能升高 5- 羟色胺水平或者增强 5- 羟色胺的作用,刺激肺动脉平滑肌细胞的增殖,并促进肺血管收缩,继而引起肺动脉高压。肺静脉闭塞病是一种以肺小静脉弥漫性闭塞或狭窄、肺动脉高压、右心功能不全为表现的罕见肺血管疾病。博来霉素、丝裂霉素、卡莫司汀、顺铂、长春新碱、环磷酰胺等抗肿瘤药是肺静脉闭塞病发生发展的危险因素,可能原因是抗肿瘤药的毒性代谢物破坏肺静脉内皮。

七、肺栓塞

药物诱发的肺栓塞通常是由药物引起的外周血管内皮损伤、血液高凝状态等诱发了静脉血栓形成,脱落的栓子随静脉血回流,泵入肺动脉堵塞血管造成。环磷酰胺、甲氨蝶呤、丝裂霉素等化疗药物可减少抗凝血酶Ⅲ;口服避孕药炔雌醇环丙孕酮片、肾上腺皮质激素能使血浆纤维蛋白原和血小板数量增加;吩噻嗪类、氯氮平等抗精神病药通过增加血小板的聚集或增加狼疮抗凝血因子及抗心磷脂抗体水平增加血凝状态,这些药物都可能诱发肺栓塞。

八、类风湿性肺结节

类风湿性肺结节是类风湿关节炎的肺部表现,通常无症状,但结节的空洞化和破裂可导致并发症,包括胸腔积液、气胸、脓气胸、支气管胸膜瘘和咯血。甲氨蝶呤、来氟米特、硫唑嘌呤等药物与类风湿性肺结节的出现或加速进展有关。甲氨蝶呤通过增加腺苷的累积发挥抗炎作用,而在具有亚甲基四氢叶酸还原酶(5,10-methylenetetrahydrofolate reductase,MTHFR)和腺苷 A_{2A} 受体(adenosine A_{2A} receptor,$A_{2A}R$)基因多态性的易感个体中,甲氨蝶呤可激活腺苷 A_1 受体导致细胞融合增强和多核巨细胞形成,从而增加甲氨蝶呤诱发的肺结节发生率。

本章小结

呼吸系统由鼻咽部、气管和支气管、肺部组成,各个部分在结构和功能上都具有抵御外来有害物质的侵袭以及在受到损害时进行自我修复的能力。但某些药物可产生呼吸系统毒性作用,其原因和形式复杂多样。药物的给药途径和自身理化性质可产生直接刺激作用,药物或其代谢物的直接毒性、间接毒性或变态反应也可对呼吸系统造成损伤,肺部因其特殊的生理结构最易受损。药物对呼吸系统毒性作用的临床表现是非特异性的,可表现为哮喘、呼吸抑制、肺炎、肺纤维化、肺水肿等。

思考题

1. 简述药物对呼吸系统毒性的作用机制。
2. 举例说明药物性肺损伤的类型与代表药物。

第八章
目标测试

（周国华）

第九章

药物对血液系统的毒性作用

第九章
教学课件

药物可影响血液的形成和功能，产生血液毒性。机体血液成分和血细胞所执行的重要功能以及骨髓这一高度增殖分化系统对有害物质的易感性，使血液系统成了重要的毒物靶器官，而靶器官毒理学的迅速发展，尤其是主要脏器的毒理学研究体系的建立，促进了血液毒理学的研究。

案例分析
（案例）

第一节　血液系统的形态学与生理学基础

血液系统包括造血组织及血液，由不同类型的细胞群体组成并通过循环系统与全身各个脏器紧密相连。血液是由血浆和悬浮于其中的血细胞组成，血浆的基本成分主要包括血浆蛋白、水、溶解于其中的多种电解质、小分子有机化合物和一些气体；血细胞包括红细胞、粒细胞、淋巴细胞、单核细胞、血小板等。血液在维持正常的新陈代谢以及内、外环境的平衡中起到重要作用。

一、造血组织

造血组织主要包括骨髓、脾脏、胸腺以及淋巴结，但脾脏、胸腺及全身淋巴结在出生后的主要作用是促使淋巴细胞的第二次增殖，骨髓在正常情况下是产生红细胞、白细胞和血小板唯一的场所。骨髓中的造血干细胞又称多功能干细胞，是生成各种血细胞的原始细胞，具有很强的增殖、多向分化及自我复制能力。在一定微环境和多种因子的调节下造血干细胞可进行自我分裂增殖或增殖分化成为各类血细胞的原始细胞。血细胞的产生过程需要一系列造血生长因子的参与及调节。造血生长因子可分为集落刺激因子和白细胞介素，各种白细胞介素分别刺激不同阶段造血干细胞的活性。药物对产生造血生长因子的组织细胞产生毒性作用时，可导致相应的血细胞生成障碍。

脾脏是一个血供丰富的实质性脏器，是人体最大的周围淋巴器官。在胚胎发育早期，脾脏有造血的功能。但出生后脾脏的造血功能基本消失，仅在部分条件（比如人体出现严重造血障碍时）刺激下才能够恢复。

二、血液

血液是由血浆和各类血细胞组成，在循环系统内流动的流体组织，主要参与运输、维持内稳态、调节免疫、生理性止血等生理生化活动。

（一）血浆

血浆由晶体物质和血浆蛋白两部分组成。晶体物质包括水和溶解于血浆中的多种电解质、小分子有机化合物和一些气体，这些晶体物质形成的渗透压称为血浆晶体渗透压。血浆蛋白是多种蛋白的总称,由血浆蛋白形成的渗透压称为胶体渗透压。血浆蛋白的主要功能有:①形成血浆胶体渗透压;②运输脂质、维生素、代谢物以及外来异物等物质;③与激素结合,减慢激素的经肾排泄,维持激素的半衰期;④参与凝血、纤溶等生理过程;⑤抵御病原微生物的入侵;⑥营养支持。

(二) 血细胞

血细胞是存在于血液中的细胞,能随血液的流动遍及全身。血细胞约占血液容积的45%,包括红细胞、白细胞和血小板等。红细胞是血液中数量最多的血细胞,主要功能是运送氧,性别、年龄、生活环境和机体功能状态等因素都能影响正常人红细胞数量和血红蛋白浓度。白细胞的主要功能是参与免疫调节,根据其形态、功能和来源部位可以分为三大类:粒细胞、单核细胞和淋巴细胞,其中粒细胞又可根据胞质中颗粒的染色性质不同,分为中性粒细胞、嗜酸粒细胞和嗜碱粒细胞 3 种(图 9-1)。血小板主要在止血过程中起重要作用。在正常生理情况下,各类血细胞具有自己独特的形态结构,并有相对稳定的数量。

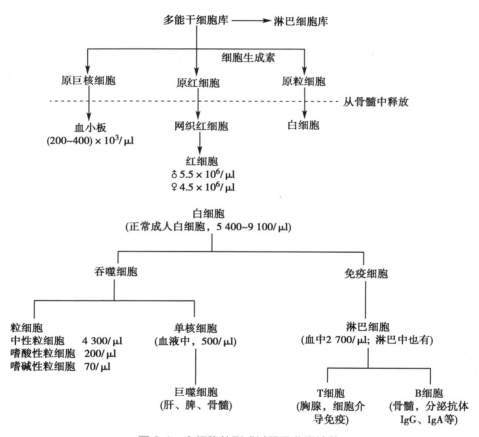

图 9-1   血细胞的形成过程及分类计数

第二节   药物引起血液系统损害的临床表现及机制

机体接触化学物质或生物制剂后,骨髓和外周血可遭受直接或间接损害,突出表现在血液及造血系统方面的有骨髓抑制、红细胞毒性、白细胞毒性、血小板毒性以及其他出血性疾病等。

一、骨髓抑制

骨髓抑制是指骨髓中血细胞前体的活性下降。为了及时更新血液中的血细胞,造血干细胞须进行快速分裂。而化学治疗和放射治疗,以及许多其他抗肿瘤治疗方法,都是针对快速分裂的细胞,常常导致正常骨髓细胞受到抑制。骨髓抑制是化疗药常见的毒性反应,多数化疗药均可引起不同程度的骨髓抑制,使外周血细胞数量减少。常见的致骨髓抑制药物有阿霉素、卡铂、环磷酰胺、长春碱类等。药物引起的骨髓抑制通常见于药物使用后 1~3 周,约持续 2~4 周后逐渐恢复。因白细胞平均生存时间最短,骨髓抑制常最先表现为白细胞数量下降,血小板数量下降出现较晚也较轻,而红细胞受化疗影响较小,下降通常不明显。少数药物如卡铂、丝裂霉素等以血小板数量下降为主。

骨髓抑制的发生可能与以下机制有关:①造血干细胞发生不规则凋亡,尤其是药物使造血干细胞过度活化而诱导的细胞凋亡可以导致骨髓损伤;②药物通过诱导造血干细胞的衰老进而损伤其复制和自我更新能力,这是潜在骨髓损伤发生最为关键的机制;③骨髓基质的破坏;④基因的多态性,有文章报道 *GSTP1* 基因多态性与顺铂导致的骨髓抑制有相关性,与 *GSTP1* AG/GA 基因型患者相比,*GSTP1* AA 基因型患者更容易发生顺铂导致的骨髓抑制。

基因多态性
对药物血液
毒性的影响
(拓展阅读)

二、红细胞毒性

红细胞毒性主要表现为红细胞数量和质量的改变。数量改变包括红细胞的减少和增多;质的改变包括血红蛋白功能异常和红细胞存活周期改变等。质的改变常和量的改变相伴而生。红细胞数量改变可分为红细胞生成减少(如造血原料缺乏引起的缺铁性贫血、巨幼红细胞贫血、铁幼粒细胞贫血、骨髓造血功能衰竭引起的再生障碍性贫血)、红细胞破坏过多(如免疫性溶血性贫血、机械性溶血性贫血)、红细胞丢失过多(如急性失血后贫血和慢性失血后贫血);血红蛋白功能异常常见于红细胞运输能力的改变(如高铁血红蛋白血症、碳氧血红蛋白血症、硫化血红蛋白血症);红细胞存活周期改变常导致红细胞减少,引发贫血(如溶血性贫血)。

从机制方面划分药物的红细胞毒性有骨髓红细胞生成的抑制、外周血中红细胞的破坏、血红蛋白的改变以及血红蛋白生物合成障碍等,具体可分述为以下几类:

1. 影响血红素合成　药物通过抑制血红素合成过程中的 δ- 氨基乙酰丙酸脱水酶、铁络合酶等合成酶,使血红素合成受阻,过量铁进入幼红细胞线粒体,使线粒体因铁负荷过量而被破坏。

2. 影响珠蛋白合成　珠蛋白与血红素结合才能形成血红蛋白,当药物作用于珠蛋白的 α 链和 β 链,使珠蛋白的合成受阻,从而影响血红蛋白合成。

3. 影响红细胞膜通透性　直接作用于红细胞膜或抑制红细胞膜上 Na^+,K^+-ATP 酶的活性,使红细胞 K^+ 外流增加,水分丢失,细胞缩小,引起红细胞机械性脆性增加,造成红细胞在微循环过程中容易被破坏而溶解,最终导致红细胞数量减少。

4. 影响红细胞能量代谢　药物直接与血红蛋白的巯基结合,抑制丙酮酸氧化酶,从而影响细胞正常能量代谢,使氧化磷酸化解耦联抑制葡萄糖 -6- 磷酸脱氢酶活性而抑制磷酸戊糖途径,使红细胞更容易受氧化。

5. 影响还原型谷胱甘肽　谷胱甘肽能够稳定红细胞含巯基的酶,保护血红蛋白及辅酶免受氧化,当药物直接与红细胞内还原型谷胱甘肽结合,使谷胱甘肽含量下降,药物与血红蛋白形成的复合物不能及时清除,导致脂质过氧化反应,破坏红细胞稳定性。

6. 影响铁的转化　药物进入机体后与血红蛋白作用,使正常的二价铁被氧化成三价铁,形成高铁血红蛋白,高铁血红蛋白不能像正常的血红蛋白携带氧和释放氧,进而导致组织缺氧。

三、白细胞毒性

白细胞毒性主要表现为白细胞数量和质量的改变。白细胞数量的改变是指白细胞数量的增加或减少,药物、感染等因素可引起白细胞减少或异常增生,出现白细胞减少症、粒细胞缺乏症和白血病等；质的改变主要体现在细胞形态的异常和功能缺陷，如抑制中性粒细胞的运动、吞噬、黏附和脱颗粒作用。

白细胞减少或粒细胞缺乏可根据机制划分为免疫介导和非免疫介导。药物以半抗原或抗原抗体免疫复合物的形式（如氨基比林），或药物及其代谢物作为抗原直接刺激机体诱发机体产生体液免疫应答，引起免疫性白细胞破坏过多，而导致白细胞减少。免疫介导引起的白细胞减少会导致外周血白细胞破坏、祖粒细胞破坏或同时引起两者破坏。氯丙嗪致粒细胞减少依赖免疫应答，而不是直接作用于骨髓粒细胞系，通过抑制幼粒细胞 DNA 的合成或抑制幼粒细胞的分裂和增殖，致使粒细胞生成障碍。另外，目前已经发现某些基因位点有可能增加患者出现粒细胞缺乏的风险，如 *ABCB1* 基因多态性是氯氮平所致粒细胞缺乏的危险因素。

四、血小板毒性

药物影响主要表现为血小板减少症和血小板功能障碍。各种影响骨髓内的巨核细胞增殖或生长成熟障碍的药物，均可引起血小板生成不足和数量减少。原发性免疫性血小板减少症的发病机制是由体液免疫和细胞免疫共同参与。而在药源性血小板减少症的免疫学机制相关报道中，B 淋巴细胞介导的体液免疫为目前研究的主要免疫机制。

目前的研究认为药物导致血小板减少症的免疫学机制根据抗原类型不同可分为以下 6 种。

（1）半抗原型：药物作为半抗原与细胞膜蛋白结合产生相应的免疫反应，代表药物为青霉素类和头孢菌素类药物。

（2）特异性抗体型：药物被体内抗体特异性识别，从而形成药物抗体血小板免疫反应体系，代表药物为阿昔单抗。

（3）相关性抗体型：药物诱导机体产生细胞膜蛋白相关性抗体，代表药物为奎宁、非甾体抗炎药等。

（4）自身抗体型：药物诱导机体产生自身反应性抗血小板抗体，代表药物为左旋多巴、普鲁卡因胺。

（5）免疫复合物型：即药物与血小板因子 4（platlet factor 4，PF4）结合后，被自身抗体所识别，然后药物 -PF4- 抗体通过血小板表面的 Fc 受体与血小板相结合而诱发后续的免疫反应，代表药物为肝素。

（6）非班类血小板减少症：代表药物为替罗非班等，即非班类药物与血小板表面糖蛋白 GP Ⅱb/ Ⅲa 结合，引起构象改变，可被机体中自然存在的抗体所识别，而引发免疫相关性血小板减少。

药物干扰或损害血小板功能的非免疫学机制也可能存在多种，如非甾体抗炎药抑制血栓素 A_2（thromboxane A_2，TXA_2）合成从而抑制血小板聚集；腺苷二磷酸（adenosine diphosphate，ADP）受体拮抗剂抑制内源性 ADP 与血小板膜上 ADP 受体结合，阻止血小板聚集；钙通道阻滞剂或其他可减少细胞内钙的药物因减少血小板聚集所需的细胞质钙，也具有抑制血小板聚集作用。

五、其他与凝血相关的毒性

纤维蛋白溶解药将无活性纤溶酶原转化为有活性的纤溶酶，通过纤溶酶降解纤维蛋白和纤维蛋白原，限制血栓增大和溶解血栓。该类药物通过溶解病理性血栓发挥治疗效果，但也能溶解血液中游离的纤维蛋白原，故而影响正常的血液凝固，引起出血。常用的纤维蛋白溶解药中链激酶、尿激酶出血风险相对较高，阿替普酶、组织纤溶酶原激活物等对血凝块中的纤维蛋白有选择性，出血的危险性较小。

凝血因子也是药物作用的靶点之一，常通过影响维生素 K 的合成及代谢，影响维生素 K 依赖性凝血因子（凝血因子 Ⅱ、Ⅶ、Ⅸ 和 Ⅹ）的活性，这些因子严重缺乏时常出现自发性出血。实验室特点为凝血酶原(prothrombin time,PT)延长、活化部分凝血活酶时间(activated partial thromboplastin time, APTT)延长、凝血酶时间(thrombin time,TT)正常、凝血因子Ⅱ、Ⅶ、Ⅸ、Ⅹ活性改变。临床常表现为皮肤瘀点、瘀斑、黏膜出血。

干扰凝血因子合成的主要机制包括:抑制肠道内产生维生素 K 的细菌,造成维生素 K 来源不足;某些头孢菌素的化学结构中含噻甲四唑基团,该基团与谷氨酸相似,在肝微粒体中与维生素 K 竞争结合 γ- 羧化酶,影响上述凝血因子前体的 γ- 羧化而致活性凝血因子生成不足,使凝血酶原时间延长;一些特殊药物,如降脂药考来烯胺可干扰维生素 K 的吸收,影响凝血因子的合成。

第三节　引起血液系统损害的典型药物

血液成分和造血器官对药物的作用较为敏感,能引起血液系统损伤的药物主要有:①作用于中枢神经系统的药物,丙戊酸钠、卡马西平等;②抗菌药物,磺胺类、头孢菌素、四环素等;③抗肿瘤药,烷化剂、紫杉醇、长春新碱、卡铂等;④非甾体抗炎药,阿司匹林、保泰松、安乃近等;⑤作用于心血管系统的药物,胺碘酮、硝酸甘油、维拉帕米等;⑥作用于内分泌系统的药物,非诺贝特、吉非贝齐等;⑦作用于血液系统的药物,肝素、华法林、链激酶等;⑧抗结核药,异烟肼、利福平等;⑨中药,黄连、地枫皮、皂角苷、斑蝥等;⑩其他,阿昔洛韦、苯海拉明、亚甲蓝等。

一、中枢神经系统药物

(一) 卡马西平

卡马西平可通过阻断 Na^+ 通道,抑制癫痫病灶的异常放电及其放电的扩散。卡马西平是现有抗癫痫药物中血液不良反应发生率最高的。其中白细胞减少发生率可达 10% 以上,临床上还有白细胞增加、叶酸缺乏、粒细胞缺乏、再生障碍性贫血、全血细胞减少、溶血性贫血等报道。严重粒细胞缺乏的可能机制是由于自身免疫作用及卡马西平对骨髓细胞的直接毒性作用,其骨髓细胞学检查呈现广泛改变,假性细胞增多,伴中性粒细胞缺乏,未成熟细胞增多,产生类似急性髓样白血病的特征。

(二) 氯氮平

氯氮平是广谱神经安定药,常引起粒细胞缺乏,其毒性反应往往与用药剂量不成比例。氯氮平导致白细胞减少或增多的发生率约 6.1%,多数学者认为是药物以半抗原的形式与白细胞膜上的蛋白结合,成为完全抗原,诱发机体产生免疫应答,使骨髓释放粒细胞减少,致再生不良。也有学者认为是药物抑制骨髓 DNA 合成所致。另有研究发现,氯氮平及其代谢产物 N- 去甲基氯氮平,对患者骨髓幼稚细胞的成熟与有丝分裂有抑制作用。

二、抗菌药物

(一) 磺胺类

磺胺类抗菌药物能抑制骨髓白细胞形成,引起白细胞减少症,偶见粒细胞缺乏,停药后可恢复,长期应用磺胺类药治疗应定期检查血象。磺胺类药物还可引起先天缺乏葡萄糖 6- 磷酸脱氢酶的患者发生溶血性贫血。磺胺类药物可通过母体进入胎儿的血液循环,与游离胆红素竞争血浆蛋白结合部位,使游离胆红素浓度升高,引起核黄疸,孕妇、新生儿尤其早产儿不宜使用。此外,用药后也可见粒细胞减少、血小板减少及再生障碍性贫血。

(二) 头孢菌素类

头孢菌素类引起的血液毒性在老年人中发生率较高,患者血液毒性的临床表现以溶血性贫血和凝血功能异常为主,其次为白细胞、血小板减少与粒细胞缺乏。使用头孢菌素类引起的溶血性贫血可能因发生免疫性蛋白吸附（也称头孢菌素型）所致，该类药物能与红细胞膜牢固结合形成免疫复合物，使膜的抗原决定簇发生变化从而吸附球蛋白，导致红细胞溶解。常见的易导致凝血功能异常的头孢菌素类药物，包括头孢哌酮、头孢曲松、头孢吡肟、头孢西丁等，其中头孢哌酮发生率最高，患者常表现为低凝血酶原血症及凝血时间延长。若患者在使用头孢菌素类药物的同时使用银杏叶提取物、丹参、血栓通等对血流有影响的药物，更易发生溶血性贫血及凝血功能异常。头孢菌素类药物对患者外周血中血小板或骨髓早期巨核细胞有直接破坏作用，多见于使用头孢哌酮的患者，一般停药 7~10 天可恢复。使用头孢菌素类药物患者发生白细胞减少的机制目前尚不明确。

（三）四环素类

四环素及其降解产物有很强的抗原性，能引起相应抗体的产生，可与红细胞膜牢固结合，使红细胞溶解，而对未结合四环素抗原的其他正常红细胞则无破坏力，即药物 - 红细胞复合物刺激机体产生抗体。四环素致再生障碍性贫血作用与剂量无关，通常于开始用药约 6 周后才出现症状，其临床特征依赖于每种体细胞受抑制程度。

WHO 化疗毒副作用分级标准（拓展阅读）

三、抗肿瘤药

（一）紫杉醇

紫杉醇属广谱抗肿瘤药，是目前唯一一种促进微管聚合和稳定已聚合微管的药物。紫杉醇主要毒性是骨髓抑制，最常见的不良反应是剂量依赖性的中性粒细胞减少，约 68% 的患者在治疗过程中发生严重的中性粒细胞减少，58% 的患者在第一疗程出现严重的中性粒细胞减少。使用紫杉醇 10 天左右中性粒细胞出现最低计数。先前有过放化疗的患者发生骨髓抑制更频繁，且通常更严重。血小板减少的发生率比中性粒细胞减少的低，反应比较轻。5% 的患者给予紫杉醇 8~9 天后，观察到血小板计数最低点（$<5\times10^9$/L）。90% 的患者发生贫血（血红蛋白<100g/L），24% 的患者发生严重的贫血（血红蛋白<80g/L）。贫血的严重程度和发生率与紫杉醇的用量有关。

（二）环磷酰胺

环磷酰胺为最常用的烷化剂类抗肿瘤药，它的血液毒性主要表现为骨髓抑制，白细胞减少比血小板减少更为常见，血小板减少程度明显比其他烷化剂轻。最低值发生在用药后 1~2 周，多在 2~3 周后恢复。环磷酰胺可使骨髓中超氧阴离子浓度迅速升高，而高浓度的超氧阴离子可引起 DNA 的损伤和断裂，表现为毒杀细胞或诱导细胞凋亡。此外，环磷酰胺还可引起药源性白血病，可能与以下几方面有关：①烷化剂药物引起染色体畸变，对造血干细胞的基因造成损害；②降低宿主的免疫抵抗力；③药物对骨髓的直接毒性。

四、非甾体抗炎药

（一）阿司匹林

阿司匹林常见的血液毒性为缺铁性贫血、溶血性贫血、巨幼红细胞性贫血、凝血障碍、药源性血小板功能障碍等。女性较男性更易发生缺铁性贫血；溶血性贫血易见于葡萄糖 6- 磷酸脱氢酶缺陷患者中；巨幼红细胞性贫血见于滥用阿司匹林及其复方制剂的患者。阿司匹林诱导的凝血功能及血小板功能障碍，主要表现为皮肤出血点、牙龈出血、出血时间延长、血小板聚集功能异常，对儿童尤其是 3 岁以下的儿童作用更强。

（二）保泰松

保泰松可引起多种血液系统不良反应，多见贫血，以巨幼红细胞性贫血及再生障碍性贫血最为严重。女性高于男性，随着患者年龄增大，总的不良反应发生率也升高，可能是由于血液液体潴留而致的血液稀释或胃肠道隐血所致。巨幼红细胞性贫血多由叶酸缺乏导致。应用保泰松的患者约有 0.8% 发生粒细胞减少，约有 0.15% 发生粒细胞缺乏症。在用药的第一个月常先有皮疹，多在用药 3 个月内发生粒细胞缺乏症，个别患者停药后 4~6 天还会出现粒细胞减少，粒细胞减少与剂量大小无关，作用机制在于保泰松抑制骨髓早期细胞 DNA 的合成及影响蛋白质和核酸形成，从而导致粒细胞减少，还可能与此药的代谢和排泄比较缓慢相关。保泰松进入机体后刺激机体产生免疫反应，引起过敏性紫癜。主要表现为皮肤紫癜、黏膜出血、关节炎、腹痛、肾炎等，但实验室检查无异常发现。

第四节　血液系统损害的评价及防治原则

一、血液系统损害的评价

药物引起的血液系统毒性主要从以下几方面进行评价。

1. 血液的一般检测　目前多采用血液细胞自动分析仪，主要对血液标本中的红细胞、白细胞、血小板进行量和质的分析以及白细胞分类、血红蛋白测定等。

2. 骨髓检查　骨髓涂片的细胞学检查和骨髓微循环的观察，是白血病的鉴别诊断、各种贫血的鉴别诊断、血小板疾病的诊断以及某些感染性疾病诊断的重要手段。

3. 凝血功能检查　血小板计数及功能检查、凝血因子检测、抗凝与纤溶相关检测、血栓弹力图（thromboelastography，TEG）等。

二、血液系统损害的防治原则

在临床上，药物毒性的防治与药物剂量有关。对于可以预测的药物毒性，可通过调整药物剂量，或用一种作用类似但更有选择性的药物替代，也可用具有拮抗作用的药物予以处理。如怀疑疾病是由药物引起且不能确定是某种药物时，最可靠的方法是首先停用可疑药物甚至全部药物。不仅可及时终止致病药物对机体的继续损害，而且有助于诊断。停药后临床症状的减轻或消失，可提示是否为药源性疾病。如果用药能做到合理，大多数药源性疾病是可以避免的。如何做到合理用药，须做到以下几点。

1. 用药要有明确的指征，选药不仅要针对适应证，还要排除禁忌证，对于疗效不明确的药物，特别是临床经验不够、毒副作用了解不足的药物，应用更应慎重。

2. 要有目的地联合用药，可用可不用的药尽量不用，必须联合用药时要排除药物之间因相互作用可能引起的不良反应。

3. 根据选用药物的药效和药代动力学特点，及患者脏器功能的具体情况，制订合理的给药方案。

4. 在用药过程中严密观察药物的疗效和不良反应，发现异常应尽快查明原因，及时调整给药剂量或调换治疗用药，使药源性疾病的发生减少到最低限度。

三、血液系统损害的常规治疗策略

（一）贫血的处理

1. 浓缩红细胞的应用　输注浓缩红细胞能迅速提高贫血患者的携氧能力，但同时存在输血相关的风险。当血红蛋白达到 70~80g/L 时，绝大多数患者的携氧能力正常。如果患者血红蛋白为 70g/L，每单位浓缩红细胞可增加约 10g/L 的血红蛋白。

2. 重组人促红细胞生成素的应用　促红素是由肝脏和肾脏合成的激素，能调节红细胞的生成。很多药物都会不同程度地影响肾功能（尤其是铂类药物），从而引起促红素分泌减少。因此，促红素尤其适用肾功能有损害的患者，或对输血相关风险顾虑过多的患者。用法为促红素 150U/kg 皮下注射，每周 3 次,使用的同时应该补充铁剂和维生素 B$_{12}$、叶酸等,当血红蛋白高于 80g/L 或红细胞压积大于 40% 后应停药,副作用少见。

(二) 粒细胞减少的处理

1. 重组人粒细胞集落刺激因子的应用 对于 Ⅰ 级粒细胞减少患者,原则上不用;对于 Ⅱ 级粒细胞减少的患者如有 Ⅲ 级以上骨髓抑制的历史则需要使用;患者在用药后很快出现 Ⅱ 级骨髓抑制(2 周以内),尤其是患者有 Ⅲ 级以上粒细胞减少历史,最好使用;如果患者是在使用药物 2 周以后出现 Ⅱ 级粒细胞减少,而此前又没有 Ⅲ 级以上骨髓抑制的历史,则可以密切观察,暂时不用;对于 Ⅲ 和 Ⅳ 级粒细胞减少,必须使用。治疗性使用剂量为 5~7μg/(kg·d),主要用于对于 Ⅲ~Ⅳ 级粒细胞减少;预防性使用剂量为 3~5μg/(kg·d),主要用于此前有过 Ⅳ 级骨髓抑制的患者。对于治疗性使用,应在中性粒细胞绝对值连续 2 次大于 10×10^9/L 后停药。然而,临床上有些患者 2 次中性粒细胞绝对值大于上述标准比较困难,故当白细胞总数 2 次超过 10×10^9/L 亦可考虑停药。

2. 抗菌药物的应用 一般认为,对于粒细胞减少伴有发热的患者,均使用抗菌药物;对于 Ⅳ 级骨髓抑制的患者,无论有无发热,均必须预防性使用抗菌药物。理论上抗菌药物的使用应该以药敏为依据,但实际工作中很难实现,故多为经验性用药。2011 年美国国家综合癌症网络(National Comprehensive Cancer Network,NCCN)发布的指南指出:对中高危感染风险患者,包括接受高剂量化疗及预期粒细胞缺乏持续超过 7 天的血液系统肿瘤患者,推荐预防性应用喹诺酮类抗生素,考虑到微生物耐药风险,低危感染风险患者,如接受标准化疗的实体瘤及预期粒细胞缺乏少于 7 天的患者不推荐预防性应用喹诺酮类抗菌药物,而对于已经出现感染发热的患者,进行相关评估后经验性应用广谱抗菌药物,单药如头孢他啶、头孢吡肟、亚胺培南、美罗培南;联合用药如氨基糖苷类 + 抗铜绿假单胞菌活性的 β 内酰胺类,必要时联合万古霉素,而获得病原学证据的则更换为相应敏感的抗菌药物。如果患者有发热,应在发热消退至少 48 小时后停用抗菌药物;如果患者为 Ⅳ 度粒细胞减少但无发热,待粒细胞上升至正常后可停用。

(三) 血小板减少的处理

1. 单采血小板的应用 输注单采血小板能迅速提升血小板数量,从而防止因血小板减少发生出血。如果患者有 Ⅲ 级血小板减少而且有出血倾向,则应输注单采血小板;如果患者为 Ⅳ 级血小板减少,无论有无出血倾向,均应使用。一般而言,一单位单采血小板可提高血小板计数(10~20)×10^9/L。然而,外源性血小板的寿命通常仅能维持 72 小时左右,而且反复输入后患者体内会产生抗体。

2. 重组人促血小板生成素(thrombopoietin,TPO)的应用 血小板生成素是刺激巨核细胞生长及分化的内源性细胞因子,对巨核细胞生成的各阶段均有刺激作用,其应用亦有助于骨髓抑制导致的血小板减少的恢复、预防和治疗血小板减少患者的出血,并能减少单采血小板的输入量和缩短血小板降低持续的时间。当血小板计数超过 50×10^9/L 可停用。其不足之处是起效较慢,通常需要连续使用 5 天以后才有效果,故在有 Ⅳ 级血小板减少史的患者中预防性使用,其效果可能更好。

(四) 严重骨髓抑制的处理

严重骨髓抑制还可以通过造血干细胞移植治疗,目前有同基因造血干细胞移植、异基因造血干细胞移植及自体造血干细胞移植 3 种治疗方法。

本章小结

血液系统具有运送氧气、维持血管完整性、为宿主防御反应提供必要的免疫因子等重要功能,作为高度增殖分化的系统对药物毒性作用高度敏感,是药物毒性作用的重要靶器官。因此,了解药物对血液系统的毒性作用和毒性形成原因,对诊断及防治药物血液毒性具有重要意义。

思考题

1. 药物对血液系统的毒性作用分为哪几类？
2. 对于粒细胞减少伴发热患者的抗菌药物使用原则有哪些？

第九章
目标测试

（沈甫明）

第十章

药物对内分泌系统的毒性作用

第十章
教学课件

案例分析
（案例）

【学习目标】

1. **掌握** 药物对内分泌系统毒性作用的类型、常见药物。
2. **熟悉** 药物内分泌系统毒性作用的机制。
3. **了解** 内分泌系统药物毒性作用的检测方法。

内分泌系统分泌激素，激素通过血液循环到达靶细胞，与相应的受体结合，发挥其广泛的全身性作用。内分泌系统与神经系统相互配合，共同调节机体各种功能活动，以维持内环境的相对稳定。许多药物能干扰内分泌腺体合成和释放激素，对其功能甚至结构产生影响，从而产生各种内分泌系统毒性作用。

第一节　内分泌系统的形态学与生理学基础

一、内分泌系统的组成

内分泌系统由内分泌腺以及内分泌细胞组成。内分泌腺体主要包括垂体、甲状腺、甲状旁腺、肾上腺、胰岛、性腺、松果体及胸腺。内分泌细胞分散于许多组织器官中，如心、肺、肾、肝、脑以及消化道黏膜等部位。

二、分泌方式

激素需要借助于体液在体内传递化学信息。激素经血液运输至距离分泌部位较远的靶组织，称为远距分泌，是经典的内分泌方式；经组织液直接扩散并作用于邻近的细胞，称为旁分泌方式；激素还可以反转作用于分泌该激素的细胞，称为自分泌方式。

三、激素分泌的调节

激素一般以相对恒定的速度（如甲状腺激素）或一定的节律（如皮质醇、性激素）释放，但激素分泌总量会随机体的需要而发生相应的变化，以维持机体内环境的稳定。下丘脑与垂体组成了一个完整的神经内分泌功能系统。此系统可分为两部分：①下丘脑-腺垂体系统，两者间是神经体液性联系；②下丘脑-神经垂体系统，两者有直接神经联系。下丘脑弓状核分泌释放激素和释放抑制激素，主要有促甲状腺激素释放激素（thyrotropin releasing hormone，TRH）、促性腺激素释放激素（gonadotropin releasing hormone，GnRH，或促黄体生成激素释放激素 luteinizing hormone releasing hormon，LHRH）、生长激素释放激素（growth hormone releasing hormone，GHRH）、生长激素释放抑制激素（growth hormone releasing inhibitory hormone，GHRIH）、促肾上腺皮质激素释放激素（corticotropin releasing hormone，CRH 或 corticotropin releasing factor，CRF）、促黑激素释放因子（melanocyte releasing factor，MRF）和促黑激素释放抑制因子（melanotropin inhibitory factor，MRIF）、催乳素释放因子（prolactin releasing factor，PRF）及催乳素抑制因子（prolactin inhibiting factor，

PIF)等。腺垂体分泌至少8种激素:促甲状腺激素(thyroid stimulating hormone,TSH)、促肾上腺皮质激素(adrenocorticotropic hormone,ACTH)、黄体生成素(luteinizing hormone,LH,或间质细胞刺激素interstitial cell stimulating hormone,ICSH)、卵泡刺激素(follicle stimulating hormone,FSH)、生长激素(growth hormone,GH)、催乳素(prolactin,PRL)、促脂解素(lipotrophic hormone,LPH)、黑素细胞刺激素(melanocyte stimulating hormone,MSH)。这些释放激素或释放抑制激素经垂体门脉系统进入腺垂体,促进或抑制垂体激素的分泌,并进一步影响靶腺的功能。腺垂体激素、靶器官激素也反馈作用于下丘脑或垂体,形成了3个主要的调节轴:下丘脑 - 腺垂体 - 甲状腺轴、下丘脑 - 腺垂体 - 肾上腺轴、下丘脑 - 腺垂体 - 性腺轴。下丘脑视上核产生抗利尿激素(antidiuretic hormone,ADH,又称血管升压素),而室旁核产生催产素(oxytocin,OXT),并通过长轴突转运释放到神经垂体的血管中。

第二节　药物引起内分泌系统损伤的类型及典型药物

一、药物引起甲状腺损伤

血液中的碘被摄取进入甲状腺,可在甲状腺球蛋白的酪氨酸残基上发生碘化,经一系列反应合成甲状腺激素。甲状腺激素主要有两种:四碘甲腺原氨酸(tetraiodothyronine,即甲状腺素,T_4)和三碘甲腺原氨酸(triiodothyronine,T_3)。在促甲状腺激素(thyroid stimulating hormone,TSH)的作用下,T_4和T_3释放入血。血浆中T_4的浓度远高于T_3,但T_3的活性是T_4的5倍左右。血液中87%的T_3来源于T_4,经5′- 脱碘酶脱碘产生,其余来自甲状腺的分泌。药物可引起甲状腺功能紊乱、甲状腺肿大及肿瘤。

(一) 引起甲状腺增生肿大和肿瘤形成

药物的作用使血液中甲状腺激素水平降低,垂体的TSH会代偿性分泌增加。TSH将促进甲状腺滤泡细胞发生增殖改变,包括肥大、过度增生,甚至形成肿瘤。引起甲状腺增生肿大及肿瘤形成的机制及药物如图10-1所示。

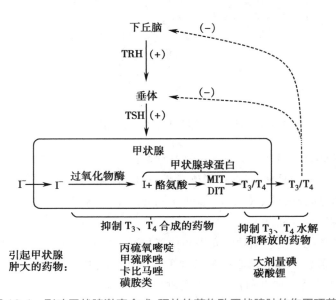

图 10-1　影响甲状腺激素合成、释放的药物致甲状腺肿的作用环节

1. 抑制甲状腺的碘摄取　甲状腺激素合成的起始步骤是通过主动转运从血液循环中吸收碘。阴离子化合物高氯酸根(ClO_4^-)和硫代氰酸根(SCN^-)能与碘离子I^-竞争,阻断甲状腺滤泡细胞富集

碘,与碘缺乏的后果相似,持久作用引起甲状腺增生肿大。

2. 抑制甲状腺激素的合成　甲状腺激素合成的第二步是碘与甲状腺球蛋白酪氨酸残基结合,并逐步合成甲状腺激素。此过程中首先需要甲状腺过氧化物酶将无机碘化物氧化为分子态(反应态)碘,因此过氧化物酶受抑制,甲状腺激素的合成降低。能抑制过氧化物酶的药物及化合物有:①巯基酰胺,如硫脲、硫脲嘧啶、丙硫氧嘧啶、甲巯咪唑、卡比马唑等;②苯胺衍生物及相关化合物,如磺胺类药物、对氨基苯甲酸、对氨基水杨酸和氨苯丁酮等;③其他抑制剂,如安替比林及碘安替比林。

3. 抑制甲状腺激素的分泌　即抑制 T_3、T_4 的释放,大剂量碘抑制甲状腺激素释放,降低血液中甲状腺激素水平,用于治疗格雷夫斯病(Graves disease,又称毒性弥漫性甲状腺肿)及甲状腺功能亢进。治疗躁狂症的碳酸锂也对甲状腺激素的释放有较强的抑制作用。

4. 诱导肝微粒体酶　T_4 和 T_3 在肝微粒体酶体系作用下,分别经葡糖醛酸化和硫酸酯化后从胆汁中分泌,此过程是 T_4 和 T_3 从胆汁中分泌的限速步骤。诱导肝微粒体酶可以促进甲状腺激素的分解代谢及经胆汁排出,使血液中甲状腺激素水平降低。能诱导肝微粒体酶的药物包括中枢系统作用药物(如苯巴比妥、苯二氮䓬类药物)、钙通道阻滞药(如尼卡地平、苄普地尔)等。长期使用苯巴比妥、苯二氮䓬类药物可使肝微粒体尿苷二磷酸(UDP)-葡糖醛酸转移酶活性提高,促进 T_4-葡糖醛酸苷的形成,后者经胆汁从粪便中排出,T_4 水平降低,负反馈抑制消失,TSH 会代偿性分泌增加,甲状腺受到长期高水平的 TSH 刺激常使滤泡细胞形成肿瘤的危险度增加。肝微粒体诱导剂导致甲状腺增生形成示意图见图 10-2。

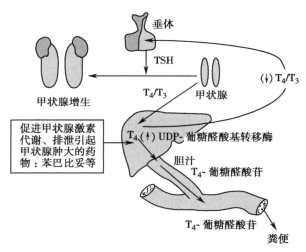

图 10-2　肝微粒体诱导剂导致甲状腺增生形成示意图

5. 抑制 5′-单脱碘酶　赤藓红抑制 5′-单脱碘酶可引起啮齿类动物的甲状腺功能紊乱及甲状腺良性肿瘤发生率上升。原因是抑制 5′-单脱碘酶后,T_4 经脱碘转化为 T_3 的过程受阻,T_4 蓄积,随之转化为反式三碘甲状腺原氨酸(reverse triiodothyronine,rT_3);血液中 rT_3 增高,T_3 下降。

(二)引起甲状腺功能紊乱

药物所致甲状腺功能紊乱包括功能亢进和功能减退。功能亢进的症状和体征有甲状腺肿大、体重下降、肌肉退化、震颤以及原有的心律失常加重等。功能减退的症状和体征有疲劳、怕冷、精神萎靡、活动迟钝和皮肤干燥等。典型药物有以下几种:

1. 胺碘酮　抗心律失常药胺碘酮的化学结构与 T_4、T_3 相似,分子量的 37% 为碘,且其中 10% 脱碘后成为碘离子,结果使 T_4 合成增加。同时胺碘酮抑制 5′-脱碘酶致 T_4 转化成 T_3 过程受阻,致 T_3 降低或为正常低值。胺碘酮也参与甲状腺抗体的形成。由胺碘酮导致的甲亢或甲状腺毒症,多见于缺碘地区的患者。甲状腺功能检查见 T_4 增高、TSH 降低,同时检测 T_3 可有助于非药源性甲亢的鉴别,后者 T_3 增高,而胺碘酮诱导者则为低值。胺碘酮也能诱导甲状腺功能减退,主要发生于长期使用的患者,在饮食摄入碘高的地区、有甲状腺自身抗体的妇女很易发生。过量的碘可抑制甲状腺细胞对碘的摄取和氧化,从而抑制甲状腺激素的合成与释放,即 Wolff-Chaikoff 效应。实验室检查结果为血清 TSH 升高、FT_4 下降或正常。多数可在停药后恢复,少数则表现为持久性甲状腺功能减退。

2. 聚维酮碘 聚维酮碘常用于妇科宫颈及阴道治疗炎症及术前准备,反复擦拭用药几天后可出现甲亢症状。为减少碘的吸收,聚维酮碘擦拭后应用无菌干纱布再将聚维酮碘擦净。

3. 锂剂 锂剂广泛应用于治疗双相情感障碍及粒细胞减少等疾病。锂抑制 T_4、T_3 从腺体的释放,主要引起甲减和甲状腺肿。锂剂也可引起甲状腺功能亢进,可能的机制是当锂制剂停止使用后,解除了锂对甲状腺激素合成的抑制,而出现反跳性甲状腺功能亢进。

4. 干扰素 α 干扰素具有广谱抗病毒繁殖作用,用于慢性丙型、乙型肝炎,多发性硬化和肿瘤性疾病的治疗。干扰素 α 诱发的甲状腺疾病以慢性丙型肝炎患者的发生率最高,甲状腺自身抗体阳性及女性的患病危险性增加。常表现为甲减、甲状腺炎、毒性弥漫性甲状腺肿,即 Graves 病。干扰素 α 诱发的甲状腺疾病多数为亚临床型,多可自行缓解。对有甲状腺病史或甲状腺抗体阳性者在应用干扰素 α 治疗时,应注意监测甲状腺功能。

5. 抗甲状腺药 丙硫氧嘧啶和甲巯咪唑可导致甲减。

6. 其他 硝普钠、高氯酸盐、磺脲类药物也可导致甲减。

(三)引起甲状腺功能试验异常

甲状腺功能测试主要包括测定血浆总 T_4 和 T_3 浓度、血浆 TSH 基础浓度以及游离 T_4 浓度。常见影响甲状腺功能试验异常的药物有苯妥英、卡马西平、利福平,这些药物可导致血浆中 T_3 和 T_4 水平下降。放射显影剂含有碘,能引起 T_4 水平上升。可能干扰甲状腺功能试验的药物还有胺碘酮、阿司匹林、β 受体拮抗剂、糖皮质激素、肝素、非甾体抗炎药、雌激素等。药物有时可以在未出现甲状腺功能障碍临床症状的情况下,使甲状腺功能测试结果超出正常参考值范围。

二、药物引起肾上腺损伤

肾上腺包括周围部的皮质和中央部的髓质两个部分。肾上腺皮质由外向内依次分为球状带、束状带和网状带。球状带主要分泌醛固酮等盐皮质激素,束状带分泌可的松和氢化可的松等糖皮质激素,网状带分泌少量的性激素。肾上腺髓质主要分泌肾上腺素和去甲肾上腺素。药物一般影响较多的是肾上腺皮质(图 10-3)。

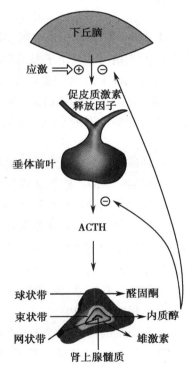

图 10-3 肾上腺皮质激素分泌的调节

(一)引起促激素源性萎缩

下丘脑释放促肾上腺皮质激素释放因子(corticotropin releasing factor,CRF),控制促肾上腺皮质激素(adrenocorticotropic hormone,ACTH)的分泌和释放,后者刺激肾上腺皮质合成和释放糖皮质激素与盐皮质激素(图 10-3)。临床长期大剂量尤其是持续给予糖皮质激素,可引起肾上腺皮质萎缩和功能不全。

(二)引起损伤性萎缩

指肾上腺组织细胞受到直接损伤所导致的萎缩。米托坦(mitotane,双氯苯二氯乙烷)与杀虫剂滴滴涕(dichlorodiphenyl trichloroethane,DDT)为一类化合物,用于不可切除的肾上腺皮质癌、切除后复发癌以及皮质癌术后辅助治疗。该药能相对选择性地作用于肾上腺皮质束状带及网状带细胞,使其萎缩、坏死,对正常细胞及瘤细胞均有损伤作用。皮质激素在肾上腺皮质的线粒体和内质网内以胆固醇为基础经侧链裂解和羟化而合成,米托坦抑制碳链裂解酶和11β-羟化酶,使皮质激素生产减少,而米托坦代谢过程中产生的氧化自由基是造成皮质细胞坏死的细胞毒理机制。

球状带的萎缩反映了某些药物如螺内酯和卡托普利对醛固酮合成与分泌的抑制作用。其作用机制可以是直接的,如螺内酯对18α-羟化酶的抑制;也可以是间接的,如卡托普利对肾素-血管紧张素-醛固酮系统的抑制作用。

肾上腺髓质增生性损害及可能使其发生的药物(拓展阅读)

(三)引起肾上腺髓质增生

在动物实验中观察到了肾上腺髓质增生性损害,与腺垂体激素的分泌关系密切。临床实践中肾上腺髓质增生性损害也值得关注。

三、药物引起性腺损伤

性腺既是生殖器官又是内分泌器官,具有生成精子(男性睾丸)或卵子(女性卵巢)以及分泌雄性激素或雌性激素的双重功能。

(一)引起睾丸损伤

睾丸由不同阶段的生精细胞、睾丸支持细胞(又称塞托利细胞)和间质细胞构成。睾丸支持细胞为各阶段的生精细胞及精子提供营养、支持和保护作用。睾丸支持细胞通过细胞间连接形成血-睾屏障,对维持睾丸的内环境稳定有重要作用。睾丸支持细胞能分泌抑制素和雄激素结合蛋白,抑制素可以抑制垂体分泌卵泡刺激素(follicle-stimulating hormone,FSH),雄激素结合蛋白与雄激素结合提高生精环境中雄激素的水平。间质细胞合成和分泌睾酮,其内分泌作用受下丘脑-垂体-性腺轴的调节。

秋水仙碱可引起睾丸支持细胞胞质微管溶解,使睾丸支持细胞留下形态不规则的稀疏的顶部凸起,而没有足够的结构支持,从而导致生精上皮中大量生殖细胞脱落,严重时可引起睾丸萎缩。睾酮或其他雄性激素类药物可恢复、代替睾丸的正常生理功能,对青春期可刺激和维持男性第二性征、躯体发育及正常性功能。对成年期可恢复和维持性欲、性功能和第二性征。但长期使用或滥用该类药物,可抑制精子的产生,并可导致睾丸萎缩。棉酚是棉花种子、根和茎中含有的酚类物质,棉酚能破坏睾丸生精小管的生精上皮,使精子生产数量减少,直至没有精子生成。停药后可逐渐恢复,但是可引起不可逆的精子发生障碍。顺铂、烷化剂、甲氨蝶呤等抗肿瘤药损伤细胞的DNA,抗肿瘤治疗过程中不可避免地影响精子的生成。

大鼠及小鼠试验中,很多种药物都能引起间质细胞肿瘤增生性损害,包括兰索拉唑、吲哚美辛、甲硝唑、西咪替丁、氟他胺、吉非罗齐、螺内酯、他莫昔芬、阿糖腺苷、氯贝丁酯等。但是间质细胞瘤在大鼠是高发的肿瘤,发生机制可能是药物长期使用扰乱了大鼠下丘脑-垂体-睾丸轴上的某一环节,使黄体生成素(在男性也称为间质细胞刺激素,ICSH)反馈性生成增加,引起间质细胞增生性变化。尽管睾丸间质细胞瘤是啮齿类动物慢性毒性试验中常发生的内分泌肿瘤之一,但是人类间质细胞瘤的发生非常罕见,大鼠不是评价药物致人类睾丸肿瘤潜在危险的合适模型。

(二)引起卵巢损伤

卵巢功能受下丘脑-垂体-卵巢轴的影响。给予较大剂量的雌激素和孕激素,可通过负反馈抑制作用,抑制下丘脑分泌促性腺激素释放激素(GnRH),使腺垂体分泌FSH和LH减少,FSH缺乏可使卵泡不能发育成熟,LH减少会使排卵前必需的LH突发性分泌不能形成,从而抑制排卵,可用于临床避孕。同理,抗雌激素类药物氯米芬在腺垂体水平竞争性阻断雌激素受体,阻止正常的负反馈调节,促进GnRH和腺垂体FSH和LH分泌,刺激卵巢增大,诱发排卵,可用于不孕及闭经的治疗。呋喃妥因、他莫昔芬、雷洛昔芬等在小鼠试验中可引起卵巢肿瘤的发生率上升。

（三）引起药源性性腺疾病

药源性性腺疾病是指药物所致的性激素分泌紊乱及性腺功能障碍,男性主要表现为男性乳腺发育及与睾丸功能障碍有关的症状;女性主要表现为男性化、多毛症以及与卵巢功能障碍有关的症状。

1. 药源性男性乳腺增生症　己烯雌酚、氯米芬、洋地黄苷、雌激素、螺内酯等药物因具有雌激素活性,可导致男性乳腺增生。酮康唑、乙醇、长春花碱、西咪替丁、环丙孕酮、氟他胺和苯妥英等药物可能通过减少睾酮的生物合成和干扰其作用而导致男性乳腺增生。白消安、卡莫司汀、金霉素、可乐定、肼屈嗪、长春新碱、苯乙肼、绒促性素等药也有此作用。但是,这些药物无升高催乳素作用,故不导致溢乳。

2. 女性男性化　合成类固醇激素,包括糖皮质激素,都有不同程度的雄激素样作用,可致女性多毛症、声音变粗等。妊娠期给予合成类固醇激素可致女性胎儿男性化及男性胎儿性早熟。达那唑可以降低睾酮与血浆性激素球蛋白结合的结合能力,导致血中游离态即有活性的睾酮浓度增加,从而引起女性多毛症和男性化。

3. 闭经　在月经周期的卵泡期,黄体生成素和卵泡刺激素分泌逐渐增加,至排卵前这两种激素的血浓度可达到最高峰。口服避孕药抑制此两种激素高峰浓度的产生,可以抑制排卵,但是对于部分女性,特别是有月经周期不规则病史者可导致闭经。

四、药物引起下丘脑及垂体损伤

垂体在内分泌腺轴调节机制中处于非常重要的位置。垂体增生性病变或肿瘤的发生与下丘脑及靶腺功能的改变密切相关,药物直接作用于垂体引起垂体功能的改变。

甲状腺外科手术切除或放射治疗后,或甲状腺激素的合成受到化学抑制后,垂体中分泌促甲状腺激素的细胞会增生和肥大。性腺切除能诱导催乳素细胞瘤的形成。动物试验中也发现了多种化学物质能引起垂体细胞瘤,如降钙素能诱导大鼠垂体瘤,咖啡因、舒必利等也与大鼠垂体瘤的发生有关。但实验动物垂体瘤的发生与动物种属、品系、生殖状态及食物等多种因素有关。

临床应用的多种药物可对垂体功能造成影响。糖皮质激素、促肾上腺皮质激素通过反馈轴调节作用能抑制生长激素分泌或释放。长期接受糖皮质激素类药物治疗的儿童哮喘患者,可致生长停顿。

抗精神病药氯丙嗪可阻断结节-漏斗通路多巴胺神经元的多巴胺受体,导致垂体激素分泌紊乱,出现催乳素分泌增加和生长素分泌减少,临床上表现为溢乳-闭经综合征。女性闭经溢乳,男性性功能下降,少数也可溢乳。儿童长期用药会影响生长发育。抗精神病药作用机制与氯丙嗪相同,也会引起溢乳-闭经综合征。其他常见的药物还包括抗抑郁药如阿米替林、丙米嗪和氟西汀,抗溃疡药如西咪替丁和雷尼替丁,镇痛药如美沙酮、吗啡,苯二氮䓬类,雌激素,利血平和甲基多巴等。

抗利尿激素作用于远曲小管和集合小管引起肾小管对水的重吸收增加,使尿液浓缩,尿量减少。药物可以导致药源性抗利尿激素分泌紊乱综合征,主要表现为低钠血症和继发的神经精神症状。常见药物有吩噻嗪类、三环类抗抑郁药、抗癫痫药(如卡马西平)、细胞毒性药物(如环磷酰胺、顺铂、长春新碱等)、降血糖药(如氯磺丙脲和甲苯磺丁脲等)。吩噻嗪类、三环类抗抑郁药及卡马西平能增加ADH 的释放;长春新碱因其神经毒作用导致 ADH 释放紊乱。

五、药物引起胰岛损伤

（一）引起胰岛损伤及药源性高血糖症

人体的胰腺中有 25 万 ~175 万个胰岛,胰岛主要有两种细胞:分泌胰高血糖素的 α 细胞和分泌胰岛素的 β 细胞。药物或化合物通过破坏胰岛 β 细胞或干扰胰岛 β 细胞的功能,会导致糖尿病或药源性高血糖症。

1. 药物对胰岛的毒性作用　对胰腺产生毒性作用的典型药物是链佐菌素（streptozocin,STZ）和四氧嘧啶(alloxan,阿脲)。STZ 是一种广谱抗生素,具有抗菌、抗肿瘤作用和致糖尿病的副作用,目前主要用于糖尿病动物模型的制备和胰岛 β 细胞癌的治疗。STZ 对实验动物的胰岛 β 细胞具有高度选择性毒性作用,它可以破坏多种动物如大鼠、小鼠、犬、猴、羊、中国地鼠、豚鼠和兔的胰岛 β 细胞,导致糖尿病。

四氧嘧啶可产生超氧自由基而破坏胰岛 β 细胞,也与干扰锌代谢有关。四氧嘧啶引起的血糖反应分为三个时相,一次腹腔或静脉注射后,开始血糖升高,继而因胰岛 β 细胞残存的胰岛素释放引起低血糖,之后开始持久的高血糖,胰岛 β 细胞呈现不可逆性坏死。因为四氧嘧啶也同时会造成肝、肾的中毒性损伤,模型制备方面已经很少应用。四氧嘧啶和 STZ 在致动物糖尿病方面有很多相似之处,但不同动物对四氧嘧啶的敏感性差异较大,例如豚鼠对四氧嘧啶不敏感。

喷他脒为抗寄生虫药,用于治疗艾滋病合并耶氏肺孢子菌肺炎。该药溶解胰岛 β 细胞使胰岛素释放,引起严重的低血糖,由于 β 细胞不断破坏,最终将发展成胰岛素缺乏和糖尿病。

2. **药源性高血糖症**　常见的引起高血糖症的药物及机制如下:

(1)抑制胰岛素的生物合成或分泌:抗肿瘤药门冬酰胺酶(抑制胰岛素分子中门冬酰胺残基,使胰岛素生成过程受抑)、二氮嗪、噻嗪类利尿剂、β 受体拮抗剂。

(2)诱导胰岛素抵抗或影响胰岛素在靶组织利用:抗精神病药氯氮平和奥氮平、糖皮质激素类药物氢化可的松和泼尼松、噻嗪类利尿剂、β 受体拮抗剂。

(3)增强负反馈调节:β 拟交感神经药。

应用可能导致糖尿病的药物时,应经常监测血糖、尿糖,及时发现及时采取措施。

警惕降糖药引起的药源性低血糖(拓展阅读)

(二)引起药源性低血糖症

低血糖症在大多数情况下由于药物的不合理使用所致,较低的血浆葡萄糖水平最终导致神经低血糖,临床表现为 Whipple 三联征(即精神混乱、昏迷、全身痉挛及神经障碍),如不及时发现常会危及生命。常见的引起低血糖的药物及机制如下:

(1)增加胰岛素水平或胰岛素分泌的药物:胰岛素、磺酰脲类、双胍类降糖药、水杨酸类药物、磺胺类抗菌药、丙吡胺、喷他脒、β 拟交感神经药。

(2)提高对胰岛素敏感性的药物:血管紧张素转化酶抑制剂。

(3)降低负反馈调节:β 受体拮抗剂。

(4)其他:奎宁、奎尼丁、色氨酸、单胺氧化酶抑制剂、环丙沙星、对乙酰氨基酚。

第三节　内分泌系统损伤的评价

药物对内分泌器官毒物作用的检测可分为体外试验和体内试验,研究方法可分为形态学检测和功能学检测。内分泌器官重量能粗略反映药物对该内分泌器官的毒性作用,形态学检测包括光镜检查、电镜检查、免疫组织化学检查等。功能学检测包括激素水平,激素合成、释放,释放抑制及代谢检测等。

一、药物引起甲状腺损伤的评价

1. **血清甲状腺激素的测定**　血清游离甲状腺素(FT_4)、游离三碘甲腺原氨酸(FT_3)、血清总甲状腺素(TT_4)、总三碘甲腺原氨酸(TT_3)、血清反 T_3(rT_3)等是临床常用的指标,可反映甲状腺功能状态。激素水平测定采用放射性标记和非放射性标记免疫法(具有无放射性、试剂稳定、结果显示快等优点,缺点是试剂和仪器较贵)。

2. **甲状腺 ^{131}I 摄取率**　根据 ^{131}I 可产生 γ 射线的原理,可用盖革计数管测定法测定甲状腺 ^{131}I 摄取率,用于甲亢的诊断。

3. **下丘脑 - 垂体 - 甲状腺功能检测**　T_3 抑制试验、血清促甲状腺激素(TSH)的测定及促甲状腺激素释放激素(TRH)兴奋试验。T_3 抑制试验时，先测定基础 ^{131}I 摄取率，口服 T_3 之后，再做 ^{131}I 摄取率试验。与基础 ^{131}I 摄取率比较，正常人以及单纯性甲状腺肿患者 ^{131}I 摄取率下降 50% 以上，而甲亢患者不被抑制，可用于鉴别甲状腺肿伴 ^{131}I 摄取率增高是由甲亢还是由单纯甲状腺肿所致。TSH 水平可采用放射免疫或荧光免疫技术测定，用于甲亢和甲减的诊断与治疗监测。TRH 兴奋试验时，静脉注射 TRH 后，如果 TSH 升高，可排除甲亢；如 TSH 不升高，则支持甲亢的诊断，因为甲亢时血清中 T_4、T_3 增高，反馈抑制 TSH，因而 TSH 不受 TRH 兴奋。

二、药物引起肾上腺损伤的评价

1. **肾上腺重量测定**　实验动物肾上腺重量可粗略反映肾上腺皮质功能的变化情况。严重急性中毒时，肾上腺重量有时在 6~24 小时就会有明显增加，肾上腺表面也可能有出血点。在下丘脑 - 垂体 - 肾上腺轴，垂体分泌的 ACTH，对肾上腺功能、活动和重量有密切影响。当 ACTH 分泌增加时，肾上腺皮质的功能增强，出现肥大，重量增加；当 ACTH 分泌减少时，功能活动减弱，肾上腺出现萎缩，重量减轻。

2. **肾上腺皮质激素和 ACTH 的测定**　如尿 17- 羟皮质类固醇和 17- 酮皮质类固醇测定、血皮质醇和皮质酮测定、ACTH 测定等，可反映肾上腺皮质激素和促激素分泌是否正常。

3. **肾上腺内维生素 C 及胆固醇含量测定**　当急性中毒时，肾上腺内维生素 C 含量下降速度和持续时间与中毒的严重程度相关。胆固醇是肾上腺皮质激素的前体，实验动物在 ACTH 作用下，或因中毒引起的应激反应时肾上腺合成分泌的 17- 羟皮质类固醇增加，故皮质内胆固醇含量明显下降。而在这一过程中，需要消耗维生素 C，故本指标与维生素 C 类似。胆固醇下降的对数值与促皮质素剂量或应激强度成正比，因此，本指标也是急性中毒时评价肾上腺皮质功能活动简单、可靠的指标。

4. **嗜酸性粒细胞和淋巴细胞计数**　这是间接反映肾上腺皮质功能的指标。血液中糖皮质激素(可的松、氢化可的松等)浓度的增加能引起循环血液中嗜酸性粒细胞和淋巴细胞的减少，而且减少的百分率与剂量明显相关。通过给药前后外周血中这两种细胞数变化率的测定，能评价肾上腺皮质功能活动的情况。本方法可对实验动物进行连续多次测定，适合长期毒性试验中对动物的动态观察。

5. **影像学检查**　采用 X 线计算机体层摄影(CT)和磁共振成像(MRI)对垂体、肾上腺的大小和形态了解很有帮助。B 超成像对腹腔肾上腺探查也有帮助。

三、药物引起性腺损伤的评价

垂体 - 性腺系统功能检查，主要是促性腺激素和性激素的测定，还可以用一些相关的细胞学检查间接反映性激素的情况。血、尿中的促性腺激素 FSH 和 LH、雄激素、雌激素等均可直接测定，也可以通过测定这些激素的靶组织发生的变化来间接评价。如对雌性动物可对其卵巢类固醇激素和维生素 C 水平进行测定，也可以进行生物监测，包括对动物子宫重量、未成熟雌鸡的输卵管重量、阴道涂片细胞学检查等间接反映垂体 - 性腺系统的功能。对雄性动物可通过测定睾酮含量、前列腺前叶重量以及精液细胞学检查来反映。有时为了进一步研究药物对垂体 - 性腺系统毒性作用环节的影响，根据不同情况，可采用去势动物、切除垂体的动物进行研究，分析作用环节和毒理学机制。

> **本章小结**
>
> 　　内分泌系统是机体重要的调节系统，是药物毒性作用的重要靶系统之一。对内分泌系统毒性作用常见药物包括：引起垂体毒性作用的药物有氯丙嗪；引起胰腺毒性作用的药物有喷他脒、胰岛素；引起甲状腺毒性作用的药物有抗甲状腺药、胺碘酮；引起肾上腺毒性作用的药物有糖皮

质激素；引起性腺毒性作用的药物有抗肿瘤药、雌激素和孕激素。药物可以通过直接作用（如抗甲状腺药引起甲状腺肿及药源性低血糖症）以及影响下丘脑 - 垂体 - 靶腺轴中的不同环节发生毒性作用（如肾上腺促激素源性萎缩）。临床上应用有内分泌系统毒性药物时，要注意监测其毒性作用。药物对内分泌器官毒物作用的检测可分为体外试验和体内试验，研究方法可分为形态学检测和功能学检测。

思考题

1. 简述药物引起内分泌系统毒性作用的类型及常见药物。
2. 下丘脑 - 腺垂体 - 靶腺调节轴主要有哪几个？举例说明通过该轴发生毒性作用的药物。

第十章
目标测试

（郝丽英）

第十一章

药物对免疫系统的毒性作用

第十一章
教学课件

免疫系统（immune system）是机体为适应外界环境的变化，维持机体稳态环境，抵御病原体和外来物质的侵袭而形成的复杂的机体防御性体系。免疫系统遍布于全身各组织脏器，随时监视着体内的各种变化，能识别和防范外源性物质的侵入，并迅速做出各种相应的应答。免疫系统作为机体内对药物毒性最敏感的系统之一，许多药物不良反应均起源于免疫系统异常或免疫毒性（immunotoxity）。

案例分析
（案例）

药物作为外源性物质进入机体后，在早期即可与免疫细胞或免疫分子接触。免疫系统极为敏感，往往在其他器官系统尚未观察到毒性作用时免疫系统就已经出现损害，如淋巴细胞减少、宿主抵抗力下降、特异免疫功能应答改变等。免疫系统是非常复杂的，许多药物的免疫毒性作用靶位、机制等尚未阐明，同时新药临床前安全性评价中关于药物免疫毒性的评价指标与方法也亟待完善。因此，较全面地了解免疫系统的组成及功能，加强用药期间对免疫功能的监测，发现免疫系统损害的早期指标，探索药物对免疫系统的影响至关重要，也有助于对药物临床前和临床研究做出较全面的评价。

第一节 免疫系统的形态学与生理学基础

免疫系统由免疫器官、免疫细胞和免疫分子共同构成，三者通过血液循环、淋巴循环及神经支配形成相互联系，是机体免疫反应发生的基础（图 11-1）。免疫系统不能完全独立运行，需要与机体其他系统互相协调，尤其是受到神经体液调节；同时，免疫系统又可通过反馈影响神经体液调节，维持机体的生理平衡。免疫系统主要行使机体自我识别和对抗原性异物排斥反应的功能，两者都与药物有关。药物（尤其是生物制剂）作为外源性物质进入人体时，一方面可能引发强烈的免疫反应；另一方面如药物直接伤害免疫系统，则可能导致免疫抑制，造成免疫功能低下。

一、免疫器官

和其他器官不同，免疫器官并不集中，分布在身体各处（图 11-2，彩图 11-2）。免疫器官根据分化的时间和功能的不同，可分为中枢免疫器官和外周免疫器官。

（一）中枢免疫器官

中枢免疫器官包括骨髓和胸腺，是免疫细胞发生、分化、成熟的地方。中枢免疫器官产生的淋巴细胞不受抗原刺激的影响，其中骨髓中的造血干细胞是所有免疫细胞的来源。造血干细胞在骨髓分化为成熟 B 细胞，而在骨髓初步发育的淋巴干细胞经由血液循环迁移至胸腺。胸腺的主要免疫功能是驯化 T 细胞，T 细胞在这里分化成熟，最终

胸腺
（图片）

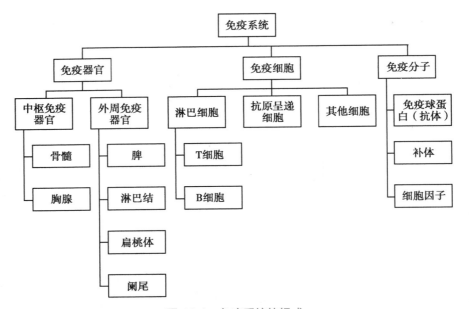

图 11-1　免疫系统的组成

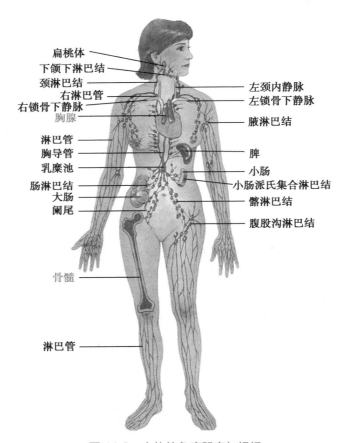

图 11-2　人体的免疫器官与组织

转移到外周免疫器官。骨髓内的 B 细胞、胸腺内的 T 细胞在分化成熟前,为防止自身免疫损伤,对自身抗原有反应性的细胞克隆被选择性清除,形成自身免疫耐受。影响骨髓、胸腺等器官的药物,对体液免疫和细胞免疫均可产生毒性作用,如胸腺和骨髓的组织形态学变化、胸腺的器官系数以及淋巴细胞数量和分化发育异常等。

（二）外周免疫器官

外周免疫器官包括脾、淋巴结、扁桃体、阑尾以及全身弥散的淋巴组织等。它们是成熟的 B 细胞和 T 细胞驻留、活化、增殖、对抗原产生后天免疫反应的场所。淋巴结中的淋巴液是淋巴细胞与活化抗原接触的场所。药物诱导的各种免疫应答可引起免疫器官和免疫组织增生、肿大，而药物免疫抑制毒性作用则可引起免疫器官的萎缩和重量减轻。

脾
（图片）

二、免疫细胞

免疫细胞是参与免疫应答或与免疫应答有关的细胞的统称，包括：淋巴细胞（在免疫应答中起核心作用）、抗原呈递细胞（单核细胞和巨噬细胞）及单纯参与免疫效应的其他细胞。

淋巴结
（图片）

（一）淋巴细胞

淋巴细胞是免疫系统的主要组成细胞，按其性质和功能可分为 T 细胞、B 细胞、自然杀伤细胞（naturalkiller cell，NK）。不同的淋巴细胞形态相似，主要通过表面标记和反应性质进行区分。与红细胞不同，淋巴细胞虽然存在血液中，但是只将血液作为运输工具，到达作用部位，淋巴细胞离开循环系统进入组织。免疫应答时，进入机体的抗原，大多数经过单核 / 巨噬细胞的摄取、处理后传递给淋巴细胞，淋巴细胞识别抗原后，进行增殖与分化，形成效应 T 细胞和浆细胞，分别执行细胞免疫和体液免疫作用。

1. T 细胞（T cell）　T 细胞来源于骨髓中的干细胞，在胸腺分化和成熟，又称为胸腺依赖性淋巴细胞。T 细胞是血液中的主要淋巴细胞，占血液淋巴细胞的 60%~70%。成熟的 T 细胞离开胸腺，分布到外周免疫器官的胸腺依赖区，通过淋巴管、外周血和组织液进行再循环，发挥监控作用，受抗原刺激后参与免疫应答。在 T 细胞发育的不同阶段，细胞膜表达与细胞免疫功能有关生物分子，如 T 细胞受体、分化抗原簇（cluster of differentiation，CD）及其他表面标志（组织相容性抗原、有丝分裂原受体、病毒受体、白介素受体等），可作为鉴别 T 细胞及其活化状态的生物标志物。效应 T 细胞按细胞表型及功能区分，可分为 3 个主要亚群。药物的免疫毒性作用影响 T 细胞亚群的分化、增殖和功能。

（1）细胞毒性 T 细胞（cytotoxic T cell，Tc）：Tc 为 CD8$^+$ T 细胞，能杀伤带有抗原标记的靶细胞，Tc 细胞对靶细胞具有反复杀灭作用，因此在抗病毒感染、抗肿瘤免疫、移植排斥反应和某些自身免疫疾病中起重要作用。Tc 细胞对靶细胞的直接细胞毒作用在迟发型过敏反应中发挥着重要作用。

（2）抑制性 T 细胞（suppressor T cell，Ts）：Ts 也属于 CD8$^+$ T 细胞，能够抑制 T 细胞和 B 细胞的活性，调节免疫系统的功能、控制免疫应答的强度。

（3）辅助性 T 细胞（helper T cell，Th）：Th 属于 CD4$^+$ T 细胞，具有协助体液免疫和细胞免疫的功能，促进 Tc 和 Th 细胞成熟。分化的 Th 有 2 种类型：Th$_1$ 和 Th$_2$。Th$_1$ 可释放各种细胞因子，募集并激活巨噬细胞、Tc 细胞和中性粒细胞等，介导细胞免疫的发生，在Ⅳ型过敏反应中发挥关键作用。Th$_2$ 帮助 B 细胞获得抗原信息，促使 B 细胞活化并转化为浆细胞分泌抗体，在抗体介导的体液免疫反应（Ⅰ~Ⅲ型过敏反应）中发挥作用。

当药物毒性影响胸腺时，可出现胸腺萎缩、T 细胞发育受阻、外周血淋巴细胞显著减少、外周淋巴器官的胸腺依赖区缩小等病理表现。因此，药物导致的胸腺萎缩，产生严重的免疫系统毒性，是药物免疫毒性的重要评价指标。

2. B 细胞（B cell）　由骨髓干细胞衍生、发育而来，故称骨髓依赖性淋巴细胞。B 细胞在血液中占淋巴细胞总数的 20%~30%，寿命仅 15 天，而在脾中 B 细胞数目多达 60%。B 细胞是主导体液免疫的核心细胞,受抗原刺激后,成熟的 B 细胞在外周免疫器官中开始增殖与分化,一部分成为 B 记忆细胞,另一部分成为浆细胞。浆细胞停留在组织内,合成与分泌特异性抗体,分泌的抗体经血液送到体液去中和相应的抗原。B 记忆细胞再次接触相同抗原时,迅速产生大量 IgG 抗体。

3. 自然杀伤细胞(natural killer cell,NK)　NK 不需要预先致敏,能在没有抗原刺激和抗体参与的情况下,直接非特异性地杀伤肿瘤细胞、病毒感染细胞以及较大的病原体(如真菌和寄生虫)。

(二) 抗原呈递细胞

在免疫应答过程中,淋巴细胞需要在其他细胞的辅助下,才能接受呈递的抗原物质的刺激,进而活化、增殖,产生特异性的免疫反应,这些细胞被统称为抗原呈递细胞(antigen presenting cell,APC)。

主要的抗原呈递细胞为单核细胞和巨噬细胞。巨噬细胞分布于全身各组织,由单核细胞转化而来,其名称可因所在的部位而不同,如结缔组织中的组织细胞(histiocyte)、肝的库普弗细胞(Kupffer cell)、骨组织的破骨细胞(osteoclast)、神经组织的小胶质细胞(microglial cell)、肺泡巨噬细胞 / 尘细胞(alveolar macrophage/dust cell),以及表皮部位的朗格汉斯细胞(Langerhans cell)等。这些细胞具有吞噬功能,可捕获、加工和呈递抗原给 T 细胞,帮助 T 细胞活化,并辅助调节免疫应答。另外,无吞噬能力的树突细胞(dendritic cell)及 B 细胞等也具有呈递抗原和辅佐免疫应答的作用。

(三) 其他免疫细胞

除上述细胞外,还有多种细胞参与免疫反应。例如粒细胞(包括中性粒细胞、嗜碱性粒细胞和嗜酸性粒细胞)在特异性免疫效应中也发挥着重要作用,如清除抗原异物、释放各种活性介质、参与 I 型过敏反应等。肥大细胞(mast cell)主要分布于黏膜与结缔组织中,活化后释放的组胺、白三烯、前列腺素等活性介质是导致 I 型过敏反应的重要因素。K 淋巴细胞(killer lymphocyte)在特异性抗体 IgG 介导下,可对一些病原体感染的细胞、移植组织的细胞和癌细胞等产生强大的杀伤作用。

三、免疫分子

(一) 抗原

抗原(antigen)又称免疫原,是一类能够刺激免疫系统,使之产生特异性免疫反应的物质。抗原的表面有一种特殊的基团,叫作抗原决定簇(antigen determinant,AD)或者表位(epitope)。淋巴细胞识别并结合抗原决定簇,进而被激活,引发免疫应答。

(二) 免疫球蛋白

免疫球蛋白(immunoglobulin,Ig)是浆细胞分泌的能与相应的抗原特异性结合的蛋白质,又称抗体(antibody,Ab)。抗体主要存在于血液(约占血浆蛋白总量的 20%)和其他体液(包括组织液和外分泌液)中,所以抗体介导的免疫称为体液免疫。免疫球蛋白由 2 条重链和 2 条轻链组成,分为 IgG、IgA、IgM、IgD 和 IgE 五类。免疫球蛋白与抗原结合后产生多种效应:对抗病原微生物和毒素的侵袭;活化补体,对病原体或靶细胞进行杀伤;加强吞噬细胞等免疫细胞的吞噬或杀伤效应;与肥大细胞或嗜碱性粒细胞结合,产生过敏反应等。抗体本身还可活化自身免疫细胞,使之产生针对抗体的抗体,从而对自身免疫进行调节。

(三) 补体

补体(complement)系统主要由 30 多种蛋白分子组成,是血清中的一组具有酶活性的、不稳定的、能帮助抗体溶解靶细胞的蛋白。在激活补体过程中产生许多具有生物活性的物质,可导致一系列重要的生物效应,如溶解细胞与杀菌作用、促进炎性反应、中和及溶解病毒等作用,从而增强机体防御能力或引起机体免疫损伤。

（四）细胞因子

细胞因子（cytokine）是由多种细胞分泌的可介导和调节免疫应答及免疫反应的小分子多肽的统称。产生细胞因子的细胞种类很多，主要有激活的免疫细胞、基质细胞和肿瘤细胞。已鉴定的细胞因子达百种以上，大体上分为 7 类：白介素、干扰素、肿瘤坏死因子、集落刺激因子、转化生长因子、趋化因子和其他细胞因子（包括表皮生长因子、血管内皮细胞生长因子、血小板衍生生长因子、成纤维细胞生长因子等）。主要功能包括：①介导天然免疫应答和效应功能；②免疫调节功能；③调节炎症反应；④刺激造血细胞增殖和分化成熟的功能；⑤抑制肿瘤生长。

第二节　药物引起免疫系统损伤的类型

免疫系统是精细平衡的细胞调控网络，增生活跃，对外源物质异常敏感。对免疫系统的过度增强或者抑制，都会对机体产生不利影响。免疫功能过度的增强，有可能诱发过敏反应和自身免疫性疾病；而免疫功能过度的抑制，则会削弱机体的抵抗力和对肿瘤等异常细胞的识别和杀灭能力，诱发感染和肿瘤的发生。

药物对免疫系统的影响包括免疫毒性和免疫原性。药物的免疫毒性大体分为免疫刺激反应和免疫抑制反应。药物诱发的机体免疫系统异常应答可发展为免疫性疾病，主要分为 3 类：①免疫抑制（immunosuppression）；②变态反应（hypersensitivity reaction）；③自身免疫性疾病（autoimmunity）。除了药物本身固有的化学性质外，给药的途径和剂量、机体药物代谢基因的多态性均会影响药物免疫毒性。免疫原性是药物本身的性质，是指药物刺激机体产生免疫应答的能力，在生物技术药物的安全性评价中需要重点考虑，本章不予涉及。

一、药物引起的免疫抑制

药物对免疫功能的抑制作用包括对体液免疫、细胞免疫、巨噬细胞、NK 细胞等功能及宿主抵抗力的抑制。免疫抑制主要表现为骨髓抑制、免疫器官重量和组织学改变、血清球蛋白水平下降、感染率与肿瘤发生率提高。药物主要通过以下 3 个方面的作用抑制免疫系统的功能。

（一）抑制免疫细胞的增殖

所有的免疫细胞均来自骨髓中具有自我增殖能力的造血干细胞，无论发育、分化或者激活后，均会进行细胞增殖，因此免疫细胞对抑制细胞增殖药物极为敏感。如烷化剂（如环磷酰胺、苯丁酸氮芥）、抗代谢药（如甲氨蝶呤、硫唑嘌呤）等各种具有细胞毒性的抗肿瘤药物能直接抑制免疫细胞增殖，从而抑制机体的免疫功能。

（二）抑制免疫细胞的分化

淋巴细胞及其他免疫细胞的分化、增殖都是在各种信号分子和识别分子的参与下经过精细调控机制实现的，涉及信号转导、基因表达、蛋白质合成等一系列复杂过程。药物干预免疫细胞分化过程影响正常功能的效应 T 细胞和浆细胞的发育，抑制机体的细胞和体液免疫。抑制免疫细胞分化的典型药物有糖皮质激素、环孢素及雷帕霉素等。

（三）抑制 T 细胞活化

Th 与抗原呈递细胞的相互作用是特异性免疫反应中最重要的步骤。抗原呈递细胞对 Th 的活化，除通过 T 细胞受体 - 抗原 - 主要组织相容性复合体 -2（major histocompatibility complex class 2，MHC- Ⅱ）的相互作用外，还需要共刺激受体、黏附分子、细胞因子和胞内信号转导分子等参与。药物影响相关分子的功能或表达水平，都将产生抑制免疫反应的作用。器官移植抗免疫排斥反应的药物，例如环孢素、西罗莫司、莫罗单抗 -CD3（muromonab-CD3，OKT3，一种阻断 T 细胞受体的单抗）都能抑制这类免疫反应激活。

二、药物引起的变态反应

过敏反应(hypersensitivity reaction)又称变态反应(allergy),是机体受同一抗原再次刺激后产生的异常或病理性免疫反应,是药物的常见不良反应之一,常见于镇痛药和抗生素。过敏反应和免疫反应都是对外源性物质的特异性免疫反应,但是过敏反应表现为组织损伤,免疫反应表现为生理性防御。

(一) 药物诱发过敏反应的类型

过敏反应需要预先接触抗原,激发初次反应后,再次接触抗原时引发强烈的免疫反应。过敏反应共分为Ⅰ~Ⅳ型过敏反应,药物可诱发所有的4型过敏反应(表11-1)。药物诱发的过敏反应个体差异大,量效关系不明显,可发生在用药过程的任何时段,一种药物可诱发多种过敏反应,因此难以预测。

表 11-1　过敏反应类型小结

类型	靶标	临床表现	参与细胞与抗体	诱发药物	检测方法
Ⅰ型(速发型)	胃肠道、皮肤、呼吸道、血管	胃肠变态反应、荨麻疹、特应性皮炎、鼻炎、支气管哮喘、过敏性休克	IgE、肥大细胞、嗜碱性粒细胞	β-内酰胺类、普鲁卡因、苯佐卡因、链霉素、新霉素、蛋白制剂	皮肤试验、激发试验、血清IgE检测
Ⅱ型(细胞毒型)	红细胞、白细胞、血小板	溶血性贫血、输血反应、粒细胞减少、血小板减少性紫癜、肺-肾综合征	IgG、IgM、补体、巨噬细胞、K细胞	保泰松、吲哚美辛、安乃近、非那西丁、异烟肼	抗血细胞抗体检测(Rh抗体检测、抗球蛋白检测)
Ⅲ型(免疫复合物型、血管炎症型)	血管、细胞核、肾、关节	脉管炎、红斑狼疮、慢性肾小球肾炎、类风湿关节炎、超敏性肺炎	IgG、IgM、补体、中性粒细胞、嗜碱性细胞	抗血清、抗毒素、大剂量青霉素和磺胺类	免疫复合物检测
Ⅳ型(细胞介导型)	皮肤、肺、中枢神经、甲状腺	类Arthus反应、接触性皮炎,结核,变态反应性脑炎,甲状腺炎,移植排异、肉芽肿	T细胞	磺胺类、青霉素	皮肤试验(结核菌素皮试、斑贴试验)

1. **Ⅰ型过敏反应**(速发型过敏反应,immediate hypersensitivity)　Ⅰ型过敏反应特征是发作迅速、消退较快,造成生理功能紊乱,少有组织破坏。药物(抗原)初次进入机体,通常不出现免疫症状,而是诱导免疫系统产生IgE,IgE附着在肥大细胞和嗜碱性粒细胞表面,使之致敏。药物再次进入机体,和肥大细胞和嗜碱性粒细胞上的IgE发生抗原抗体反应,诱导两者脱颗粒,颗粒中的组胺、5-羟色胺、前列腺素、白三烯、缓激肽等活性介质释放,作用于靶器官。上述过程在抗原与IgE结合后2~3分钟内即可完成,释放的介质很快引起毛细管扩张和通透性增强,气道平滑肌强烈收缩和腺体分泌增加,甚至血压迅速降低。根据发生部位的不同,可表现为皮肤荨麻疹、支气管哮喘、过敏性胃肠炎、变态原鼻炎等。严重的Ⅰ型过敏反应,可出现呼吸困难和休克等,具有迅速致死性。

常见诱发Ⅰ型反应的药物包括各种抗生素(尤其是青霉素等β-内酰胺类抗生素)、普鲁卡因、碘类化合物以及高分子的蛋白类制剂和疫苗等。青霉素引起的过敏性休克属于Ⅰ型过敏反应。青霉素进入机体后,降解产物青霉噻唑酸或青霉烯酸作为半抗原,与组织蛋白结合形成全抗原,可使有过敏体质的患者发生变态反应,从而出现支气管痉挛、喉头水肿、呼吸困难、心脏骤停、昏迷等过敏性休克症状(图11-3)。此外,部分过敏体质的患者接触苯佐卡因和新霉素等药物后,可引起皮肤疹、瘙痒、起鳞片、发红、小疱疹等,也属于此类过敏反应。

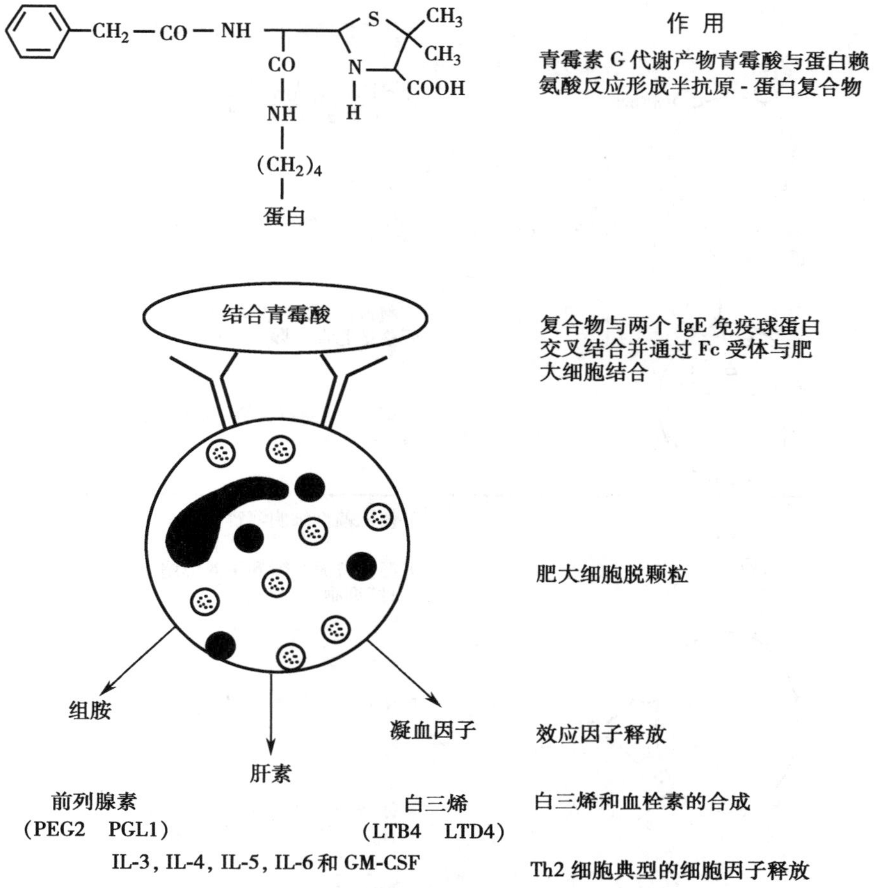

作用

青霉素 G 代谢产物青霉酸与蛋白赖
氨酸反应形成半抗原 - 蛋白复合物

复合物与两个 IgE 免疫球蛋白
交叉结合并通过 Fc 受体与肥
大细胞结合

肥大细胞脱颗粒

组胺

肝素

凝血因子　　效应因子释放

前列腺素　　　　　白三烯　　　白三烯和血栓素的合成
(PEG2　PGL1)　　(LTB4　LTD4)

IL-3, IL-4, IL-5, IL-6 和 GM-CSF　　Th2 细胞典型的细胞因子释放

图 11-3　Ⅰ型过敏反应 (速发型过敏反应)

2. **Ⅱ型过敏反应** (抗体依赖型细胞毒过敏反应, antibody-dependent cytotoxic hypersensitivity)　Ⅱ型过敏反应是由 IgG 和 IgM 介导的。部分药物具有半抗原性质, 附着在靶细胞膜表面 (通常为血细胞), 刺激机体产生 IgG 和 IgM。药物再次进入机体, 形成的完全性抗原被 IgG 和 IgM 识别与结合, 在补体、吞噬细胞和 NK 细胞参与下, 引起靶细胞溶解或组织损伤 (图 11-4)。主要的靶细胞是循环系统的红细胞、白细胞和血小板, 可导致溶血性贫血、白细胞减少症、血小板减少症 (奎尼丁)、粒细胞减少症 (氨苯磺胺)、急性肾小球肾炎等。非那西丁产生的毒性代谢物可使血红蛋白氧化为高铁血红蛋白, 同时发生氧化耦联, 被机体免疫系统识别为外源性物质, 引起免疫性溶血。引起此类过敏反应的常见药物还有解热镇痛抗炎药 (吲哚美辛、安乃近)、异烟肼、磺胺类、奎宁、青霉素类等。

3. **Ⅲ型过敏反应** (免疫复合物介导的过敏反应, immune-complex-mediated hypersensitivity)　Ⅲ型过敏反应是一种局部过敏现象, 又称血管炎症反应。不同于Ⅱ型过敏反应中免疫复合物沉积在靶细胞表面, Ⅲ型反应中免疫复合物主要在血浆中形成, 随后穿透血管壁, 沉积在局部或全身多处毛细血管。免疫复合物在补体的协同下, 吸引中性粒细胞浸润, 中性粒细胞释放水解酶, 造成炎症反应和组织损伤 (图 11-5), 常累及位于肺、关节和肾脏的血管内皮, 也可累及皮肤和循环系统。临床特征可表现为发热、皮疹, 并伴有紫癜和 / 或荨麻疹, 多发肾小球炎症。各种抗血清、抗毒素等生物制品, 以及青霉素、链霉素等抗生素均可诱发此类变态反应。

4. **Ⅳ型过敏反应** (细胞介导的过敏反应, cell-mediated hypersensitivity)　Ⅳ型过敏反应由 T 细胞介导, 没有抗体和补体参与, 一般在再次接触抗原 48~72 小时后反应才出现, 故又称迟发型过敏反应 (delayed hypersensitivity)。T 细胞与抗原接触, 分化为致敏 T 细胞。再次接触抗原后, 致敏 T 细胞活化, 释放活性介质, 引起单核细胞浸润和组织细胞损伤为主要特征的炎症反应 (图 11-6)。Ⅳ型过敏

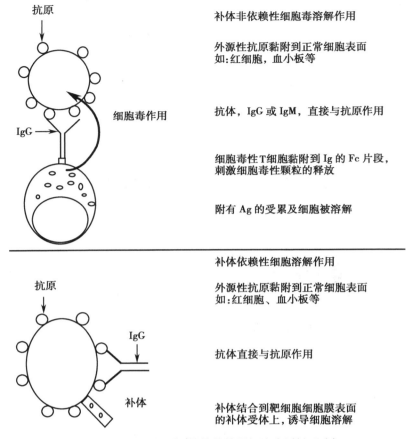

图 11-4   Ⅱ型反应(抗体依赖型细胞毒过敏反应)

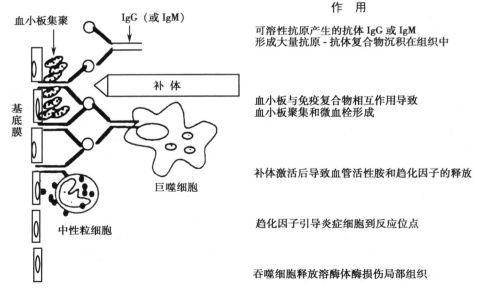

图 11-5   Ⅲ型过敏反应过程

反应又称依赖淋巴因子的组织损伤。药物引起的Ⅳ型过敏反应常见于局部用药诱发的接触性皮炎(如皮肤局部应用磺胺类、抗真菌药等)。青霉素与受损皮肤接触容易诱发此类变态反应,因此不再开发其皮肤制剂。

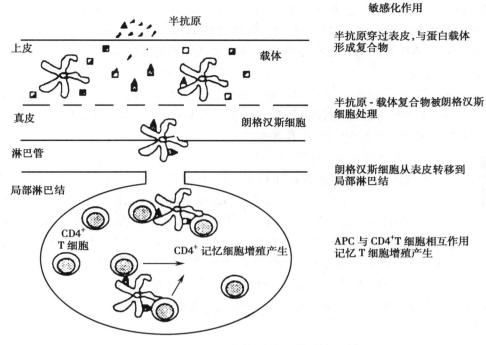

图 11-6　Ⅳ型反应（细胞介导的过敏反应）

需要特别注意Ⅳ型过敏反应的特殊类型——光敏反应，光敏反应也叫光变态反应，是局部给药或全身给药后，分布在皮肤的药物中所含的感光物质与光线产生复合作用使得用药后光线对皮肤产生的不良反应。药物吸收光能后成激活状态，并以半抗原形式与皮肤中的蛋白结合成为药物-蛋白质结合物（全抗原），经表皮的朗格汉斯细胞（Langerhans cell）传递给免疫活性细胞，引起过敏反应。光过敏反应发生时间相对较长，且有一定的潜伏期。通常 5~10 天的连续用药和光照射可诱导免疫系统产生光过敏反应。再次给药时，药物和日照作用 24~48 小时之内即会有光过敏反应发生。

（二）药物诱发过敏反应的机制

药物引起过敏反应的机制非常复杂，除了药物与机体本身因素外，药物剂型、给药剂量、给药途径等均有影响。例如，低剂量和吸入给药的药物通常诱发 IgE 介导的免疫反应；高剂量和口服的药物通常诱发 IgG 介导的免疫反应；Ⅳ型变态反应通常发生在局部给药途径。药物诱发过敏反应的主要机制包括：

1. 药物形成半抗原-载体复合物　机体的免疫系统只能识别大分子物质（>1 000kD），大多数药物的分子量并不高，本身难以诱发免疫反应。然而部分小分子药物和代谢产物可以作为一种半抗原，在体内与大分子物质（如血浆蛋白和细胞膜蛋白）结合形成半抗原-载体复合物，作为抗原物质被抗原呈递细胞处理，然后由 T 细胞识别而诱发免疫反应。大多数药物须经过生物活化才能成为半抗原物质，少数药物不需要经过生物转化过程，可以直接作为半抗原与体内蛋白质结合为完全抗原。典型的药物为青霉素类和头孢菌素类抗生素。肝脏作为药物生物转化的主要器官，很少发生不良免疫反应，这与肝脏高效的代谢解毒能力和较弱的免疫反应性有关。皮肤、骨髓和呼吸道等组织具有一定的药物代谢能力和较强的免疫反应性，是药物免疫反应发生和损伤的主要部位。

2. 药物作为直接抗原物质　异源性的蛋白质、酶类或肽类药物，本身具有免疫原性，直接被机体作为抗原识别而诱发过敏反应。某些小分子药物，例如利多卡因、塞来昔布和复方磺胺甲噁唑等，直接与抗原呈递细胞表面 MHC 肽链结合，作为抗原物质激活 T 细胞。

3. 药物毒性损伤诱发共刺激信号（co-stimulation signal）　机体为避免出现不必要的免疫反应带来的损伤，对抗原的刺激存在某些规避的机制。仅靠抗原呈递细胞 MHC 呈递抗原不足以激活 T

细胞,还需要其他共刺激信号。这种共刺激信号通常是在病原体侵袭、组织细胞受到损伤等情况下才能诱发。缺乏共刺激信号时,半抗原化的药物或者药物作为直接抗原,往往不能有效激活 T 细胞,表现为 T 细胞对药物的免疫耐受。反之,反应性强、刺激性大或毒性高的药物可诱导共刺激信号的表达,更容易引起过敏反应。

4. 药物干扰 T 细胞的分化与功能   T 细胞被激活后,可分化为 Th_1 和 Th_2,分别调控细胞和抗体介导的免疫反应。T 细胞的分化受到许多因素的调节,其中最重要的是免疫细胞所释放的细胞因子。药物干预细胞因子表达可能是诱发变态反应的原因。

药物引起的
过敏反应的
类型与方法
(微课)

（三）药物诱发过敏反应的检测方法

在我国,临床过敏检测分为体内和体外两大类。体内检测包括皮肤点刺试验（skin prick test,SPT）、真皮内皮肤试验（intradermal skin testing,IST）,体外检测包括血清总 IgE 检测和特异性 IgE 检测。其中皮肤点刺试验影响因素多,结论不尽准确。真皮内皮肤试验主要用于药物实验,适用于皮肤点刺试验结果为阴性而有明显过敏症状者。血清总 IgE 检测临床价值低,病毒、细菌、寄生虫、空气污染均能影响总 IgE 水平,其数值上升只能说明过敏概率较大。特异性 IgE 检测是 I 型变态反应中最常用和最有价值的诊断方法,采用酶联免疫捕获法、免疫印迹法、化学发光法、免疫荧光法等,安全性和特异性好,且一次可检测多个参数。

三、药物引起的自身免疫反应

过敏反应中,免疫反应针对的是药物本身或药物 - 蛋白质复合物。而药物引起的自身免疫（autoimmunity）是机体失去免疫耐受性时,攻击自身的蛋白和组织,导致组织损伤和类似自身免疫型疾病。药物引起的自身免疫反应发生率不高,多数与长期大剂量用药有关,停药后大多会自行消退。其机制与抑制自身免疫耐受、干扰机体对自身分子的识别等有关。

（一）药物引起自身免疫反应的机制

1. 干扰中枢免疫器官的负性筛选   T 细胞和 B 细胞在离开胸腺和骨髓前,会通过负性筛选机制选择性地清除自身反应性的细胞。药物干扰筛选清除过程可诱发自身免疫反应。

2. 药物毒性损伤诱发共刺激信号   中枢免疫器官未被清除的少数自身反应性的 T 细胞或 B 细胞到达外周免疫组织后,由于缺乏共刺激信号的作用,通常不会被充分活化。若药物的毒性作用造成了明显的组织和细胞损伤,可诱发共刺激信号的表达,就可能使自身反应性的 T 细胞、B 细胞活化而诱发自身攻击。

3. 暴露和呈递自身抗原   细胞受到药物的损伤有可能暴露出原本封闭的自身抗原,进而诱发自身的免疫攻击。另外,某些药物或其活性代谢物,对体内的蛋白质进行化学修饰,使之被免疫系统识别为外源性物质而引发自身免疫攻击。例如,蛋白质肽链发生氧化反应,可以使自身蛋白转变为抗原性物质而诱发自身免疫反应。

4. 干扰免疫细胞的基因表达   免疫细胞的基因表达与药物诱发的自身免疫反应有直接的关系。例如,*MHC* 基因表达的变化可影响到机体对相关的细胞和免疫复合物的吞噬、清除。药物对免疫细胞基因表达的影响可能诱发对自身细胞或生物大分子的异常免疫反应。

5. 诱发交叉免疫反应   某些药物与机体自身蛋白之间存在一些共同或类似结构的基团,机体对药物发生免疫反应的同时,也会因交叉反应进而攻击自身的组织细胞。

药物诱发的自身免疫反应可以损伤特定的器官,也可以造成全身性损伤。器官特异性损伤往往是由于存在某种特定的组织抗原。例如,甲基多巴诱发的自身免疫性溶血,其作用的抗原靶分子为红细胞膜上的 Rh 蛋白;氟烷诱发的自身免疫性肝损伤,其作用的抗原靶分子为肝细胞的 CYP450 酶类。在全身性自身免疫性损伤中,自身抗体可以针对细胞内广泛存在的成分,例如组蛋白和核酸分子等。这些成分从死亡的细胞中释放出来,若未被及时清除,则可作为抗原诱发广泛性组织损伤。系统性红斑狼疮是典型的全身性自身免疫性疾病,常见的诱发药物有肼屈嗪、普鲁卡因胺和异烟肼等。

（二）引起自身免疫反应的典型药物

1. 甲基多巴　靶部位是血小板和红细胞,用药后出现血小板减少症和溶血性贫血(后者发生率约 1%)。

2. 锂　导致自身免疫性甲状腺病(桥本病,发病率 6%~52%)、甲状腺肿(发病率 40%~50%,吸烟人群中发生率更高)。

3. 青霉胺　青霉胺通过激发抗 DNA 抗体的产生,在患者身上进行免疫调节,诱发系统性红斑狼疮、重症肌无力、自身免疫性甲状腺炎等。

4. 肼屈嗪、异烟肼、普鲁卡因胺　引发自身免疫性疾病,表现为系统性红斑狼疮样综合征。患有该病的个体可检测到对 DNA 的抗体。

5. 氟烷　可致自身免疫性肝炎,发生率是二十万分之一。病理过程为化学性改变自身肝脏蛋白,使免疫系统产生相应的抗体而引发肝脏炎症。

第三节　免疫系统损伤的评价及防治原则

药物对机体免疫功能的影响往往早于其他毒性症状。研究药物对免疫系统的影响,一方面可以对药物的免疫毒性进行全面评价,另一方面可以找出机体损伤的早期指标,进一步了解其病理生理过程。在进行药物的免疫毒性的评价过程中还需要注意,因为使用的药物剂量较大,往往会引起机体的应激反应,导致免疫功能指标产生变化,所以要综合考察药物剂量、中毒反应、免疫功能指标三者之间的关系,得出正确的结论。

一、临床检测

用药患者的免疫毒性检测,对于确定药物对人体健康危险度评价具有重要意义。目前国际上缺乏统一用于诊断临床免疫毒性的评价体系,当怀疑免疫功能异常源于药物时,确定患者有无感染性疾病及血药浓度是否异常非常重要。同时也应当结合患者的病史、年龄、性别等因素对关联免疫学参数进行综合分析。下述检测指标可用于评价药物对免疫系统损伤情况:

①血液学改变(总白细胞计数、T 细胞和 B 细胞浓度);②免疫系统器官重量和组织学改变(胸腺、脾脏、淋巴结、骨髓);③血清免疫球蛋白;④感染率增加;⑤肿瘤发生率增加等。

二、动物模型检测

人群免疫毒理学研究存在下述困难:在人群中观察到免疫功能损伤需要的时间较长,且人群接触的剂量较低,难以观察到剂量 - 反应关系。人群免疫毒理学研究中缺乏特异性指标,缺乏非损伤性方法。对免疫功能检测结果评定时缺乏正常值或参考值。因此,动物免疫毒理学评价对估测人群的免疫毒性具有一定的意义。事实上大多数药物对人体产生免疫毒性的潜在性评价需要在体外试验模型或实验动物上进行。许多动物试验评价指标与人类诊断指标一致,且可提供人类无法直接检测的毒性终点指标,如免疫病理发展过程、对疾病抵抗力下降等。在选择动物时,应遵循以下原则。

1. 动物应表现出与人体预期免疫毒性相同或相似的反应,如啮齿类动物用于检测免疫毒性时,小鼠或大鼠用于研究外源化学物质对免疫系统的作用,豚鼠或家兔用于研究过敏反应。一般不选用单一性别的动物。

2. 免疫毒性试验持续时间较长,为避免动物自发疾病和肿瘤的影响,尽量选择刚成年的啮齿动物。但需要注意,胚胎和新生儿对药物较为敏感,它们的反应与刚断乳和成年动物不尽相同。

3. 机体的免疫反应往往与给药途径和剂量有关。实验动物要考虑具体给药途径,选择具体剂量时不应有明显毒性反应。通常选用三个剂量,其中低剂量应不引起免疫毒性,高剂量下以动物未出现肝脏酶变化或体重变化为宜。

4. 免疫毒性具有器官特异性。例如 5- 氟尿嘧啶抑制小鼠脾脏和肺脏的 NK 细胞活性,但增强肠道 NK 细胞活性。皮质类固醇抑制辅助 T 细胞,环孢素抑制所有种类 T 细胞,环磷酰胺对 B 细胞的毒性大于 T 细胞。

5. 进行动物免疫毒性标准化检测时,应参考国家药品监督管理局药品审评中心发布的《化学药物刺激性、过敏性和溶血性研究技术指导原则》和《中药、天然药物免疫毒性(过敏性、光变态反应)研究的技术指导原则》,具体要求见表 11-2。

表 11-2　我国免疫毒性的研究内容

给药途径	免疫毒性研究内容
注射给药	需考察 I 型过敏反应,必要时进行 II、III、IV 型过敏反应试验,包括主动皮肤过敏试验、主动全身过敏试验、被动皮肤过敏试验、溶血性试验
经皮给药(含黏膜给药)	应进行 IV 型过敏反应试验,包括豚鼠最大化试验、Buehler 试验、主动全身过敏试验
吸入给药	应进行呼吸道敏感性检测,包括豚鼠吸入诱导和刺激试验
药物有皮肤分布	必要时进行皮肤光过敏反应试验

三、实验室检测

药物免疫毒性的检测需要执行《药物非临床研究质量管理规范》(GLP),同时参考国际人用药品注册技术协调会(International Council for Harmonisation of Technical Requirements for Pharmaceuticals for Human Use,ICH)颁布的《S8：人用药物免疫毒性研究》。一般而言,药物免疫毒性的检测先采取常规的检测试验,确定免疫毒性及其性质后,再进行针对性的附加检测试验,以明确药物免疫毒性的靶点和作用机制。

(一)常规免疫功能检测

1. 血液学和生化评价　血细胞计数和白细胞分类计数可提供药物作用的靶细胞信息。血清免疫球蛋白分析(测定 IgG、IgM、IgA、IgD、IgE 种类与含量,白蛋白 / 球蛋白比值)可提供免疫抑制和免疫增强的证据。其中 IgE 在正常人体血清中含量少且稳定,在机体遇到过敏原时含量升高,使细胞释放多种活性物质,引起超敏反应。IgE 含量升高见于支气管哮喘、荨麻疹、湿疹等疾病,IgE 含量降低见于原发性无丙种球蛋白血症。而 IgG、IgM、IgA、IgD 含量降低见于某些免疫缺陷病或者系统性红斑狼疮、类风湿关节炎、干燥综合征等自身免疫性疾病。

2. 免疫器官的重量和组织形态学评价　测定胸腺、脾脏、骨髓、淋巴结的重量和组织形态学,可以评价免疫组织和免疫器官的萎缩或者增殖情况,提示药物的免疫毒性效果。如胸腺的重量 / 体重比降低与细胞免疫的改变有很好的相关性,但是注意胸腺因年龄因素而萎缩的影响。还可根据给药途径观察暴露部位的淋巴结,如经口给药的 Peyer's 结和肠系膜淋巴结,经呼吸道给药的支气管相关淋巴结,吸入或鼻腔给药的鼻相关淋巴组织,经皮、肌肉、皮内、鞘内、皮下给药的临近部位的引流淋巴结,静脉给药时脾脏视作引流淋巴结。脾脏的淋巴滤泡和生发中心缺乏表示 B 细胞不足,副皮质区淋巴样细胞减少表示 T 细胞缺陷。

(二)附加的免疫毒性评价

常规的免疫功能检测若发现药物的免疫毒性,则需要根据药物的类别和免疫功能的变化,进行附加的免疫毒性的研究,主要进行以下试验。

1. 免疫表型分析　利用抗体与靶细胞膜上的蛋白质的特异性结合的性质,采用免疫组织化学方法、流式细胞术等手段,分析药物对靶细胞类型、分化、激活、分布等状态的影响。

2. 先天性免疫功能评价　常用检测指标为巨噬细胞吞噬功能和 NK 细胞杀伤能力。巨噬细胞吞噬功能测定以小鼠腹腔巨噬细胞为研究对象,给小鼠定量静脉注射炭粒混悬液,间隔一段时间反复采血,测量血中炭粒的浓度。由于正常小鼠肝中库普弗细胞和脾巨噬细胞吞噬炭粒的速度一定,通过计算血中炭粒的清除速度,可以判断巨噬细胞的功能。此外,巨噬细胞内的酸性磷酸酶、非特异性酯酶、溶菌酶的活性也可以作为评价巨噬细胞功能的指标。NK 细胞杀伤能力的测定,可选用 K562 细胞株(人)或 YAC 细胞株(小鼠)为靶细胞。将效应细胞和靶细胞混合温育,用台盼蓝、伊红 Y 或荧光染料染色后,对靶细胞的死亡率进行统计。也可以测定靶细胞破坏后释放的酶含量或者过氧化物含量,间接测定 NK 细胞的杀伤能力。

3. 体液免疫功能的评价　常见检测项目有溶血空斑试验、血清免疫球蛋白浓度测定、脾淋巴细胞对细菌脂多糖的反应、脾脏 B 细胞计数等。溶血空斑试验是间接评价体液免疫功能的主要试验,原理为将绵羊红细胞(sheep red blood cell,SRBC)注射到小鼠腹腔,使小鼠脾脏产生抗体形成细胞,随后取小鼠脾脏,制成细胞悬液,内含抗体形成细胞,将小鼠脾细胞悬液与绵羊红细胞、补体混合孵育,由于抗体形成细胞分泌的 IgM 抗体能够和绵羊红细胞结合,在补体作用下使红细胞溶解,形成肉眼可见的溶血空斑,空斑的数量多少代表小鼠脾脏中抗体形成细胞的数量,也间接反映免疫系统产生初级免疫应答(IgM 介导)的能力。

4. 细胞免疫功能的评价　检测细胞免疫功能有体外法和体内法。体外法有淋巴细胞增殖、T 细胞毒性、细胞因子检测等,体内法有迟发型过敏反应、皮肤抑制排斥反应、移植物抗宿主反应等。体外试验使用较多,如淋巴细胞增殖反应试验,使用脂多糖刺激 B 细胞或使用植物血凝素、刀豆素刺激 T 细胞,再使用形态学方法、同位素掺入法、比色分析法等检测淋巴细胞的增殖情况。迟发型过敏反应,可使用从海洋螺类提取的抗原 - 钥孔戚血蓝蛋白(keyhole limpet hemocyanin,KLH)定量皮下注射,24~48 小时后观察结果,注射部位有红肿、硬结则为阳性结果。

5. 宿主抵抗力检测　宿主抵抗力模型是最直接的测定整体免疫功能的方法。宿主抵抗力试验操作简单,但需要较多动物,且敏感性较免疫功能检测差,一般很少用于免疫毒性的筛选。该试验大部分在小鼠中进行,检测给药对病原体感染和肿瘤负荷情况的影响。用于该试验的微生物,可包括病毒、细菌、酵母、真菌、寄生虫;而同源性肿瘤细胞株则来自实验动物相同的种系。常见的用于宿主抵抗力模型的微生物和肿瘤细胞株如表 11-3 所列。

表 11-3　常用宿主抵抗力试验模型

攻击物类型	病原体	典型的接触途径
病毒	Ⅱ 型单纯疱疹病毒	腹腔、静脉、阴道
	流感病毒 A$_2$	鼻内给予
细菌	小棒状杆菌	静脉注射
	李斯特杆菌	静脉注射
	铜绿假单胞菌	静脉注射
	肺炎链球菌	静脉注射
寄生虫	疟原虫	感染血静脉或腹腔注射
	旋毛形线虫	肠道内给予
肿瘤细胞	B16-F10 黑色素瘤细胞	静脉注射
	PYB6 纤维肉瘤细胞	皮下注射

四、人群检测

世界卫生组织（World Health Organization，WHO）推荐的人群免疫检测方案包括七个方面：血液学检查、体液免疫、细胞免疫、非特异性免疫、淋巴细胞的表面标志物、自身抗体、临床化学检查等，详见表 11-4。

表 11-4　WHO 推荐的人群免疫毒性检测方案

检测方面	检测项目
全血细胞计数及分类	—
抗体介导免疫	①血清中免疫球蛋白水平 ②对蛋白抗原的初次抗体反应 ③对蛋白抗原的二次抗体反应（白喉、破伤风、脊髓灰质炎） ④对回忆抗原的增殖反应
流式细胞仪分析淋巴细胞表型	分析淋巴细胞表面标记 CD3、CD4、CD8、CD20
细胞免疫	①检测皮肤迟发型过敏反应 ②对蛋白抗原（KLH）的初次 DTH 反应 ③对血型抗原的天然免疫（抗 A、抗 B）
自身抗体和炎症	① C 反应蛋白 ②自身抗体滴度 ③对过敏原产生的 IgE 水平
非特异性免疫检测	① NK 细胞数或对 K562 细胞溶解活性 ②吞噬作用
临床化学指标检测	—

五、防治原则

（一）免疫抑制的防治原则

免疫抑制剂在临床上广泛应用于治疗自身免疫性疾病，防止器官移植的排斥反应以及肿瘤的化疗，长期使用对机体免疫功能产生不同程度的抑制作用。防治药物引起的免疫抑制损伤，关键是严格掌握用药指征、药物剂量及疗程，用药期间注意严密监测患者的病情变化，特别是观察患者是否近期易患感染性疾病，以及肝、肾功能，血常规等检查，以便早期发现毒性作用，及时停药或调整给药方案。

（二）过敏反应的防治原则

药物引起的过敏反应可发生在用药过程中任何时段，与药物的剂量无关，通常不可预测。防止药物过敏反应主要是通过询问患者用药史、过敏史以及家族史，必要时需要进行皮试（如青霉素、链霉素），了解所使用药物的药理作用和不良反应（过敏反应发生率和严重程度），合理使用药物等。药物过敏反应治疗主要是及时停止可疑药物，可使用利尿药和泻药促进药物排出。症状轻者可用抗组胺药（马来酸氯苯那敏、氯雷他定等），重者使用糖皮质激素，发生过敏性休克首选使用肾上腺素。皮肤过敏者可使用含有薄荷或者樟脑的炉甘石洗液涂抹，消炎止痒。

（三）自身免疫性疾病的防治原则

关键是在长期使用一些可致自身免疫的药物时，尽早发现临床症状，必要时检查抗核抗体、C 反应蛋白等，并及时停药。

本章小结

免疫系统是机体对药物毒性最敏感的系统之一,药物对免疫系统的影响,包括免疫毒性和免疫原性。免疫毒性分为免疫刺激反应和免疫抑制反应。药物能引起机体的自身免疫反应,造成组织损伤和类似自身免疫型疾病。过敏反应是药物常见的不良反应,分为4种类型,发生的机制较为复杂。在我国可以进行临床过敏检测,确定导致过敏反应的药物。

目前人群中、临床上、实验室内和在动物模型中进行药物免疫毒性的检测时使用的指标并不统一,因此要综合考察药物剂量、中毒反应、免疫功能指标等,得到正确的结论。

防治药物免疫毒性时,需要监测患者的病情变化,发现症状后及时停药并采取处理措施。

思考题

1. 药物引发免疫抑制的机制及代表药物分别是什么?
2. 药物引发的过敏反应的机制是什么?
3. 药物引起自身免疫反应的机制是什么?
4. 临床检测药物免疫毒性时可用于评价药物对免疫系统损伤的指标有哪些?

第十一章
目标测试

（沈祥春）

第十二章

药物对皮肤的毒性作用

第十二章
教学课件

案例分析
（案例）

　　药物对皮肤的毒性作用是指药物对皮肤产生直接或间接的损伤。皮肤的毒性作用发生频繁且复杂多变，不同药物因作用机制不同，对应皮肤的毒性作用的表现形式及严重程度也不尽相同。为了更好地了解药物对皮肤的毒性作用，本章节首先介绍皮肤的生理学基础，阐述皮肤的结构与功能，然后对药物皮肤毒性类型的特点、机制、常见药物和治疗策略进行说明，最后介绍药物皮肤毒性相关的安全性评价方法和实验室检查。

第一节　皮肤的形态学与生理学基础

一、皮肤的形态学基础

　　皮肤覆盖于人体表面，是人体抵御外界不良因素侵扰的第一道防线。它是人体最大的器官，成年人全身皮肤面积是 $1.5\sim2.0m^2$，质量约占体重的 16%。

　　皮肤的组织结构由外到内可分为 3 层，即表皮、真皮和皮下组织，并通过皮下组织与深部组织相连（图 12-1）。皮肤中还附带有毛囊毛发、皮脂腺、汗腺及指（趾）甲等附属器官，另外还含有丰富的神经、血管、淋巴管及肌肉组织。

　　（一）表皮

　　表皮位于皮肤浅层，由角质形成细胞形成的复层鳞状上皮构成，由深至浅分别为基底层、棘层、颗粒层、透明层和角质层，在较厚的掌趾皮肤表皮有典型的 5 个细胞层，而其他体表部位只有 4 层，不包含有透明层。表皮内除了角质形成细胞外，还含有分散在角质形成细胞之间的树枝状细胞。在表皮内具有 4 种类型的树枝状细胞，分别为黑色素细胞、朗格汉斯细胞、未定型细胞和梅克尔细胞。表皮没有血管分布，是皮肤重要的保护层。

　　表皮内基底层至角质层的结构变化，也称为角质化过程，在空间和时间上具有高度组织性。表皮分化开始于角质形成细胞从基底层迁移，结束于角质层的形成，细胞增殖、分化和死亡依次发生，每个过程中都有特定蛋白表达作为特征，相关蛋白的异常会导致特定的疾病。

　　基底膜带位于基底层下方，具有紧密连接表皮与真皮的作用。基底膜带结构的异常可导致真皮与表皮分离，形成表皮下水疱或大疱，是大疱病的病理基础。

　　（二）真皮

　　真皮主要由结缔组织组成，分为乳头层和网织层，两者之间无明确界限，是药物皮内注射部位。

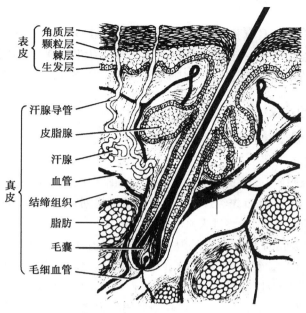

图 12-1　皮肤结构

1. 乳头层　乳头层位于真皮浅部,与表皮的基底层紧密相连,由疏松结缔组织形成崤状或乳头状隆起,突向表皮基底层,形成波浪状的接触面。乳头层内分布着丰富的毛细血管网和感觉神经末梢。毛细血管网负责表皮的营养供给,同时运走代谢产物;神经末梢可以感受外界的刺激。

2. 网织层　网织层位于乳头层下方,由致密结缔组织组成,粗大的胶原纤维束纵横交错呈密网状,并有许多弹性纤维,赋予皮肤较大的韧性和弹性。此层内还有较多血管、淋巴管和神经,深部常见环层小体。

(三)皮下组织

皮下组织位于真皮下方,由疏松结缔组织和脂肪组织构成,将皮肤与深部组织相连,又称为"皮下脂肪组织",是药物皮下注射部位,具有缓冲、热绝缘、储存能量等作用。除脂肪外,皮下组织还含有丰富的血管、淋巴管、神经、汗腺和毛囊。

(四)皮肤的附属器

皮肤的附属器是在胚胎发生过程中由表皮衍生而来,对维持正常的皮肤功能起着重要作用,主要有毛、皮脂腺、汗腺、指(趾)甲等。

皮肤组织形态学(AR模型)

二、皮肤的生理学基础

皮肤的生理功能主要有:

1. 屏障功能　既能阻止体内水分、电解质和营养物质的流失,又可避免机体内部的器官组织与外界有害物质的直接接触,有助于体内稳态的维持。

2. 吸收功能　皮肤有吸收外界物质的能力,称为经皮吸收,主要通过角质层、毛囊、皮脂腺及汗管等途径吸收药物。

3. 感觉功能　皮肤含有丰富的神经纤维网。

4. 调节体温功能　皮肤的微血管扩张与收缩,加速散热与减少热量散失。

5. 物质代谢功能　皮肤组织参与人体的糖、蛋白质、脂类、水和电解质代谢。

6. 分泌和排泄功能　主要通过皮脂腺和汗腺完成。

7. 免疫功能　皮肤能对微生物和化学药物等产生特异性和非特异性免疫反应,包括角质形成细胞、淋巴细胞、朗格汉斯细胞和血管内皮细胞在皮肤免疫反应中发挥不同的作用,维持皮肤微环境和机体内环境稳定。

皮肤是重要的免疫器官,具有独特的免疫功能。超敏反应(hypersensitivity)是异常的、过高的免疫应答,即机体与抗原性物质在一定条件下相互作用产生致敏淋巴细胞或特异性抗体,如与再次进入的抗原结合,可导致机体生理功能紊乱和组织损害的病理性免疫应答,又称变态反应。

三、药物的皮肤吸收

(一)药物的直接皮肤吸收过程

1. 药物经皮肤吸收的途径

(1)通过表皮屏障被吸收:主要的吸收途径。表皮细胞构成表皮屏障,大部分药物能通过表皮屏障被吸收。经表皮吸收时,药物首先经过与环境直接接触排列紧密的角质层,随后依次通过透明层、颗粒层、基底层和基膜到达真皮,最终进入血液循环。

角质层是药物经皮吸收的主要屏障,一般来说,药物以被动运输的方式通过角质层,主要通过两种途径扩散(图 12-2)。①通过细胞间隙扩散:在角质层细胞之间充满大量脂质(含神经酰胺、胆固醇和游离脂肪酸),形成多层脂双层结构。脂溶性、非极性药物可以改变脂双层的结构,从而容易通过细胞间隙进入皮肤深层;②通过细胞膜扩散:尽管角质层细胞胞质内的角蛋白丝和均质状物质均不利于药物扩散,但其占有很大的扩散面积,因此该途径对药物的渗透作用仍不能忽视。

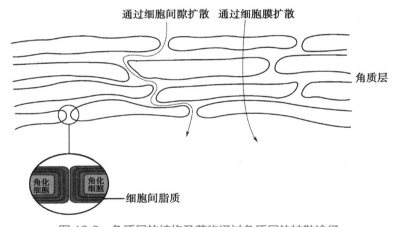

通过细胞间隙扩散　通过细胞膜扩散

角质层

角化细胞　角化细胞　细胞间脂质

图 12-2　角质层的结构及药物通过角质层的扩散途径

(2)通过汗腺、皮脂腺和毛囊等皮肤附属器被吸收:药物通过皮肤附属器的速度比表皮途径快,但皮肤附属器在皮肤表面所占的面积约为 0.1%,因此不是药物经皮吸收的主要途径,在最初接触药物的 10 分钟内,药物主要通过皮肤附属器被吸收,随着时间的延长,扩散系数也越来越小,此时表皮屏障吸收增强转为主要吸收途径。

2. 药物经表皮屏障吸收的过程

(1)渗透相:药物透过表皮进入真皮。简单扩散是大多数药物透过角质层的方式。非脂溶性物质则以滤过方式进入,但由于皮脂腺分泌物具有疏水性,覆盖在皮肤表面,并且角质层细胞所提供的通道极为有限,故而那些分子量大于 300 的物质难以通过表皮。

(2)吸收相:药物抵达真皮层后,逐渐转移进入毛细血管。因为真皮组织疏松,毛细血管内皮细胞具有较大窗孔,所以药物的脂溶性对其通透能力不起决定性作用。此外,因为进入血液循环前药物遇到的组织液、淋巴液的主要成分是水,所以药物在此进一步扩散的速度主要取决于其水溶性、局部血流量以及组织液和淋巴液的流动速度。综上,只有药物同时具有良好的脂溶性和水溶性时,才易通过皮肤进入血液。

3. 药物经皮肤吸收的影响因素　药物经皮肤吸收影响因素主要有以下三个方面。

（1）药物自身因素：理化性质，如药物的浓度、分子量、pH、pK_a、扩散系数、脂溶性、剂型等都能影响其吸收速率。

（2）皮肤的结构和部位：不同结构和部位的皮肤对药物的穿透能力因皮肤厚度、角化程度、血管流量等而有差别。

（3）外界因素：环境因素，如外界温度、湿度的变化能影响药物的吸收速率。

此外，机体的年龄、性别、种族、疾病状态、遗传背景、膳食结构以及临床治疗情况等，也能影响药物的吸收。

（二）药物的间接皮肤吸收过程

药物口服后，大部分经小肠吸收进入血液循环，注射后的药物则直接进入血液循环。进入体循环的药物再经毛细血管及淋巴管的内皮细胞间隙经真皮层交换后到达皮肤表皮层。

第二节　药物引起皮肤损伤的类型及机制

药物通过口服、外用、注射等途径发挥治疗作用的同时，也会对皮肤本身、皮肤附属器，乃至全身产生毒性作用。药物对皮肤的毒性类型主要包括以下几种。

一、药疹

药疹是药物通过口服、外用和注射等途径进入人体而引起的皮肤炎症反应，亦称药物性皮炎，是药物引起的最常见的一种皮肤反应。大多数药疹都具有以下特点：①患者有明确的服药史；②发生突然、发展迅速，具有自上而下的发疹倾向；③皮疹色鲜红，伴随瘙痒；④除固定性药疹外，其他类型的药疹不易与同样症状的其他疾病区别；⑤停药后很快好转和消退（溴疹等例外）。根据药疹皮损特点的临床表现大致分为以下疹型，详见表12-1。

表 12-1　常见药疹的临床表现及常见的诱发药物

疹型	发病部位	皮损特点	诱发药物
剥脱性皮炎型药疹	全身，以手足和面部为重	①初起为风疹样、猩红热样皮损 ②皮损逐渐加重并融成全身弥漫性潮红、肿胀，可伴有水疱、糜烂和渗出 ③2~3周后，红肿消退、全身出现大量鳞片状或落叶状脱屑，大片皮肤剥脱	抗癫痫药，磺胺类、巴比妥类、解热镇痛类、抗生素等药物
荨麻疹型药疹	可泛发全身	①大小不等的风团，呈圆形、椭圆形或不规则形 ②皮疹较一般荨麻疹色泽红 ③瘙痒，可伴有刺痛、触痛	青霉素、呋喃唑酮、血清制品（如破伤风抗毒素）、β-内酰胺类抗生素、阿司匹林和其他非甾体抗炎药
固定性药疹	全身，好发于口唇、肛门、外生殖器皮肤黏膜交界处	①典型皮损为大小不等的圆形或类圆形边界清楚的水肿性暗紫红色斑疹，严重者在红斑上可出现大疱或水疱，有痒感和灼痛 ②可在同一部位重复发作	解热镇痛类、磺胺类药物、巴比妥类药物和四环素类药物
湿疹型药疹	泛发全身	①大小不等的红斑、小丘疹、小丘疱疹及水疱，常融合成片 ②可继发糜烂、渗出 ③伴有不同程度瘙痒	汞剂、奎宁及磺胺类药物

续表

疹型	发病部位	皮损特点	诱发药物
麻疹型或猩红热型药疹(发疹型药疹)	以躯干为多,可泛发全身	①形态如麻疹样或猩红热样,表现为弥漫性鲜红色斑或米粒至豆大红色斑丘疹 ②密集对称分布	青霉素(尤其是半合青霉素)、磺胺类、解热镇痛类、巴比妥类药物
多形红斑型药疹	轻型:对称性,好发于四肢远端 重型:全身	①圆形或椭圆形水肿性红斑或丘疹,豌豆至蚕豆大 ②境界清楚,边缘潮红,中心呈暗紫色,中央常出现水疱,自觉瘙痒 ③可引起黏膜糜烂、疼痛	磺胺类、解热镇痛类及巴比妥类药物
大疱型表皮松解型药疹	全身	①初起可似多形红斑型或麻疹型或猩红热型药疹 ②弥漫性紫红或暗红色斑迅速遍布全身,伴大小不等的松弛性水疱或大疱,尼氏征阳性,大面积表皮松解坏死,皮损触痛明显	磺胺类、解热镇痛类、抗生素、巴比妥类药物
痤疮型药疹	面部、胸背部	毛囊性皮疹、丘脓疱疹等痤疮样皮损	碘剂、溴剂、糖皮质激素、避孕药、表皮生长因子受体(EGFR)抑制剂、抗EGFR单抗等药物
紫癜型药疹	四肢、躯干	①出现瘀点或瘀斑 ②压之不褪色,平或略隆起 ③散在或密集分布	阿司匹林、吲哚美辛、别嘌呤醇、重金属盐、吩噻嗪类、磺胺类、青霉素、奎宁及香豆素类等药物

　　药疹的发生机制比较复杂,可分为免疫与非免疫两大类。绝大多数药疹由各型过敏反应介导,其中以Ⅰ型和Ⅳ型过敏反应为多。非免疫机制包括:效应途径的非免疫活化、药物过量反应、蓄积作用、原有皮肤病恶化、遗传性酶和蛋白缺陷等。

　　药疹的一般治疗会根据患病程度和症状表现进行对症处理。首先是停用或更换可疑药物,并加速体内药物排泄。局部外用无刺激性的洗剂和粉剂以保持皮肤干燥,散热及促进炎症的消退。对于轻型药疹,一般给予抗组胺药配合维生素C和钙剂等。对于重型药疹(重型多形红斑型药疹、剥脱性皮炎型药疹和大疱型表皮松解型药疹),需要尽早采用各种有效措施,及时抢救。应及早大剂量使用糖皮质激素,防治继发感染,加强支持疗法和护理,对肝肾功能受损者采取相应措施。

二、史-约综合征和中毒性表皮坏死松解症

　　史-约综合征(Stevens-Johnson syndrome,SJS)和中毒性表皮坏死松解症(toxic epidermal necrolysis,TEN)是一种常由药物引起的急性重症皮肤病,其临床特征为水疱、表皮剥脱和多部位黏膜炎,伴有系统功能紊乱。发病前期可能出现发热及类似上呼吸道感染的症状,严重者可出现水疱、大疱甚至大面积融合成片的表皮松解。大面积表皮松解可导致真皮外露形成大片糜烂、渗出,易导致出血和感染。SJS和TEN临床表现类似,一般认为SJS皮肤受累面积<10%,TEN皮肤受累面积>30%,10%~30%的皮肤受累面积表示SJS、TEN重叠。SJS/TEN皮损组织病理上表现为表皮广泛的角质形成细胞凋亡和坏死并伴有真皮层少量炎性淋巴细胞浸润,此过程主要由特异性的细胞毒性T细胞所介导。目前认为,Fas及其配体相互作用、穿孔素和颗粒酶途径、肿瘤坏死因子α及一氧化氮合酶等分子均与SJS/TEN的发生发展密切相关。现已认为SJS/TEN存在遗传倾向。

　　SJS/TEN与抗惊厥药、磺胺类抗菌、抗癫痫药(卡马西平、奥卡西平、苯妥英、苯巴比妥、拉莫三嗪)、非甾体抗炎药和别嘌呤醇之间存在明显相关性。此外,部分中草药和生物制剂如PD-1单抗、西

妥昔单抗也被报道能引起 SJS/TEN。尽管目前缺乏高级别的循证医学证据，但临床上常用糖皮质激素、静脉注射免疫球蛋白、环孢素等治疗 SJS/TEN。随着精准医学的发展和药物不良反应靶点的发现，目前可通过治疗前筛查特定人类白细胞抗原风险基因预防某些药物诱发 SJS/TEN。

三、药物超敏反应综合征

药物超敏反应综合征（drug-induced hypersensitivity syndrome，DIHS）亦称为伴嗜酸性粒细胞增多和系统症状的药疹（drug reaction with eosinophilia and systemic symptoms，DRESS），多见于环氧化物水解酶缺陷的个体，且与人疱疹病毒感染再激活相关。患者常于用药后 2~3 周内突然发病，临床特征为发热、皮疹、淋巴结肿大、多脏器损害和血液系统异常（包括淋巴细胞减少、非典型淋巴细胞和嗜酸性粒细胞增多）。皮疹为持续的丘疹、脓疱或红斑，可泛发，常进展为剥脱性皮炎，因毛囊水肿而导致皮损浸润变硬，但严重程度与系统损害往往不平行。

引起药物超敏反应综合征的常见药物有卡马西平、苯妥英钠、苯巴比妥、拉莫三嗪、氨苯砜、柳氮磺吡啶、阿巴卡韦、美西律、别嘌醇、米诺环素、地尔硫䓬、卡托普利等，如未能及时发现与治疗，致死率高达 10%。近年来也有螺内酯、氨基氰和可卡因引起药物超敏反应综合征的报道。全身性皮质类固醇药物是改善急性期药物超敏反应综合征临床症状的"金标准"疗法。

四、药物的光敏反应

光敏反应是由某些药物（化学药物）与皮肤接触或经吸收后分布到皮肤，经特定波长光照后引起的皮肤损伤。光敏反应的发生需具备 2 个条件：皮肤上具有光敏感性的药物和接受一定量日光或类似光源的照射。引起光敏反应的光线中最常见的为波长 320~400nm 的长波紫外线（UVA）以及波长为 290~320nm 的中波紫外线（UVB），其次是波长为 400~760nm 的可见光。UVB 的波长仅能到达皮肤的表皮，而波长较长的 UVA 则会深入皮肤的深层，损伤真皮及以下组织，可以破坏胶原蛋白、弹性纤维组织等皮肤内部的微细结构。

（一）光敏反应的类型

光敏反应包含光毒性反应（phototoxicity）和光变态反应（photoallergy）。

光毒性发生机制（动画）

1. 光毒性反应　光毒性反应在光敏反应中最为常见。因光毒性反应与免疫诱导无关，其发生无须有既往用药史，在适宜的条件下，所有服药个体在适当波长的光照射下，均能表现出光敏感性。皮肤暴露部位呈现日晒斑或日光性皮炎症状，表现为红斑、水肿、水疱、灼热及刺痛感，之后有脱皮和色素沉着，可伴有甲分离。其发病急，病程短，消退快，皮损仅限于光照部位。

光毒性反应发生机制：光毒性反应是由于到达皮肤的药物吸收光子后，产生激发态药物或者代谢物，造成表皮细胞坏死，释放多种活性介质，引起真皮血管扩张、组织水肿、黑色素合成加快等。光毒性反应可分为两类：氧依赖性反应和非氧依赖性反应。氧依赖性反应需要氧分子参与，可产生单线态氧、超氧阴离子及羟自由基等，造成细胞成分损伤并以此造成皮肤损害。非氧依赖性反应不需要氧参与，反应中化学药物直接吸收光子并处于激发态，再与靶分子作用形成光化学产物，诱导光毒性反应。

2. 光变态反应　光变态反应一般是由淋巴细胞介导的Ⅳ型迟发型超敏反应，与光毒性反应不同的是，光变态反应需要致敏过程，再次摄入药物时仅少数人出现反应，临床表现为迟发性丘疹、水疱或湿疹样反应。偶见 IgE 介导的Ⅰ型速发型日光性荨麻疹反应。病程可持续数月或更长，除皮肤暴露部位外，非暴露部位也可出现皮疹。

光变态反应发生机制（以Ⅳ型迟发型超敏反应为例）：药物吸收光能后呈激发态，并以半抗原的形式与皮肤中蛋白质结合，形成药物-蛋白质结合物（全抗原），经表皮朗格汉斯细胞传递给免疫细胞，再次接触药物后引起过敏反应。

两者的特点和区别详见表 12-2。

表 12-2   光毒性反应和光变态反应的特点和区别

类别	光毒性反应	光变态反应
发病率	高	低
致敏期	无	有
所需药物剂量	高浓度	低浓度
首次接触发生	可发生	较少发生
有无免疫介导	无	有
发生时间	用药后几小时内	一般有 2 天左右的潜伏期
病程	短	持续数月或更长
有无交叉过敏反应	无	有
发生部位	暴露于光照部位	不限于光照部位
临床表现	过度晒伤样	多为延迟性丘疹、湿疹样

（二）引起光敏反应的药物

引起光敏反应的常见药物见表 12-3。在这其中喹诺酮类抗生素的光敏反应和药物本身结构相关，而莫西沙星和加替沙星因对紫外线稳定性明显增强，在治疗条件下不引起光敏反应。胺碘酮和氯丙嗪服药患者可出现灰蓝色色素沉着。萘普生可出现假卟啉症反应，表现为早期挫伤、手和脚的瘢痕、水疱及皮肤变脆。

表 12-3   引起光敏反应的常见药物

药物品种		药物名称
抗菌药	喹诺酮类	司帕沙星、洛美沙星、氟罗沙星、环丙沙星、依诺沙星、诺氟沙星、氧氟沙星、左氧氟沙星
	四环素类	多西环素、地美环素、米诺环素、美他环素
	磺胺类	磺胺嘧啶、甲氧苄氨嘧啶
	抗真菌药	灰黄霉素、特比萘芬
	其他	氯霉素、庆大霉素
抗肿瘤药	化疗药	柔红霉素、甲氨蝶呤、长春新碱、羟基脲、卡巴咪唑、氟尿嘧啶
	分子靶向药	索拉非尼、伊马替尼
抗高血压药	钙通道阻滞剂	硝苯地平、氨氯地平、地尔硫䓬
	血管紧张素转化酶抑制剂类	卡托普利、依那普利
	血管紧张素受体阻滞剂类	缬沙坦
	β 受体拮抗剂	替利洛尔
	利尿药	呋塞米、尹达帕胺、氨苯蝶啶
降血糖药		二甲双胍、格列苯脲
降血脂药		非诺贝特、辛伐他汀、普伐他汀、阿托伐他汀
抗心律失常药		胺碘酮、奎尼丁、硝苯地平
消化系统药		泮托拉唑、雷尼替丁
非甾体抗炎药		吡罗昔康、酮洛芬、萘普生

续表

药物品种	药物名称
抗精神病药	氯丙嗪、米氯平、奥氮平
抗抑郁药	阿米替林、丙米嗪、帕罗西汀、舍曲林、西酞普兰、文拉法辛
抗焦虑药	阿普唑仑
维甲酸类	维 A 酸、异维 A 酸
激素类药物	雌激素、去氧孕烯炔雌醇片
中药	补骨脂、连翘、独活、白芷、前胡、防风

五、氨苯砜综合征

氨苯砜综合征(又称砜综合征)是在短程、小剂量氨苯砜治疗过程中发生的少见且有潜在致死危险的超敏反应。临床表现为发热、皮损、溶血性贫血、肝脏损害、淋巴结增大及黄疸,本病发生率小于 0.5%,但死亡率高达 11%。目前,氨苯砜综合征的免疫机制仍不太清楚,可能有 Ⅰ 型、Ⅲ 型或 Ⅳ 型超敏反应,氨苯砜的代谢产物可能是引起超敏反应的重要原因。糖皮质激素(泼尼松龙等)是治疗氨苯砜综合征的一线药物,尤其推荐于心肺受累危及生命的患者。此外,复方甘草酸苷、还原型谷胱甘肽、前列地尔、联苯双酯等对此病也有较好的辅助疗效。

六、红人综合征

红人综合征是注射或口服某些药物(如万古霉素、替考拉宁、利福平)后所出现的不良反应。红人综合征最常发生于静脉注射万古霉素,临床表现为脸、颈、躯干上部出现斑丘疹样红斑,常伴有低血压、寒战、发热、心动过速、胸痛等症状。红人综合征的发生与体内组胺水平升高有关,并产生由组胺介导的相关症状。组胺的释放与输注速度相关,控制静脉滴注的速度是预防红人综合征的首要措施,一般需保证药物的输注速度小于 10mg/min。若药物静脉滴注过程中出现红人综合征,应立即停止输注,并服用抗组胺药,诸如苯海拉明、雷尼替丁、西咪替丁等。

七、手足综合征和手足皮肤反应

手足综合征(hand-foot syndrome,HFS)又称掌跖感觉丧失性红斑(palmar-plantar erythrodysesthesia,PPE)或 Burgdof's 综合征,通常是由细胞毒性化疗药物引起的一种皮肤不良反应,主要表现为皮肤病变的进行性加重,手掌或脚底发红、明显不适、肿胀和刺痛为特征的疾病。许多化疗药物可导致手足综合征,最常见的药物有卡培他滨、氟尿嘧啶、多西他赛、阿糖胞苷和长春瑞滨等。卡培他滨致手足综合征的发生率可高达 68%,还可引起暂时性指纹丢失。

手足皮肤反应(hand-foot skin reaction,HFSR)是一种由靶向疗法引起的皮肤不良反应,主要表现为手掌和脚底弥漫性疼痛性水肿和发红,典型的临床特征是过度角质化。目前认为诱发 HFSR 的发病原因可能是血管损伤,与新型多靶点抗肿瘤药物,如索拉非尼、卡博替尼、舒尼替尼和瑞戈非尼等药物抑制血管内皮生长因子受体的药理作用有关。

HFS 和 HFSR 的发生率和严重性与剂量相关,根据病情程度,需要中止、暂停或减少药量。使用保湿剂和抗角化剂、止痛药物、维生素类药物、糖皮质激素、抗生素、部分中药方剂等可改善相关症状。

八、原发性刺激性接触性皮炎

原发性刺激主要是指初次接触药物后直接对皮肤局部产生的刺激作用,形成原发接触性刺激性皮炎,皮损的严重程度可由充血、水肿、红斑、水疱发展至坏死和溃疡。症状出现于初次接触药物的部位,且相较于过敏反应它更依赖于接触药物的浓度水平,病程有自限性,一般去除病因后,可自行痊愈。药物多为弱酸或弱碱性物质,且在新药筛选过程中强刺激性的药物被淘汰,故接触大多数药物不会引起原发接触性刺激性皮炎。

九、药物引起皮肤附属器损伤

(一) 毛

毛囊生长对化疗药物反应敏感,表现为生长期脱发,包括大量体毛的脱落。化疗结束后,毛发可再生。常见的药物有博来霉素、环磷酰胺、多柔比星、依托泊苷、多西紫杉醇、甲氨蝶呤等。

(二) 皮脂腺

皮脂腺开口处上皮细胞增生可引起痤疮,外用药物如油脂、油膏和全身性摄入碘化物、溴化物能促进痤疮的发生。

(三) 汗腺

部分化疗药物如多柔比星和阿糖胞苷可引起汗腺反应,表现为嗜中性小汗腺炎和小汗腺导管鳞状化生。

(四) 指(趾)甲

抗病毒药物拉米夫定、维 A 酸类药物和 EGFR 抑制剂可引起甲沟炎。

第三节　皮肤损伤的安全性评价与实验室检查

一、安全性评价

(一) 皮肤用药的一般毒性试验

皮肤用药的一般毒性试验包括急性毒性试验和长期毒性试验两部分内容。急性毒性试验是指观察动物完整皮肤及破损皮肤一次性接触高浓度药物时短期内所产生的毒性反应试验,并为确定其他毒性试验剂量设计提供依据。长期毒性试验指观察动物完整皮肤及破损皮肤长期反复接触药物,经皮渗透时机体所产生的毒性反应和其可逆程度试验,为确定合适的临床用药浓度提供参考。

实验动物一般选用家兔、大鼠、豚鼠及小型猪。经皮给药的药物如果在拟用临床给药时用于破损皮肤部位,则应另设皮肤损伤组。给药剂量首先考虑药物经皮穿透的差异,其次考虑动物与人系统药代动力学的差异。

(二) 皮肤刺激性试验

皮肤刺激性试验是观察药物接触动物正常及破损皮肤后所产生的皮肤刺激或腐蚀情况。其目的是明确浓度与刺激的量效关系及安全范围,为临床安全用药提供参考。

通常选用皮肤相对较敏感的家兔、豚鼠进行实验。一般应进行相同备皮面积的完整皮肤和破损皮肤局部刺激性试验。采用同体左右侧自身对比法,将受试物直接涂于备皮处,敷料覆盖固定,贴敷时间 4~24 小时均可。去除药物后 1 小时、24 小时、48 小时观察涂抹部位皮肤反应情况。如存在持久性损伤,可适当延长观察期,但一般不超过 2 周。

单次给药皮肤刺激性试验,计算各组每一时间点皮肤刺激反应积分的平均值,按表 12-4 进行刺激反应评价。多次给药皮肤刺激性试验,首先计算每一观察时间点各组积分均值,然后计算观察期限内每天每只动物刺激积分均值,按表 12-5 进行刺激强度评价。

表 12-4 皮肤刺激反应评分

	刺激反应	分值
红斑	无红斑	0
	轻度红斑（勉强可见）	1
	中度红斑（明显可见）	2
	严重红斑	3
	紫红色红斑并有焦痂形成	4
水肿	无水肿	0
	轻度水肿（勉强可见）	1
	中度水肿（明显可见）	2
	重度水肿（皮肤隆起 1mm，轮廓清楚）	3
	严重水肿（皮肤隆起 1mm 以上并扩大）	4
最高分值		8

表 12-5 皮肤刺激强度评价标准

分值	评价
0~0.49	无刺激性
0.50~2.99	轻度刺激性
3.00~5.99	中度刺激性
6.00~8.00	重度刺激性

（三）皮肤吸收试验

皮肤吸收试验主要是为了判断药物从局部吸收的程度，考虑是否进行全身性用药的各项试验。经皮吸收的新药和剂型改变为皮肤用药的上市药物需要进行皮肤吸收试验，是药物经皮制剂安全有效应用的前提保障。皮肤吸收试验方法可分为整体和离体两类。

整体皮肤吸收试验主要包括激光多普勒测速技术（laser doppler velocimetry，LDV）与光电容积脉搏波成像（photo plethysmography，PPG），这是在人体上进行药物经皮肤渗透机制研究安全有效的两种方法。这两种方法具有以下特点：①给药量少；②不会对机体产生损伤；③能够准确评价药物经皮吸收速率。

离体皮肤吸收试验通常采用静态渗透装置和动态渗透装置，它们在评价药物经皮吸收速率方面具有快速、简易、灵敏的优点，该法建立的依据是：①离体皮肤的表皮条件类似于整体皮肤；②影响经皮肤渗透的主要屏障是非活性角质层；③真皮不影响渗透作用。

（四）皮肤过敏试验

皮肤过敏试验是指检测受试物对全身或局部皮肤过敏反应的一项毒性实验，药物皮肤过敏试验应根据药物特点、过敏反应发生机制等因素确定。经皮吸收的药物制剂应进行Ⅳ型超敏反应试验，包括豚鼠最大化试验（guinea-pig maximization test，GPMT）、豚鼠封闭斑贴试验（buehler test，BT）或其他合理的试验方法如小鼠局部淋巴结试验（murine local lymph node assay，LLNA）等。应设立阴性对照组和阳性对照组，必要时需要采用已上市的药物作为对照。

GPMT 采用多次皮肤涂抹或皮内注射，使用或者不使用佐剂进行诱导，致敏剂量应足够高，以产生轻中度的皮肤刺激性且能很好地全身耐受，激发剂量为不产生刺激性的最高剂量。BT 中，通过将受试物涂抹于豚鼠去毛区皮肤上，加以敷贴片封闭并固定，致敏剂量应当足够高，以产生轻微的刺激性，激发剂量为不产生刺激性的最高剂量。LLNA 能作为豚鼠致敏性试验的替代方法，具有使用的动物数量少和检测灵敏、快速的特点,其原理是:过敏剂可诱导作用部位引流淋巴结的淋巴细胞增殖,增殖效应和过敏剂剂量和致敏效应直接成正比。

（五）皮肤光敏试验

光毒性反应和光变态反应统称光敏反应,均由光感物质诱发,但两者机制和临床表现不同,需要分别进行检测。所有给药途径的药物,具有可疑的光敏化学结构和皮肤分布都应做皮肤光敏试验检测。

1. 光毒性试验　光毒性试验常用豚鼠为实验动物,应设阴性、阳性对照组和不同剂量的受试物组。在动物背部去毛部位涂敷受试物或阳性对照药物,给药 30 分钟后,将豚鼠固定,用合适波长的紫外线进行照射。分别于 1 小时、24 小时、48 小时和 72 小时观察皮肤反应,根据表 12-6 皮肤反应评分标准确定受试物的光毒性作用。

表 12-6　皮肤反应评分标准

红斑和焦痂形成	分值	水肿形成	分值
无红斑	0	无水肿	0
非常轻的红斑,勉强可见	1	非常轻的水肿,勉强可见	1
明显的红斑	2	轻度水肿(边缘清晰)	2
中度至重度的红斑	3	中度水肿(皮肤隆起约 1mm)	3
重度红斑(鲜红色)至轻度焦痂形成(深层损伤)	4	重度水肿(皮肤隆起大于 1mm,并超过涂抹受试物的区域)	4

2. 光变态试验　光变态试验常选用家兔和豚鼠作为实验动物,每组不少于 5 只。应设阳性对照组、阴性对照组和受试物组。一般情况下,受试物经皮肤或经静脉注射后暴露于适宜波长的光进行致敏,再间隔一定时间后给予受试物光照激发,根据比较对照组和给药组的反应进行评价,阳性结果时应追加试验。常见的实验方法是佐剂和角质剥离法。

（六）药物皮肤毒性的新评价方法

传统的药物安全性评价方法采用豚鼠或家兔作为受试动物,不仅需要大量的动物、耗时长、成本高,不能满足化合物快速增长的需要,而且存在敏感性不够、种属差异等缺点,特别是不符合动物保护和福利的要求。因此,近年来出现了很多新的如使用人工皮肤或细胞进行试验或采用非皮肤的组织、器官模型代替动物皮肤实验的评价方法。譬如欧盟已使用 EpiSkin™、EpiDerm™、SkinEhtic 等人重组皮肤模型进行皮肤刺激性和腐蚀性的评价。诸如此类的药物皮肤毒性的新评价方法,可以有效缩短传统动物实验的复杂流程,并进一步对药物的皮肤毒性产生全新的认识。

二、实验室检查

（一）变应原检测

变应原检测是对引起超敏反应的抗原进行检测,确定致敏药物。变应原检测可分为体内试验和体外试验。

1. 体内试验

（1）皮肤试验

①斑贴试验:通常用于检测Ⅳ型迟发型超敏反应所致的药疹,如固定性药疹、湿疹型药疹等。②划痕试验:适用于预测Ⅰ型速发型超敏反应,检测机体是否对某种物质过敏的诊断性实验,如荨麻疹、药疹、异位性皮炎等。③皮内试验:准确性较高,适用于检测Ⅰ型速发型超敏反应(如青霉素试验)和Ⅳ型迟发型超敏反应(如结核菌素试验)。皮内试验的敏感性比其他皮肤试验高,所用抗原应适当稀释,以免出现严重反应,皮试阴性者尚不能绝对排除发生过敏反应的可能性。为预防皮肤试验诱发

严重全身反应(过敏性休克),应在皮试前准备肾上腺素、糖皮质激素、升压药及氧气等抢救措施。

(2)药物激发试验:药疹消退一段时间后,内服可疑的致敏药物(一般为治疗剂量的1/8~1/4或更小量)。此试验仅适用于口服药物所致的轻型药疹,1次只能测试1种药物。

2. 体外试验　体外试验安全性较高,有嗜酸性粒细胞脱颗粒试验、放射变应原吸附试验、组胺游离试验、淋巴细胞转化试验、巨噬细胞游走抑制试验等,但试验结果尚不稳定,影响因素较多,且多用于青霉素过敏反应的研究,未能普遍用于临床检测。

(二)皮肤组织病理学检查

皮肤活体组织检查对许多药物引起不易区分的皮肤病诊断、分类、治疗及判断预后有很重要的价值,常作为辅助诊断的检查手段。取下的一小部分病灶皮肤,通过固定和染色等技术在显微镜下观察病理变化。

(三)免疫病理学检查

免疫病理学检查是观察皮肤病变和评价药物疗效的常用检查方法。免疫病理学检查包括直接免疫荧光法、间接免疫荧光法和免疫组织化学检查法(又称免疫酶标法)。

本章小结

皮肤由表皮、真皮和皮下组织构成,是人体最大的器官,具有重要的生理功能。药物可以通过经皮给药被表皮屏障和皮肤附属器吸收直接产生效应,也可以通过口服和注射进入血液循环到达皮肤发挥作用。药物对皮肤的毒性作用可表现为药疹、光敏反应、手足皮肤反应等,发生机制较为复杂,可由免疫和/或非免疫介导。运用动物实验和体外替代方法可以对治疗药物的皮肤安全性进行评估,实验室检查能够加强预防和诊断药物引起的皮肤毒性。

思考题

1. 从毒理学研究的角度,谈一谈为何皮肤是一个值得关注的研究对象?
2. 试述药物对皮肤毒性的类型。
3. 光毒性反应和光变态反应的相似点和不同点。
4. 请简述药物对皮肤毒性的安全性评价的实验内容。

第十二章
目标测试

(何俏军)

药物对耳的毒性作用

第十三章
教学课件

案列分析
（案例）

【学习目标】

1. **掌握** 氨基糖苷类抗生素耳毒性的机制与预防措施。
2. **熟悉** 药物耳毒性的防治原则。
3. **了解** 药物耳毒性的作用机制。

听力损失（hearing loss）的病因有疾病、受伤、发育或者药物不良反应等，可分为传导性听力损失和感音神经性听力损失。传导性听力损失是由鼓膜和听骨链破坏所致的，感音神经性听力损失则与耳蜗、听神经或听觉中枢发生病变有关。自从1944年链霉素面世以来，药物的耳毒性就在临床上引起了广泛关注。药物的耳毒性（ototoxicity）指药物对内耳的毒性作用，通常影响听力和平衡感。耳是人体的听觉和位觉器官，研究药物对耳的毒性作用，首先需要了解耳的解剖结构和生理功能。身体表面能见的耳郭和外耳道只是耳的一部分，往深处还有中耳和内耳等结构。通常药源性耳聋并不破坏声音在耳内的传导过程，而是破坏耳内的听觉感受器和平衡感受器，即耳蜗和前庭系统，因此下面重点介绍这两部分的结构和功能。

第一节　耳的形态学与生理学基础

一、耳的形态学基础

耳可以分为外耳（external ear）、中耳（middle ear）、内耳（inner ear）三部分（图13-1）。

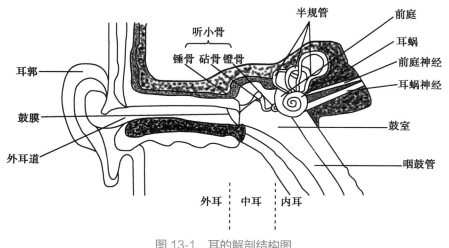

图 13-1　耳的解剖结构图

（一）外耳

外耳包括耳郭（pinna）和外耳道（external ear meatus）。其中外耳道长约2.5~3.5cm，始于外耳道口,止于鼓膜(tympanic membrane),总体呈"S"形,负责收集声波并导向鼓膜。

（二）中耳

中耳是一个充满空气的空腔,包括鼓膜、鼓室、听骨链、咽鼓管等结构。鼓膜是中耳和外耳的分界。鼓室(tympanic cavity)是位于颞骨岩部的一个含气的不规则腔室,内有三块听小骨(ossicle)组成听骨链(ossicular chain),从外到内依次为锤骨(malleus)、砧骨(incus)、镫骨(stapes),各听骨之间形成活动关节接连,能够将鼓膜接收的外来声波传递到内耳。咽鼓管(eustachian tube)亦称耳咽管,连接中耳和鼻咽,保持中耳与外界大气压的平衡。

（三）内耳

内耳位于颞骨岩部的骨质内,因结构复杂,又称为迷路(labyrinth),分为骨迷路(osseous labyrinth)和膜迷路(membranous labyrinth)。骨迷路为骨性隧道,膜迷路为膜性结构,形状与骨迷路相似,嵌套在骨迷路内。膜迷路内外都充满液体,分别为内淋巴液和外淋巴液,彼此互不连通。从功能上看,迷路可以分为负责听觉的耳蜗(cochlea)和提供平衡感的前庭器官(vestibular apparatus)两部分。耳蜗形似蜗牛壳,有两个重要的结构:一是位于膜蜗管外侧壁的血管纹,负责产生内淋巴液;二是分隔蜗管和鼓阶的基底膜。基底膜上有内、外毛细胞和支持细胞组成的听觉感受器,称为螺旋器(spiral organ)或柯蒂器(organ of Corti),是耳蜗神经末梢感受器,可将传递到耳蜗的机械振动转化为听神经纤维的神经冲动。前庭器官由 3 个半规管(semicircular canal)、椭圆囊和球囊组成,是人体平衡系统的感受器,可以感受机体姿势、运动状态、头部在空间的位置等。

二、耳的生理学基础

耳的主要生理功能分为听觉功能和平衡功能,均与内耳有关。

（一）听觉功能

物体振动后引起空气的振动而形成声波,通过外耳和中耳组成的传导系统传递到内耳。声音的传导一般有两条途径:一条通过空气传导,称为气导途径。声波经外耳道、鼓膜、听骨链、前庭窗到达耳蜗;另一条为骨传导途径,声波直接通过颅骨传入内耳。临床工作中用骨传导途径测量可鉴别传音性耳聋和神经性耳聋。声波到达内耳后,内耳产生换能作用,耳蜗的螺旋器将声波的机械能转化为神经冲动,通过听觉神经(auditory nerve)传入大脑皮质的听觉中枢,产生听觉。螺旋器中的毛细胞是一种特殊的感觉上皮细胞,与内耳的神经相连,如果毛细胞受损,不能将声波转化为电信号,人就会出现听力障碍。噪声和药物的耳毒性造成的听力丧失,最常见的原因就是毛细胞受损。

（二）平衡功能

人依靠前庭、视觉和本体感觉 3 个系统的协调作用来维持身体的平衡,其中以前庭功能最为重要。前庭系统是特殊分化的感受器,主要负责感受头部的空间方位及其变化,对于人体平衡的维持十分重要。当头部和身体运动产生的刺激传递到前庭感受器,引起眼球、颈肌和四肢的肌反射运动时,机体在各种姿势和运动情况下保持平衡。前庭系统也有毛细胞作为感受细胞,也是药物耳毒性的重要靶点。

第二节　药物引起耳毒性的临床表现及机制

根据中国残疾人联合会 2021 年公布的数据,2010 年末中国听力障碍的残疾人中,有 20%~30% 患者是使用氨基糖苷类抗生素导致的。已知的耳毒性药物已有百余种,这些导致耳聋的药物主要有两类:第一类是氨基糖苷类抗生素,包括庆大霉素、链霉素、新霉素、卡那霉素等,许多聋儿是因小时候使用这些药物而失聪;第二类是非氨基糖苷类抗生素,代表药物有红霉素和万古霉素等。近年来艾滋病和肺结核的发病率呈现上升趋势,氨基糖苷类抗生素的使用量也出现增长,因此在临床给药时应对药物的耳毒性给予重视。

药物的耳毒性(微课)

一、药物引起耳毒性的类型

药物的耳毒性作用主要影响内耳的耳蜗和前庭,表现和后果各不相同。内耳耳蜗毒性将会影响听力,形成耳鸣、高频听力丧失等,一般难以恢复。根据原中华人民共和国医政司颁布的《常用耳毒性药物临床使用规范》,听力损害早期表现为明显双耳或单耳高频听力损失,即对4 000~8 000Hz听力损失,但对低频(语言频率)即125~4 000Hz影响不大;耳蜗毒性引起的听力损失一般在用药停止一段时间后发生,且还有明显的延迟作用,随时间的延长而加重,晚期表现为全频程的听力丧失甚至全聋。前庭毒性作用则影响平衡功能,表现为眩晕、站立不稳、共济失调等,通常停药后可以缓解。如今临床使用的耳毒性药物较多,临床要注意合理用药、早预防、早发现、早治疗。

二、氨基糖苷类抗生素引起耳毒性的临床表现及机制

氨基糖苷类抗生素性质稳定、抗菌谱广、杀菌作用完全、吸收排泄良好,是临床重要的抗菌药物。由于具有肾毒性和耳毒性等不良反应,氨基糖苷类抗生素的临床应用受到很大限制。按照规定,6岁以下儿童、孕妇及65岁以上老年人禁用氨基糖苷类抗生素。但由于氨基糖苷类抗生素对常见的革兰氏阴性菌、结核分枝杆菌有较好的抑菌作用,它通常是临床上治疗下呼吸道感染、感染性心内膜炎和复杂尿路感染的优选药物。特别是随着奈替米星、依替米星等毒性小的氨基糖苷类抗生素上市,其临床应用逐步扩大。2018年整体市场规模达到12.4亿元,其中依替米星的应用占比超过90%。

氨基糖苷类抗生素容易在内耳淋巴液中富集,诱导的耳毒性发生率为15%~25%。氨基糖苷类抗生素的耳毒性与使用剂量、治疗时间以及患者的遗传因素有关,其毒性作用通常在高剂量和持续用药时间超过5天的情况下出现,多见于婴幼儿、老年人和肾功能不全等患者。特别是对于多疗程静脉使用氨基糖苷类抗生素的患者,耳毒性的发生率超过50%。氨基糖苷类抗生素耳毒性主要体现在对耳蜗毛细胞、前庭毛细胞和神经元的破坏,同时影响听觉和前庭功能。不同的氨基糖苷类抗生素对耳的损伤部位不同。从构效关系分析,氨基糖苷类抗生素的耳蜗毒性与自由氨基的数目有关,其前庭毒性与甲氧基的数目有关。如卡那霉素、新霉素和阿米卡星主要影响耳蜗,表现为高音耳鸣、听力减退和永久性耳聋。链霉素、妥布霉素和奈替米星主要引起前庭损害,表现为中度头痛、恶心、呕吐、平衡困难、共济失调等。庆大霉素同时损伤耳蜗和前庭,这也是其在临床上的应用逐渐减少的原因。

氨基糖苷类抗生素耳毒性的临床表现为高频听力损失、螺旋器外毛细胞和前庭1型毛细胞破坏,但其耳毒性的具体机制尚未完全阐明。研究发现,氨基糖苷类抗生素进入耳蜗毛细胞后,聚集在线粒体和溶酶体中,抑制线粒体的蛋白质合成,引起线粒体的功能改变和能量代谢异常;氨基糖苷类抗生素还会引起内耳活性氧成分增加,包括氧自由基和氮自由基等,从而损伤毛细胞,导致细胞凋亡和坏死。在急性氨基糖苷类耳中毒时,毛细胞线粒体发生钙超载,线粒体中的细胞色素C释放到细胞质中,激活半胱氨酸蛋白酶9(cysteine protease 9,caspase 9)和半胱氨酸蛋白酶3(cysteine protease 3,caspase 3),导致毛细胞凋亡。而慢性氨基糖苷类耳中毒时,毛细胞受损后发生细胞凋亡和细胞坏死,其中溶酶体的超载破裂造成的毛细胞自溶性坏死是后者的典型特征。氨基糖苷类抗生素对神经元没有直接毒性,而是通过破坏耳蜗毛细胞,阻断螺旋神经元必需的神经营养因子的来源和必要的信号刺激,从而导致延迟性神经元死亡。此外,氨基糖苷类抗生素的耳毒性有一定的家族遗传性,如线粒体*12S rRNA*的两处基因突变(A1555G、C1494T)是氨基糖苷类致聋的主要危险因素,甚至可能出现"一针致聋"现象。其中A1555G基因突变使*12S rRNA*的二级结构趋近于大肠埃希菌的*16S rRNA*,促进氨基糖苷类与*12S rRNA*的结合,从而干扰蛋白质翻译,损伤

耳蜗毛细胞。

在应用氨基糖苷类抗生素时,首先要避免应用于婴幼儿和老年人,前者不能表述症状,后者容易因生理性耳聋掩盖症状。其次,孕妇也应避免使用此类药物,因为氨基糖苷类可影响子宫内的胎儿。再次,应避免与其他有耳毒性的药物合用,如万古霉素、髓袢利尿药、甘露醇、镇吐药、镇静催眠药等。从次,应优先选用耳毒性小的氨基糖苷类抗生素。如治疗结核病尽量不用氯霉素和卡那霉素。最后,氨基糖苷类抗生素的耳毒性与给药途径有关,注射最容易出现耳毒性;反之,由于本品不容易在肠道吸收,口服应用导致的耳毒性较轻。其中新霉素因耳毒性极强,仅限于局部用药。容易忽视的一点是:氨基糖苷类药物的耳毒性具有延迟作用,即使停药后 6 个月也建议进行听力检查。

三、非氨基糖苷类抗生素引起耳毒性的临床表现及特点

1. 大环内酯类抗生素　如红霉素、阿奇霉素可引发剂量依赖性、可逆性双侧听力损害、双耳内闷胀堵塞感,耳闭,常伴耳鸣;耳毒性一般发生在治疗后 4~8 天,停药后 3 天内开始恢复,多数可恢复正常,少数可发生永久性听力损害。

2. 四环素类抗生素　包括四环素、土霉素、多西环素、美他环素、米诺环素等。四环素类抗生素引起的耳毒性有明显的剂量依赖性,女性较男性多见,老年人较年轻人多见。与利尿药联用时,能增加其耳毒性。

3. 糖肽类抗生素　如万古霉素、去甲万古霉素、替考拉宁等,有一定耳毒性,呈剂量依赖性,可导致耳鸣、耳聋。单独给予万古霉素,即使接近致死剂量也未发现耳毒性,但其与庆大霉素联用,常可升高庆大霉素血水平,增强其耳毒性,亦可增加耳蜗毛细胞对庆大霉素的通透性,促进庆大霉素在毛细胞内聚积。

4. 氟喹诺酮类抗生素　包括诺氟沙星、培氟沙星、依诺沙星、左氧氟沙星、环丙沙星、莫西沙星等,口服或静脉给药均有耳毒性,停药后症状多缓解。左氧氟沙星与替硝唑合用可引发听力损害,头晕、耳鸣,停药 1 个月后听力可恢复。

5. β- 内酰胺类抗生素　包括青霉素类、头孢菌素类、头孢霉素类、甲砜霉素类、单环 β- 内酰胺类等。氨苄西林、氯唑西林、头孢唑啉、头孢拉定等可引发听力损害、耳鸣,尤其是肾功能不全患者用较高剂量时,停药后可缓解。大剂量的头孢唑啉给予有铁缺乏症的婴幼儿时,较易引发耳蜗内 / 外毛细胞的静纤毛损伤,造成感音神经性耳聋。

6. 酰胺醇类抗生素　如氯霉素有耳毒性,作为滴耳液应用时可引起听力损害;氯霉素滴耳液可破坏螺旋器基底周的毛细胞、支持细胞、血管纹细胞。

四、其他药物引起耳毒性的临床表现及特点

1. 抗肿瘤药物　铂类、氮芥等抗肿瘤药物可引发可逆性高频听力损害,与用量、用药时间呈正相关。顺铂在内耳蓄积,可影响内淋巴成分,引发氧化应激、细胞凋亡,主要损伤耳蜗毛细胞、螺旋神经节细胞、前庭细胞,能造成不可逆性听力损害;卡铂有轻度耳毒性,可选择性破坏耳蜗内 / 外毛细胞、前庭细胞、传入神经元,使细胞中 6- 磷酸葡萄糖(glucose-6-phosphate,G-6-P)糖代谢水平降低,氧化磷酸化解耦联;长春新碱直接损伤螺旋器;奥沙利铂在第 2 个疗程后,可致突发性耳聋,患者突感听力降低、左耳感觉神经性耳聋,对症治疗后常无法恢复正常,可能与顺铂有共同的致聋机制。

2. 非甾体抗炎药　阿司匹林、吲哚美辛等可损伤耳蜗底部,早期常有高频听力损害,可伴耳鸣、眩晕、平衡失调,多在用药后 10~16 天出现,停药 1 周后症状消失,耳部症状可在停药后 24~48 小时消退。非甾体抗炎药耳毒性的发生率约为 1%,在老年人中常见。阿司匹林大剂量口服有导致个别患者

永久性耳聋的记录。

3. 抗疟药　奎宁、磷酸氯喹和乙酰嘧啶等有一定的耳毒性,其主要作用在螺旋神经节,能造成耳鸣、耳聋,停药后常可恢复,但长期大剂量使用可造成不可逆的听力损害。奎宁可使耳蜗小血管痉挛和出血,影响耳蜗的血氧供应,同时直接损伤神经,引起耳鸣和暂时性听力减退。磷酸氯喹引起进行性听力损失,停药后仍可继续发展。奎宁、磷酸氯喹、乙酰嘧啶可通过胎盘屏障,引起胎儿耳聋或畸形,孕妇、婴幼儿较易引起耳毒性,孕妇禁用,哺乳期妇女慎用。

4. 髓袢利尿药　依他尼酸、呋塞米、布美他尼等的耳毒性呈剂量依赖性,长期大剂量静脉给药可致耳鸣、耳聋,听力损害常是双侧对称性,短期内停药后,耳毒性可逆,发生率约为 6%~7%。髓袢利尿药的耳毒性可能与改变内耳淋巴液的电解质成分有关,呈剂量依赖性,在快速静脉滴注时容易出现,如呋塞米使用剂量超过 240mg/h 时耳毒性较强。使用髓袢利尿药需要避免和氨基糖苷类联用,否则增加后者在内淋巴液中的蓄积,造成永久性的听力损失。由于髓袢利尿药常用于治疗肾功能衰竭,患者容易出现耳毒性症状,临床上需要特别注意。

5. 局麻药　普鲁卡因、利多卡因、丁卡因等局麻药可直接经圆窗膜透入内耳而产生毒性作用,可关闭细胞膜钠离子/钙离子通道,降低内耳细胞膜电位,抑制神经递质释放,产生听力损害。腰椎穿刺、脊麻、全身麻醉时,脑脊液压力升高传到耳蜗后,可升高中耳压力,减少内耳血供,引起听力损害;微血栓阻塞耳蜗动脉,也是听力损害的原因。

6. 重金属类　应用含铅、汞、砷等的药物时,可发生耳鸣、耳聋,严重时可导致听力、神经系统的永久性损害。

表 13-1　具有耳毒性的典型药物

分类	典型药物	耳毒性是否可逆	注意事项
氨基糖苷类抗生素	阿米卡星、链霉素、双氢链霉素、卡那霉素、庆大霉素、新霉素、奈替米星、妥布霉素	否	首先表现为高频听力下降,随后影响语言频率 耳毒性有遗传易感性
大环内酯类	阿奇霉素、克拉霉素、红霉素	是	主要影响语言频率
糖肽类	万古霉素、去甲万古霉素	是	不与氨基糖苷类合用
其他抗生素	多黏菌素 B、氯霉素	是	耳毒性较大,氯霉素滴耳先做药敏试验
抗肿瘤药	博来霉素、卡铂、顺铂、氮芥、长春碱类	否	耳毒性有剂量依赖性
非甾体抗炎药	阿司匹林、吲哚美辛、布洛芬、双氯芬酸	是	大剂量时出现耳鸣,可能永久性听力下降
抗疟药	奎宁、磷酸氯喹	是	出现耳毒性及时停药
髓袢利尿药	呋塞米、依他尼酸	是	不与氨基糖苷类合用,避免快速静滴
其他	含酒精、砷、铅、汞等的药物	否	—

第三节　耳毒性的安全性评价及防治原则

一、评价方法

(一)药物性耳聋动物模型

建立药物性耳聋动物模型,通常使用氨基糖苷类、抗肿瘤药顺铂、水杨酸钠肌内注射或者腹腔注射。氨基糖苷类制作的动物模型,主要用于研究感音神经性耳聋。顺铂制作的动物模型选择性破坏耳蜗内外毛细胞和前庭Ⅰ型毛细胞,主要用于研究耳蜗内外毛细胞病理生理机制。水杨酸钠注射导致耳蜗外毛细胞出现扩张性空泡,主要用于研究耳鸣。同时注意实验动物致聋的同时,一般也会出现严重的肾功能衰竭和多器官损伤,因此必须考虑动物模型的致死率。对于急性耳中毒模型而言,给药量较大,时间较短;反之慢性耳中毒模型给药量较小,持续时间长。

(二)动物模型建立的方法

1. 动物的选择　制作氨基糖苷类药物耳聋模型多选用啮齿类动物(如大鼠、豚鼠)。长期以来,豚鼠一直作为耳毒性研究的动物模型,这主要是由于豚鼠耳蜗对氨基糖苷类药物的损害具有典型的病理反应,其听力变化趋势与人类相似,且豚鼠耳蜗通过解剖较为容易得到。耳毒性耳聋动物模型建立的对象一般选用健康红目白毛豚鼠,体重250~350g,雌雄不限。豚鼠听觉敏锐,常用于内耳疾病的研究。近年来随着分子生物学的发展,小鼠和大鼠因基因序列明确,并且与人类具有较高的同源性,也可选用进行耳毒性动物模型的研究。选用动物造模时需注意其对药物的敏感性有所区别,一般来讲,大鼠的敏感期为出生后11~20天,猫的敏感期为出生后13天。

2. 氨基糖苷类药物耳毒性耳聋模型制作　氨基糖苷类药物包括链霉素、庆大霉素、卡那霉素、妥布霉素、阿米卡星和新霉素等。通过全身或局部应用不同剂量的各种氨基糖苷类抗生素,可产生多种氨基糖苷类药物耳聋性动物模型。由于动物不同,药物作用机制各有不同,各种药物种类及剂量均需要根据实验目的确定。如全身用药致耳聋模型可选择豚鼠,腹腔注射或肌内注射庆大霉素100mg/(kg·d),连续10~15天,豚鼠可出现明显的听力损害;或选择成年小鼠,给予皮下注射卡那霉素(400~900mg/kg),连续给药15天,2次/d;或应用卡那霉素500mg/(kg·d)腹腔注射Wistar大鼠,共10天,听性脑干反应(auditory brainstem response,ABR)反应阈均明显提高。

3. 顺铂耳毒性耳聋模型制作　顺铂诱发的耳聋动物模型的制作可以通过多种给药途径实现,包括腹腔注射给药、外淋巴注射给药、颈内静脉或颈外静脉给药、肌内注射给药等途径。给药方式也可不同,可一次给药或分次给药、一次缓慢或快速给药等。

①全身用药致耳聋模型:选择豚鼠,使用顺铂2mg/(kg·d)腹腔注射,每天1次,连续8天。②局部耳蜗给药致耳聋模型:通过微渗透泵分别注入浓度3μg/ml、30μg/ml和300μg/ml顺铂,注入速度为0.5μl/h,连续3天。③单次全身给药耳聋动物模型:一般采用腹腔注射给药,标准剂量是12.5mg/kg;或静脉注射给药,采用8mg/kg剂量顺铂注入颈内静脉制造耳聋模型。

(三)耳蜗基底膜病理学研究

氨基糖苷类抗生素对内耳造成全面损伤,不仅损害耳蜗内外毛细胞和听神经,还损害前庭终器感觉上皮和神经。在耳蜗,氨基糖苷类抗生素首先损伤螺旋器的外毛细胞,随后累及内毛细胞、支持细胞、耳蜗血管纹和螺旋神经节细胞。严重时,毛细胞大多数或全部消失,基底膜和血管纹塌陷萎缩,螺旋神经节细胞变性消失。外毛细胞负责感知声音,受损时相应频率的听力阈值提高;内毛细胞负责机械信号-电信号转化,受损时听力可能丧失。患者相应地首先出现高频听力损失,随着治疗剂量的增加和治疗时间的延长继续出现较低频率的听力损失。在前庭系统中,氨基糖苷类抗生素损伤壶腹嵴顶部的Ⅰ型感觉毛细胞,主要表现为部分毛细胞纤毛紊乱和损伤,毛细胞数量减少乃至消失殆尽;

另一部分毛细胞脱离基底膜,分布位置改变。

分离模型动物的耳蜗基底膜并进行荧光染色,具体方法为:动物断头后,取出双耳听泡,经 10% 多聚甲醛固定,分离耳蜗基底膜。使用 PBS 清洗标本后,将耳蜗基底膜移入荧光染色液中,室温避光染色。随后 PBS 清洗后平铺标本于玻片上,甘油封片,置于荧光显微镜下观察耳蜗基底膜毛细胞的形态学和数量变化。

(四)脑干听觉诱发电位研究

使用声音刺激耳蜗的毛细胞产生电信号,电信号经过螺旋神经节、脑干、丘脑、大脑下皮层、大脑皮层颞横回传递到听觉中枢。期间在人或动物的相关部位贴上电极,用电位检测仪器可以检测到生理电活动,电信号以波形图的方式展示,即为听觉诱发电位。脑干听觉诱发电位(brainstem auditory evoked potential,BAEP)主要记录耳蜗至脑干水平的电活动,具有良好的稳定性和重复性,不受意识状态的影响,能够客观地反映高频部分的听力损失情况。临床上通过记录和分析 BAEP,可以测定客观听损阈值、了解脑干功能并推测其受损位置。

二、防治原则

目前药源性耳聋的预防较重要,要严格掌握各种可致聋药物的适应证,必需时才用,剂量需个体化,并采取一定保护措施。开药前应仔细询问家族史、过敏史、用药史等信息,对高危人群(如有耳聋家族史、听力残疾人群、明确为线粒体 DNA *A1555G* 突变致聋的家系)在使用相关药物前,可进行耳聋基因筛查。

耳毒性药物特别是氨基糖苷类抗生素的使用需要特别留意有无家族致聋史,有致聋史者禁用。6 岁以下儿童、孕妇和 65 岁以上老年人禁用氨基糖苷类抗生素,既往使用耳毒性药物的患者需要防止蓄积中毒。老年人、幼儿、肝肾功能不全者、已有耳聋患者慎用耳毒性药物。

用药时能够口服的尽量不静脉注射和肌内注射给药。具有耳毒性的药物一般不作为首选药物,避免耳毒性药物联合用药,无更好的选择时应尽量减少使用量和缩短使用时间,长时间使用者注意定期做血药浓度监测和听力检查。用药期间注意观察中毒症状,如头晕、头痛、耳部肿胀感、耳鸣、耳聋、眩晕、平衡失调等为早期耳毒性反应,恶心、呕吐、血尿、蛋白尿是肾毒性反应,可根据肌酐清除率调整用药时间和用药剂量。如果发现听力方面异常,应及时停药并采取治疗措施。停药后一段时间内注意避免周围的嘈杂环境,利于听力修复。

治疗氨基糖苷类抗生素耳毒性的原则是促进药物从内耳排出,同时使用营养神经药物保护毛细胞和神经元。目前没有很好的治疗手段,但可以使用改善代谢、供给能量、促进氧化还原的药物减少耳毒性,已经证明以下药物有效:乙酰半胱氨酸、辅酶 Q_{10}、L- 甲硫氨酸、辅酶 A、维生素 A、维生素 B、维生素 C 和维生素 E 等。必要时还可以考虑高压氧等手段治疗突发性听力损失。

本章小结

药物的耳毒性主要指对内耳的毒性作用,通常不影响声音在耳内的传导过程,而是破坏内耳的听觉感受器——耳蜗和平衡感受器——前庭系统。从微观角度,耳蜗和前庭系统都有毛细胞作为感受细胞,也是药物耳毒性的主要靶点,毛细胞损伤后将造成听力丧失和平衡感异常。最常见的耳毒性药物是氨基糖苷类抗生素,表现为高频听力损失、螺旋器外毛细胞和前庭 1 型毛细胞破坏。临床给药时必须给予患者足够的重视,特别是对于婴幼儿、老年人、孕妇等高危人群,目前已有耳毒性小的氨基糖苷类抗生素上市。其他有耳毒性的药物给药时也要注意禁忌事项,避免出现不可逆的听力下降。目前可以使用氨基糖苷类、阿司匹林和顺铂等药物制作耳聋动物模型用于病理学研究,此外,还有记录脑干听觉诱发电位等临床诊断手段。药物耳毒性的预防比治疗更为重要,特别要注意遗传因素、高危人群、给药方式等因素的影响,留意患者是否出现中毒症状,做到早发现早治疗。

思考题

1. 药物的耳毒性作用类型及特点。
2. 氨基糖苷类抗生素的耳毒性作用的机制。
3. 氨基糖苷类抗生素耳毒性预防措施。

第十三章
目标测试

（沈祥春）

药物对眼的毒性作用

1401

第十四章
教学课件

1402

案例分析
（案例）

【学习目标】

1. **掌握** 药物对眼毒性作用的类型及常见药物。
2. **熟悉** 药物眼毒性的易感性及作用机制。
3. **了解** 药物眼毒性作用的检测方法。

眼在人脑获得周围环境信息中居特殊重要地位，视觉知觉和视觉运动的微小改变可能会对个体的健康、精神及社会活动等方面产生巨大的影响。视觉功能的改变常在尚无其他临床毒性症状时就已发生，然而药物毒性作用的全身症状容易被人们所认识，而眼部症状常常被忽视，结果容易将药源性眼病当作原发性眼病，耽误治疗时机，造成不可逆的眼损害。

第一节　眼损伤的形态学与病理生理学基础

一、眼的形态学基础

眼球由眼球壁及内容物组成，眼球壁由外向内顺次为纤维膜（角膜和结膜）、血管膜（虹膜、睫状体和脉络膜）和视网膜，这3层膜在透光的眼前部由许多特殊组织（如角膜和晶状体）所取代。眼球内容物是眼球内一些无色透明的折光结构，包括晶状体、房水和玻璃体，它们与角膜一起组成眼的折光系统（图 14-1，彩图 14-1）。

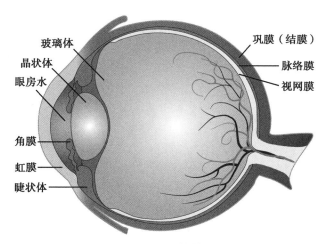

图 14-1　眼的结构

局部和全身用药均可影响眼的各个部分，例如阿托品散瞳时可因局部刺激诱发青光眼，抗结核药乙胺丁醇可以引起视神经损伤。眼的局部用药也可能引起全身毒性，例如药物接触富有血管的结膜时,特别是进入泪囊和鼻泪管后易被吸收并达到较高的血浓度,会引起全身毒性。

晶状体、房水、玻璃体与眼毒性（拓展阅读）

二、眼损伤的病理生理学基础

眼和视觉系统极易受到药物的毒性损害,视觉功能改变常是化学物暴露后的第一症状,而且常在无其他毒性临床病症时就已发生。因此,常在临床前研究的最早期即检测药物对眼的毒性作用,以便对药物的研发前途进行判断。

眼对药物毒性的高度易感性与下列因素有关:

纤维膜、血管膜、视网膜、视神经及视中枢与眼毒性（拓展阅读）

(1)眼的血运丰富,眼有两套血管系统,睫状血管系统(包括虹膜、睫状体和脉络膜的血管)和视网膜血管系统。药物吸收入血后经上述血管系统可对眼的所有部位造成损伤。视乳头处,因血 - 视网膜屏障缺乏,容易引起选择性损伤。

(2)眼含有丰富的黑色素,存在于眼内不同部位,即虹膜、睫状体、脉络膜和视网膜的色素细胞。黑色素与多环芳烃、亲电子剂、钙及毒性重金属等都有很高的亲和力,易致过量蓄积和长期贮存。例如,氯喹在视网膜的蓄积浓度可达到肝浓度的 80 倍,因此亲黑色素药物易造成视网膜等部位病变。

(3)眼组织含有多种生物转化酶和微量元素锌,如泪液、虹膜、睫状体、脉络膜和视网膜含有乙酰胆碱酯酶、醇和醛脱氢酶、过氧化氢酶、单胺氧化酶、Cu^{2+}/Zn^{2+} 超氧化物歧化酶以及几种蛋白酶。细胞色素 P450(CYP)存在于角膜上皮并可被苯巴比妥等药物诱导。眼组织中也存在 UDP- 葡糖醛酸转移酶、谷胱甘肽还原酶、谷胱甘肽 S- 转移酶和 N- 乙酰转移酶等。眼睛容易受到酶活性改变、蛋白质构型改变等的影响而引起药源性眼病。锌居人体所需微量元素第二位,眼的视网膜、脉络膜、视神经含锌量最高。微量元素变化与药物眼毒性密切相关。

(4)药物进入中枢神经系统受到血 - 脑屏障的控制,但小部分脑区缺乏血 - 脑屏障,此种区域之一是接近于视神经出眼球的筛板处,这使中枢视觉系统比脑的其他部分对药物的损伤更易感。

第二节　药物引起眼损伤的类型及典型药物

药物对眼的损伤可分为直接接触所引起的损伤和药物全身性吸收所引起的损伤两大类。前者取决于药物的理化性质、剂量和时间等,后者可造成眼各种组织的病变,对眼的功能产生各种各样的损伤(表 14-1)。另外,眼局部用药也可因吸收入血引起全身毒性反应。

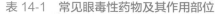

表 14-1　常见眼毒性药物及其作用部位

外源化学物质	角膜	晶状体	视网膜色素上皮	视杆和视锥细胞	视神经或视束	视中枢
胺碘酮	+	+			+	
氯喹	+		+	+	+	
氯丙嗪	+	+	+	+		
皮质类固醇		++				
地高辛	+		+	++	+	+
乙胺丁醇				+	++	
吲哚美辛	+		+	+		
异维 A 酸	+					
他莫昔芬				+	+	

一、角膜、结膜损伤

1. 染色和色素沉着　长期、大剂量应用氯喹、氯丙嗪等，虽为全身性给药却可引起角膜损伤，其作用可能是药物通过泪腺分泌，并由角膜吸收所致。氯喹对疟原虫的早期作用是引起疟色素的聚集，该药在组织内蓄积，致角膜内出现弥漫性白色颗粒，引起视网膜轻度水肿和色素聚集，出现暗点，影响视力。氯丙嗪可致皮肤色素沉着，呈灰蓝色；对眼的影响方面可致角膜影斑、蓝视、角膜混浊、晶状体混浊、白内障；亦可发生色素沉着性视网膜病、夜盲、视力减弱甚至失明。抗心律失常药胺碘酮可引起角膜、结膜色素沉着，特别是有基础病变的角膜，长期治疗患者发生率较高。超微结构显示在角膜上皮细胞、结膜成纤维细胞和血管内皮细胞中，有脂类沉积在胞质的溶酶体样包涵体内，同时会出现晶状体混浊。胺碘酮还可致视神经病变、双侧视神经肿胀、视力敏感度下降或视野缩小。

2. 刺激性炎症　对眼有刺激作用的化学物质及药物，直接接触可引起角膜、结膜的炎症反应。短期接触刺激性较强的物质即可引起急性角膜结膜炎，角膜水肿，上皮脱落，结膜充血、水肿，发生灼痛、流泪及畏光。长期接触有较弱刺激性的物质可引起慢性结膜炎或睑缘炎，造成分泌物增多。有机溶剂对眼的刺激作用与其渗透性及脂溶性有关。阿托品散瞳时可因局部刺激诱发青光眼，因此青光眼患者和 40 岁以上患者不应使用。

3. 腐蚀灼伤　强酸、强碱等腐蚀性物质，如硫酸、盐酸、硝酸、氢氧化钾、石灰、氨水等，可使接触处的角膜、结膜迅速坏死糜烂，形成溃疡，甚至眼球穿孔而导致失明。即使不造成眼球穿孔，化学物尤其是碱性化学物也可迅速渗入深部，损伤眼内组织，引起虹膜睫状体炎、继发性青光眼及白内障等。一般来说，酸可使蛋白质立即凝固，而碱的渗透能力比酸更强，故碱性化学灼伤比酸性灼伤更为严重。碱可使蛋白质变为胶状碱蛋白化合物，又可使脂肪变为可溶于水的肥皂样化合物。有机溶剂，如丙酮、乙烷等，溶解脂质使角膜上皮损伤。表面活性剂，如去污剂、洗发剂，易穿透角膜，以阳离子类型损伤更大。

二、眼周变态反应

某些人眼部多次接触致敏性化学物质后，可发生眼睑皮肤水肿或湿疹、结膜充血或水肿，睑结膜可有乳头状肥厚，眼部奇痒。阿托品点眼后常见眼睑接触性皮炎，其特征为发痒、红肿、结膜轻度充血等。有时口服或注射致敏性药物亦可引起这种反应。眼部症状可单独出现，但常为致敏原引起的全身性变态反应的一部分，脱离接触可恢复。少数具有特异体质者，首次接触某些化学物就可发生睑部反应。常见药物有眼部用药的氯霉素、金霉素、新霉素、庆大霉素、肾上腺素，以及全身用药的抗生素、磺胺类、巴比妥类、水合氯醛、保泰松。

三、眼球运动障碍

铊、砷、硒中毒时可发生眉毛和睫毛脱落。铊、有机汞、甲醇等急性中毒时，由于神经炎或眼肌麻痹可能引起上睑下垂。有机汞、锰、汽油、氯甲烷、乙二醇、二硫化碳等中毒可引起眼肌麻痹或眼球震颤等眼球运动障碍。

四、晶状体混浊或白内障

皮质类固醇局部、全身使用可导致白内障，其发生机制可能为 Na^+、K^+-ATP 酶受抑制，膜通透性增加，致晶状体上皮电解质紊乱。另一可能机制是皮质类固醇分子与晶状体结晶蛋白质反应，形成高分子量挡光性复合物。由于电解质紊乱及蛋白构型改变，出现晶状体混浊，较早出现在后囊下区，继而出现皮质混浊。超微结构检查有晶状体上皮断裂。接受皮质类固醇长期治疗的患者用药期间应定期做眼部检查。吩噻嗪类抗精神病药如氯丙嗪可致晶状体色素沉着，开始在晶状体前表面发生细微沉着，并随剂量增加而发展。原因是吩噻嗪类药物与黑色素结合，形成光敏感产物，对紫外线敏感，导致晶状体通透性增高、物质转运增加，引起晶状体混浊。因此，用药期间应防止眼睛受到紫外线照射。抗有丝分裂药（白消安、环磷酰胺、氮芥等）通过干扰晶状体上皮细胞的有丝分裂，引起白内障。

五、视网膜病变

药物所致视网膜病变主要包括视网膜化学物质及色素沉着、视网膜水肿、视网膜血管出血及渗出。常由全身用药所致，常见的药物及作用机制如下。

抗疟药氯喹低剂量用于治疗疟疾，而长期高剂量可引起视网膜功能不可逆性损害。氯喹的主要代谢物脱乙氯喹和羟基氯喹对黑色素有高度亲和力，造成该药物蓄积于脉络膜和视网膜色素上皮细胞、睫状体和虹膜，达到很高浓度，甚至用药后若干年，氯喹和其代谢物还可经尿少量排泄。氯喹视网膜病变早期可有"牛眼视网膜"表现，中心为暗的色素沉着斑，周围是脱色素的苍白环，其外部又围绕着一个色素沉着斑，在周围视网膜可能有颗粒状色素沉着。晚期病变可发生在用药期内或停药后，包括进行性盲点、周边视野缩小、视网膜动脉狭窄、色盲和夜盲等。这些晚期症状出现后通常是不可逆的。

吩噻嗪类药物，如氯丙嗪、硫利达嗪等，可与色素结合沉淀在视网膜上，引起视网膜色素上皮蛋白质代谢受抑制，导致视网膜变性，出现视网膜色素纹，进而影响视力。其毒性作用主要在于这类药物具有很强的亲黑色素能力。

强心苷类药物地高辛、毛花苷 C 和洋地黄毒苷是毛地黄衍生物，为 Na^+, K^+-ATP 酶的强力抑制剂，用于治疗充血性心力衰竭和某些心律失常。眼组织含 Na^+, K^+-ATP 酶，以视网膜为最多。视网膜光感受器是强心苷作用的原发靶部位。毛花苷 C 由于有更大的分布容积和血浆蛋白结合能力，其产生的毒性强于洋地黄毒苷等。视觉异常最常见的表现是雾视、雪视及色觉障碍，如绿视和黄视。

吲哚美辛是一种非甾体抗炎药，其视网膜毒性机制不清楚，但视网膜色素上皮细胞可能是原发靶部位。吲哚美辛引起的视网膜病变表现为黄斑中央凹周围视网膜色素上皮细胞的不连续性色素分散、黄斑旁脱色素、视敏度降低、视野改变、暗适应阈值增加、蓝 - 黄色缺陷、视网膜电图（electroretinogram，ERG）和眼电图（electrooculogram，EOG）幅度减小等，还可引起角膜混浊。在停止用药之后，ERG 波形和色觉恢复接近正常。非甾体抗炎药阿司匹林可引起视网膜出血，视力减退。

他莫昔芬为非甾体类抗雌激素药，用于绝经后妇女转移乳腺癌的治疗。用高剂量他莫昔芬长期治疗后，可引起视网膜病变，病变易出现在黄斑周围区，眼底检查可观察到不同大小的黄色折射性浊斑。他莫昔芬还可引起角膜病变。抗结核药乙胺丁醇及异烟肼也能引起视网膜病变。

六、视神经病变

药物所致视神经病变主要包括视乳头水肿、视乳头炎、视神经炎和视神经萎缩。常见药物及作用机制如下：

视网膜内含有 Cu^{2+}/Zn^{2+} 超氧化物歧化酶，乙胺丁醇可以螯合 Zn^{2+}，导致线粒体 ATP 合成受阻和线粒体膜电位升高，造成视网膜神经节细胞和视神经变性，出现视神经炎和视神经萎缩，以致神经传导发生部分或完全阻滞。乙胺丁醇还可导致视网膜色素层失色、视网膜脱离。临床表现以红 - 绿色盲最常见，而对比敏感度降低是最早的视觉症状，还可引起蓝 - 黄和红 - 绿色盲，以及视野缺损。乙胺丁醇还可以与脉络膜的锌离子螯合，使膜内代谢紊乱。乙胺丁醇应用时要注意补充锌元素。同时可应用维生素 C、ATP、肌苷、辅酶 A 等促进代谢和营养神经的药物。

异烟肼影响正常的维生素代谢,产生视神经炎和视神经萎缩的毒性作用,可同服维生素 B$_6$ 预防。氯霉素因影响正常的维生素代谢也可引起视神经炎,大剂量或长期使用在眼部主要引起幻视、中毒性弱视、视神经炎、视神经萎缩,严重者可使视网膜发生缺血性脱离。合用维生素 B$_6$、维生素 B$_{12}$ 可减轻这些毒性反应。长期应用肾上腺皮质激素可因颅内压增高引起视乳头水肿。链霉素能引起突发性视神经炎和渐进性视神经萎缩。可引起视神经损伤的药物还有奎宁、单胺氧化酶抑制剂、两性霉素 B、锂盐、卡莫司汀、甲氨蝶呤、青霉胺、雌激素等。

七、眼压及瞳孔大小改变

阿托品类扩瞳药对正常眼无明显影响,但对闭角型青光眼或浅前房患者,可致眼压升高,有激发青光眼急性发作的危险。吗啡和某些全身麻醉药物通过中枢神经系统的作用,可引起瞳孔大小的改变。

八、眼局部给药的全身毒性

许多眼局部用药可引起严重全身毒性反应,为经结膜和泪囊吸收所致。维生素 A 和维生素 E 用于治疗视网膜色素变性和视网膜病变,一般无毒性,但长期大剂量摄入时,可引起急、慢性中毒,表现为颅内压增高伴视乳头水肿、轻度眼球突出、眼内斜视、脱发、皮炎、瘙痒、肝脾大、胃液锐减、烦躁,以及恶心、食欲不振、胃部不适、便秘、腹泻、胃痛及低凝血酶原血症出血等情况。阿托品滴眼,可造成全身毒性反应,包括皮肤、黏膜干燥,发热,激动和谵妄,心动过速以及脸部潮红等。高浓度(10%)去氧肾上腺素溶液滴眼能招致严重的全身不良反应,如心肌梗死、高血压、心律不齐、头痛、心悸、肺栓塞、蛛网膜下腔出血、肺水肿、呕吐、脸色苍白和出汗等。噻吗洛尔是一种非选择性 β 受体拮抗剂,少数患者可引起严重的全身不良反应,如心动过缓、心力衰竭、支气管痉挛、意识模糊、抑郁、幻觉、腹泻、呕吐等。乙酰唑胺滴眼常引起四肢发麻、刺痛或恶心、食欲不振、嗜睡及多尿等。点眼时应压迫鼻泪管,擦去多余的药液以预防或减轻此种毒性反应,必要时降低给药浓度及给药剂量。

第三节   眼损伤的评价

药物对眼损伤的评价是新药安全性评价的重要内容,临床使用具有眼毒性的药物一定要注意定期做眼科检查。测试药物对眼和视觉系统潜在毒性的试验分为眼毒性试验和视觉功能试验。主要包括眼接触刺激性评价、眼科学评价、视觉神经功能评价、视觉阈和知觉的行为和心理物理学评价。

1. 眼刺激性评价   采用眼刺激试验方法,评价由于药物直接接触角膜、结膜等所引起的刺激作用。眼刺激试验广泛用于评价药物的眼刺激作用,特别是眼科用药,必须进行动物的眼刺激试验,以保证临床用药的安全性。

2. 眼科学评价   为眼的临床评价,应由训练有素的眼科医师或验光师来进行。检查包括眼附属器官评价、眼前部结构评价、眼后部结构评价等。方法包括肉眼和手持灯光检查、裂隙灯及显微镜检查等。眼科学检查还包括瞳孔对光反射等。

3. 视觉神经功能评价   视觉神经功能的评价可采用电生理学或神经生理学方法。最普遍使用的方法是闪光视网膜电图(flash-electroretinogram,F-ERG)、视觉诱发电位(visual evoked potential,VEP)和眼电图(EOG)。

4. 行为和心理物理学评价   通过改变视觉刺激的参数,判定受试者是否能区别或感觉该刺激,确定空间或时间视觉分辨限。主要指标包括绝对照度阈值、视敏度、颜色和光谱的分辨等。

眼刺激性研究技术指导原则简介（拓展阅读）

本章小结

眼在人脑获得周围环境信息中居特殊的重要地位,眼和视觉系统极易受到药物的毒性损害。其原因有:眼的血运丰富、眼含有丰富的黑色素、眼组织含有多种生物转化酶和微量元素锌、视神经出眼球的筛板处缺乏血 - 脑屏障。药物对眼损伤的类型有:角膜及结膜损伤、眼周变态反应、眼球运动障碍、晶状体混浊或白内障、视网膜病变、视神经病变、眼压及瞳孔大小改变;眼局部给药不当也可造成全身毒性。常见的眼毒性药物种类广泛,如胺碘酮、氯喹、氯丙嗪、皮质类固醇、地高辛、乙胺丁醇、吲哚美辛及他莫昔芬等都是具有眼毒性的药物。药物眼毒性的评价是新药安全性评价的重要内容,临床使用具有眼毒性的药物一定要注意定期做眼科检查。

思考题

1. 眼和视觉系统极易受到药物毒性损害的原因有哪些?
2. 胺碘酮、氯喹、氯丙嗪、皮质类固醇、地高辛、乙胺丁醇常会引起哪些类型的眼毒性?

第十四章
目标测试

（郝丽英）

第十五章

新药安全性评价和 GLP 规范化管理

第十五章
教学课件

第一节 新药安全性评价概述

安全性、有效性、质量可控性是新药注册过程的审查要素，药物安全性评价贯穿于整个新药研发过程，包括非临床安全性评价、临床安全性评价以及药品上市后安全性监测和再评价。评价药物的安全性和潜在毒性特征，是决定药物能否获得批准上市的必需程序和重要依据，并为临床安全用药提供重要依据。本章主要讨论非临床安全性评价相关的内容。

新药非临床安全性评价指为评价候选药物的安全性，在实验室条件下用实验系统进行的试验，一般采用大于临床用药剂量或/和长于临床用药时间的方案对实验系统（包括实验动物、微生物及其他体外实验系统）进行受试物的各种毒性试验，以发现并评价受试物对实验系统的毒性作用及特征、靶器官损伤及其可逆性等毒性指标，为新药过渡到临床的安全性提供实验依据。

一、目的与意义

非临床安全性评价是新药进入临床试验前开展的实验室安全性研究，其直接目的主要回答药物的安全剂量范围、毒性作用特征方面的问题，包括毒性症状和程度、靶器官及其损伤的可逆性、毒性与剂量和时间的依赖关系、毒性与体内药物暴露的关系等，从而为候选药物研发前景提供判断依据，是确定候选药物是否具有进一步进行临床研究价值的重要依据，并为临床试验提供数据支持。非临床安全性评价的意义主要有：推算临床研究的起始剂量和安全剂量范围；预测临床研究及上市后临床用药的可能毒性，为临床毒副反应监测参数的设定提供参考；为临床上采取毒副反应防治或中毒解救的措施提供参考。

现有的评价仍存在一定的局限性，主要有以下几方面原因：①由于基本评价手段是动物实验，而不同动物之间、人与动物之间存在种属差异，某种动物的试验结果外推到人可能出现假阳性或假阴性；②动物实验的样本数有限，难以发现那些发生率很低的毒性反应，这些毒性反应往往在上市后临床扩大范围应用时才被发现；③常规实验采用的动物为实验室培育的健康动物品种，状态较一致，而临床用药的对象通常处于不同的年龄及生理病理状态，对药物反应的差异可能很大；④研究方法的局限也造成毒性评价不够全面和深入，或不够客观，尚不能完全满足新药非临床安全性评价的需要。因此在临床试验或上市后监测中，动物试验中未出现的毒性反应有可能在临床上出现，尚需要密切关注和监测。

非临床安全性评价的发展过程中也在不断地克服局限性，不断地提高预测能力。历史上，一些毒性试验方法和模型是在一系列药害事件发生所引发的反思和研究热潮后建立和推行的，例如"反应停"致畸、以异氟烷为代表的吸入麻醉药物影响男麻醉师生殖能力和引起女麻醉师流产等事件，催生了三段生殖毒性试验;一些化学致癌事件的发现促进了致癌试验的开展;青霉素引起严重过敏性反应导致死亡所引发的多方面深入研究,最终发现其致敏机制,并成功建立了与人类反应一致的豚鼠致敏模型用于此类药物反应的研究。新技术和新方法的进步更是为提高评价的科学性和减少动物评价的局限性提供了更多且更好的手段,不断推进着非临床安全性评价的发展,如安全药理学研究中遥测技术的应用,得以用清醒动物替代麻醉动物,使心血管、呼吸功能指标的检测更为客观;毒性组学技术、高通量和高内涵筛选、计算毒理学、人源性干细胞分化细胞等新技术手段的应用,以及其他毒理学替代法的研究进展,在提高评价效率、开展毒性机制研究和取得综合性评价效果等方面发挥了越来越大的作用。

二、评价内容

新药非临床安全性评价是药物研发的关键环节,评价内容涉及以下方面

1. 一般毒性(general toxicity) 是指外源性物质在一定剂量、一定接触时间和接触方式下对机体产生的全身性毒性作用,包括急性毒性和长期毒性,对应的单次给药毒性研究和重复给药毒性研究属于一般毒性研究的范畴。

2. 特殊毒性 包括遗传毒性、生殖毒性、致癌性和依赖性,通常不易察觉,需要经过较长时间或特殊条件下才会暴露出来,虽然发生率较低,但造成的后果比较严重或难以弥补,应采用相应的毒性试验方法进行评价。

3. 局部毒性 指非口服途径给药的制剂在给药局部产生的毒性,通过刺激性、过敏性、溶血性试验等进行评价;安全药理学、毒代动力学、免疫原性等其他试验也是非临床安全性评价的重要研究内容。

根据我国现行的《药品注册管理办法》(国家市场监督管理总局令,2020 年),药品按照中药、化学药和生物制品等进行分类注册管理,对各类药物的细化分类和相应申报资料的要求分别见国家药品监督管理局(National Medical Products Administration,NMPA)2020 年第 68、43、44 号通告。化学药的注册分类为 5 类,包括化学药创新药(第 1 类)、化学药改良型新药(第 2 类)、仿制药(第 3、4 类)和申请在境内上市的境外药品(第 5 类),申报资料共 34 项,其中非临床研究资料为第 14~26 项(表 15-1)。中药、生物技术药物的分类原则与化学药一致,非临床安全性评价研究的特点及技术要求分别见本教材第十九章和第二十章。

表 15-1 化学药品注册申报资料项目(非临床研究资料部分)

资料编号	申报资料项目
14	非临床研究资料综述
15	主要药效学试验资料及文献资料
16	安全药理学的试验资料及文献资料
17	单次给药毒性试验资料及文献资料
18	重复给药毒性试验资料及文献资料
19	遗传毒性试验资料及文献资料
20	生殖毒性试验资料及文献资料
21	致癌试验资料及文献资料
22	依赖性试验资料及文献资料
23	过敏性(局部、全身和光敏毒性)、溶血性和局部(血管、皮肤、黏膜、肌肉等)刺激性等特殊安全性试验资料及文献资料
24	其他安全性试验资料及文献资料
25	非临床药代动力学试验资料及文献资料
26	复方制剂中多种成分药效、毒性、药代动力学相互影响的试验资料及文献资料

三、非临床研究的要求

(一) 研究技术指导原则

为了更加准确、客观和恰当地评价新药的安全性,使新药注册申报的安全性评价资料准确、可靠,需要在技术上有统一的标准或要求。我国药品监管部门自 1993 年起相继发布了一系列针对各项研究技术要求的指导性文件,随着 GLP 的推进实施和非临床评价研究的发展,针对药品注册资料要求的各项非临床安全性研究的技术指导原则也不断完善。

由欧盟、美国、日本三方的药品管理当局和制药行业管理机构为主要成员的国际人用药品注册技术协调会(ICH)是 1990 年成立的国际组织,2015 年 10 月更改为现有名称,旨在通过协调各国对药品注册的技术要求,制定统一的国际性指导原则,其发布的技术指南已经成为国际药品注册领域的指导性标准,其中有关药物安全性的指导原则共 16 项。随着 2017 年 6 月我国国家药品监督管理局被 ICH 正式接纳为监管会员(regulatory member),我国逐步实现药物非临床评价及药品监管与国际的接轨,ICH 指导原则也于 2020 年 5 月 1 日起在我国全面实施,与我国现行的技术指导原则共同作为规范和指导非临床安全性评价的指导性文件。

(二) 试验设计和实施要求

新药研究的设计、实施的规范性和科学性均有一定的要求,特别是非临床安全性研究的各类试验应当严格遵守对受试物、实验系统和研究数据管理的原则和相应要求。

1. 试验设计的基本原则　试验设计应遵循重复、对照、随机的原则,动物实验尚需遵循"3R"原则,在此基础上,应强调"case by case"原则——具体问题具体分析,即根据不同的受试物特点、试验目的和方法的不同要求,进行合理的试验设计,包括实验动物选择、给药方案和观察指标的设定等。

2. 受试物　受试物(供试品)指通过研究进行有效性或安全性评价的物质,用于非临床安全性评价的受试物质量应满足以下要求:化学药物应采用工艺相对稳定、纯度和杂质含量能反映临床试验拟用样品和 / 或上市样品质量和安全性的样品;中药、天然药物应采用能充分代表临床试验拟用样品和 / 或上市样品质量和安全性的样品,应采用工艺路线及关键工艺参数确定后的工艺制备,一般应为中试或中试以上规模的样品;生物制品应与临床试验拟用样品具有可比性。

受试物应注明名称、来源、批号、含量(或规格)、保存条件、有效期及配制方法等,并提供质量检验报告。试验中所用溶媒和 / 或辅料应标明名称、标准、批号、有效期、规格和生产单位等,并符合试验要求。

应提供分析数据支持配制后受试物的质量稳定性及均匀性。化学药物试验过程中应进行受试物样品分析,中药、天然药物一般现用现配,成分基本清楚的也应进行受试物样品分析。

常用实验动物(组图)

3. 实验系统　包括实验动物和体外实验系统,后者如离体器官、组织、细胞、细胞片段、细胞器、受体、离子通道、酶、基因和微生物等。实验系统的选择应注意敏感性、重现性和可行性,以及与人的相关性等因素。

安全性评价多为整体动物试验,宜使用远交群实验动物以减少试验结果的偏性,动物选择应与试验方法相匹配,同时还应注意品系、性别及年龄等因素。理想的实验动物应具有以下特点:①对受试物的生物转化与人体相近;②对受试物敏感;③已有大量历史对照数据。因此在选择动物时,首先考虑选择前期试验证实对受试物敏感的动物种属或品系,同时还要考虑该动物是否具有可供查阅的观测指标的背景数据资料。在一般毒性试验中通常需要采用至少两种哺乳动物,包括一种啮齿类动物和一种非啮齿类动物。小鼠、大鼠和比格犬是一般毒性试验、安全药理学试验中最常用的实验动物,猴在生物制品的评价中比较常用,小型猪主要用于经皮给药制剂的评价,豚鼠主要用于过敏性试验,家兔常用于刺激性试验、热原试验。

采用相关动物进行受试物的安全性评价试验有利于提高动物试验结果对临床的预测性。相关动物指受试物在此类动物的生物学反应能模拟人体对它的反应,体现在体内行为、靶点、作用机制/过程的相似性。可以通过代谢行为、组织交叉反应等体外试验或药理学活性指标进行相关性评价,判断可能存在药物靶点的动物种类,或体内代谢路径与人类一致的动物种类。如通过体外肝微粒体代谢试验比较受试物在各种实验动物的主要代谢产物与在人代谢的相似性,作为相关动物判断和实验动物选择的依据。

通常使用健康成年的实验动物,雌雄各半,特殊情况下可考虑单性别(如计划生育用药)或幼年(如儿童用药)动物。实验动物的体重应尽可能一致,同一批试验的初始动物体重变异不应超过平均体重的 20%,以减少动物反应的个体差异对试验结果的影响。实验动物质量应符合相应质量等级的要求,具有实验动物质量合格证,动物来源、品系、遗传背景应清楚,小鼠、大鼠使用 SPF 级,其他种属可用普通级动物。实验动物的分组和数量应根据动物种属、研究目的来确定,并符合试验方法及其结果分析评价的需要,通常需要设对照组和多个剂量组。经皮给药的试验必要时应另设皮肤损伤组,与皮肤完好组加以比较。

4. 记录与数据的管理　数据是反映活动执行情况的信息,包括文字、数值、符号、影像、音频、图片、图谱、条码等;记录是在活动中通过一个或多个数据记载形成的,反映相关活动执行过程与结果的凭证,记录载体可采用纸质、电子或混合等一种或多种形式。

数据相关的术语含义(拓展阅读)

对于药品研制、生产、经营、使用活动中产生的应当向药品监督管理部门提供的记录与数据,国家药品监督管理局在《药品记录与数据管理要求(试行)》(2020 年第 74号)中对数据可靠性提出了明确的要求,指出:数据的采集、处理、存储、生成、检索、报告等活动,应当满足相应数据类型的记录填写或数据录入的要求,保证全过程数据真实、准确、完整和可追溯。应通过计量仪器验证和数据复核等合理的方式确保数据来源的可靠性、数据转录或数据形式转换后与源数据的一致性。因此数据的质量和完整性还体现在数据的相关元素如仪器、人员、时间等方面的合规和信息完整。

纸质记录文件的设计内容应当全面、完整、准确地反映所对应的活动。原始数据应当直接记载于规定的记录上,不得通过非受控的载体进行暂写或转录。应当明确记录的记载职责,不得由他人随意代替,并采用可长期保存、不易去除的工具或方法,防止对记录进行替换或篡改,记录的任何更改都应当签注修改人姓名和修改日期,并保持原有信息清晰可辨,必要时应当说明更改的理由。

电子记录至少应当实现原有纸质记录的同等功能,满足活动管理要求,应当具备用户登录与操作权限管理的功能。采用电子记录的计算机(化)系统应经过相关功能的验证,确保系统功能符合预定用途,并采取相应的管理措施与技术手段以确保生成的记录或数据的质量,如应能防止软件功能与设置被随意更改。系统尚能采用经过验证的备份及恢复流程对数据进行保存与备份。

第二节　GLP 规范化管理

一、GLP 概述

(一) GLP 的概念及适用范围

药物非临床研究质量管理规范(GLP)指有关非临床安全性评价研究机构运行管理和非临床安全性评价研究项目试验方案设计、组织实施、执行、检查、记录、存档和报告等全过程的质量管理要求。GLP 的核心精神是通过建立实验室管理的一套规章制度严格控制安全性评价中可能影响实验结果准确性的各种主客观因素,确保研究数据真实、

GLP 认证申请表之安全性评价项目(拓展阅读)

准确和完整。

　　GLP 作为一个管理体系,已成为非临床安全性研究领域的共识。自美国 1979 年正式立法实施 GLP 之后的十余年间,许多发达国家和发展中国家也先后颁布实施 GLP。我国在 1985 年引入 GLP 的概念,1993 年发布试行管理规范,2003 年正式颁布并实施《药物非临床研究质量管理规范》(国家食品药品监督管理局令第 2 号),同年开始施行药物 GLP 实验室认证。2017 年修订的现行《药物非临床研究质量管理规范》(国家食品药品监督管理总局令第 34 号),要求为申请药品注册而进行的非临床安全性研究必须遵守药物 GLP 规范,并在通过药物 GLP 认证的实验室进行研究。

　　GLP 的适用范围主要包括与人类健康或环境安全有关的药品、工业化学品及杀虫剂等。由于各国管理当局对各领域的组织管理结构不同,GLP 管辖范围也各不相同,但 GLP 的主要内容基本一致。经济合作与发展组织(Organization for Economic Co-operation and Development,OECD)成员国共同遵守 OECD 的 GLP 原则(OECD GLP principles)。迄今我国通过 GLP 认证的药物非临床安全性评价机构已从 2003 年的 4 家发展到 2021 年的 150 家,农药、化学品和新化学物质等新领域的 GLP 推进和实验室认证近年也颇具规模。

　　(二) GLP 认证和监督检查

　　为确保 GLP 得到贯彻执行,要求 GLP 研究机构应当具备符合 GLP 的、与所从事的非临床安全性评价研究相适应的硬件条件和实现硬件以及机构运行管理的软件环境。我国药监部门规定了 GLP 认证和监督管理的办法,根据现行的《药物非临床研究质量管理规范认证管理办法》(2007 年)规定,对申请 GLP 认证的机构进行申请资料审查和现场检查,从组织管理体系、人员、SOP 到设施设备管理、各种试验项目的运行,从文件、记录检查到设施现场检查、理论和现场操作的考察,对试验机构软硬件建设及项目运行情况进行全面检查,判断各方面工作的 GLP 符合性。通过 GLP 认证的机构由省级药品监督管理部门实行日常监督检查,国家药品监督管理局对机构进行定期复查,必要时进行随机检查和有因检查。

二、GLP 的硬件及其管理

　　GLP 机构应当根据所从事的非临床安全性评价研究的需要建立相适应的设施,配备满足相应研究项目需要的仪器设备。各种设施设备应在相应严格的 GLP 条件下使用和管理,规范对于设施设备功能的检查、测试以及维护、维修等,并有完整的记录,以保证其运行良好。

　　1. 实验动物设施　　GLP 机构应根据研究需要合理配备与所使用的实验动物级别、种属相符的饲养和管理设施。普通系统、屏障系统分别适用于饲养普通级动物和 SPF 级 / 清洁级动物,设施内主要包括动物饲养区、试验操作区、动物用品供给设施、污物处理区域等。需配备环境调控设施,实行严格的环境调控和监测,还需配备灭菌器、笼具等配套设备。

　　具备满足试验要求的动物设施,严格实行贯穿动物接收和动物使用全过程的规范化实验动物管理,是确保实验动物的质量且直接关系到研究结果可靠性和研究质量的重要及必要条件。实验动物作为安全性评价的数据载体,受试物在其身上表现的各种毒性反应信息,都可能因为饲养条件的变化受到影响,因此应尽可能减少实验动物受到非药物因素的干扰引起机体内环境异常。不同级别设施和饲养条件均应符合国家标准(GB 14925-2010《实验动物环境及设施》)中的相应要求,动物设施的布局应当合理,对动物饲养空间的设计,以及对人员、物品和动物的流动路线的设计均应符合要求,避免实验系统、受试物、废弃物之间发生相互污染,内环境参数如温度、湿度、空气洁净度、通气、照明(表 15-2)应定期检测并符合相应设施的国家标准。动物的饲料和饮水应定期检验,确保其符合营养和卫生标准。

表 15-2　动物实验设施环境条件指标参考表

项目	指标		
	屏障环境	普通环境	
	小鼠、大鼠、豚鼠、地鼠	豚鼠	犬、猴、兔、猫、猪
温度 /℃	20~26	18~29	16~26
日温差 /℃	≤ 4		
相对湿度 /%	40~70		
换气次数 /(次 /h)	≥ 15	≥ 8	
气流速度 /(m/s)	≤ 0.2		
压强梯度 /Pa	10	—	
空气洁净度 / 级	7	—	
落下菌数个 / 皿(9cm 平皿,0.5h)	≤ 3		
氨浓度 /(mg/m³)	≤ 14		
噪声 /dB(A)	≤ 60		
动物照度 /lx	15~20		100~200
昼夜明暗交替时间 /h	12/12 或 10/14		

注：氨浓度指标为饲养实验动物时检测，其余均为静态检测。

2. 功能实验室和仪器设备　根据评价项目的需求建立各类具备相应检测和实验功能的实验室，包括能够开展临床检验、病理研究、动物解剖以及不同试验项目（如样品分析及安全药理学、生殖毒性、遗传毒性等试验）的各类功能实验室，配备相应的实验设施和符合相应检测功能及质量要求的仪器设备（表 15-3）。

表 15-3　功能实验室和仪器配备

设施	功能	主要仪器设备
分析实验室	样品配制和分析	分析仪器、净化工作台、样品及试剂保存设备
临床检验室	临床血样、尿样等样本检测	血液分析仪、凝血仪、生化分析仪、电解质分析仪、尿液分析仪、低温离心机、试剂及样本保存设备
病理研究室	解剖室：实验动物解剖、取样 制片室：组织标本处理、制片 读片室：组织学诊断	解剖台、脱水机、组织包埋机、切片机、烤片机、封片机、染色机、生物显微镜及成像系统

注：试验项目专属的实验室按研究机构的规模和评价项目范围的需求进行建设，未列入。

仪器设备的购置、验证、使用、维护、维修的全过程应实行 GLP 管理，建立仪器设备档案。各仪器专人保管，按相应 SOP 正确使用、管理和记录。根据不同仪器设备的管理要求，定期进行清洁、保养、测试、校准、确认或者验证等，定量分析仪器应进行 3Q 验证（安装验证 IQ、操作验证 OQ、性能验证 PQ）和定期 PQ，天平、量具、带温度检测功能的仪器等应进行定期检定和校准，以确保其性能符合要求。用于数据采集、传输、储存、处理、归档等的计算机化系统（或者包含有计算机系统的设备）应当进行验证。计算机化系统所产生的电子数据应当有保存完整的稽查轨迹和电子签名，以确保数据的完整性和有效性。

3. 实验材料及资料保管设施　按 GLP 要求，必须建立受试物和对照品的保管处置设施、试验资料保管设施、其他实验材料保管设施和实验废弃物的收集处置设施，对相应的实验材料规范管理。

应配备满足不同保管和处置需求的设施设备用于受试物和对照品的接收、保管、领用、配制及配制后制剂保管。受试物和对照品应当有专人保管，有相应的 SOP 规范其接收、登记、标识、领用、退还和销毁的所有程序，每一批的受试物和对照品的批号、稳定性、含量或浓度、纯度及其他理化性质应当明确，使用和管理过程有及时且详细的记录。贮存设备按要求进行温湿度调控和监测,贮存的容器应贴有标签,标明品名、批号、有效期和贮存条件等内容,配制、分发的受试物和对照品也应及时贴上准确的标签,妥善保管。实验室的试剂和溶液等均应贴有准确的标签,试验中不得使用变质或过期的试剂和溶液。

根据档案贮藏条件的需要配备适合书面资料、电子资料、标本和受试物等档案保存的设施,具备相应的资料受控和安全的保障,以及控制火、水、虫、鼠、电力中断等危害因素的设备和措施,并进行温、湿度调控和监测。

三、GLP 的软件要求

新药非临床安全性研究从接受试验委托到交付总结报告及归档的全部工作过程,是一个组织严密、指挥畅通、协调有序的链条,软件建设是为人员培养、机构运行、项目运行提供 GLP 环境,保证安全性评价项目的研究质量。

1. 组织机构和人员　完善的组织管理体系是构成 GLP 机构研究质量的基本保证,人员的合理配备和素质培养是 GLP 软件建设的核心。

应建立与研究工作相关的部门,构成完善的组织管理体系,确保工作链条中的每一环节能够有效连接、合理运转。机构的基本构成应包括:开展实验研究的受试物分析、动物染毒、各项毒性评价指标的检测等部门;进行项目运行的管理和技术支持的动物饲养管理、受试物等实验材料管理、档案资料管理、设施保障等部门;质量保证部门。

非临床安全性评价机构的人员构成主要包括机构负责人、质量保证人员、实施研究的专题负责人和研究人员、实验动物管理人员、设施保障人员等。工作人员应具备相应的专业背景,具备所承担工作需要的知识、工作经验和业务能力;掌握并严格执行 GLP 规范中与其工作相关的要求;严格执行与所承担工作有关的标准操作规程以及试验方案的要求;采取必要的防护措施,确保人员安全,受试物、对照品和实验系统不受污染;定期体检,避免健康问题对研究的影响。

机构负责人全面负责研究机构的运行管理,为 GLP 研究提供设施、人员和文件的保证,确保研究机构的运行管理符合 GLP 的要求,确保安全性评价工作所有环节的正确实施。质量保证部门(quality assurance unit,QAU)为独立于项目实施之外的部门,负责检查 GLP 的执行情况,包括对机构运行状况及每项安全性研究的全过程进行审查和检查,以保证研究的运行管理符合规范要求。专题负责人(study director,SD)是实施具体研究项目的核心人物,由机构负责人任命,负责批准试验方案和总结报告,确保研究实施的科学性和 GLP 符合性,确保总结报告真实、完整地反映了原始数据。机构负责人、专题负责人和质量保证人员所形成的良好职能关系对机构的运行效率和研究质量起着关键性的作用。

2. 标准操作规程　标准操作规程(standard operation procedure,SOP)是实施 GLP 的重要保证。安全性研究的结果可能受到各种主、客观因素的影响,研究机构应当制定与其业务相适应的 SOP,确保数据的可靠性。SOP 应包括 SOP 编辑管理、质量保证程序、实验室 GLP 规范化管理、实验方法技术及操作等涉及研究工作的所有方面:

(1)标准操作规程的制定、修订和管理。

(2)质量保证程序。

(3)受试物和对照品的接收、标识、保存、处理、配制、领用及取样分析。

(4)动物房和实验室的准备及环境因素的调控。

(5)实验设施和仪器设备的维护、保养、校正、使用和管理等。

(6)计算机化系统的安全、验证、使用、管理、变更控制和备份。

(7)实验动物的接收、检疫、编号及饲养管理。

(8)实验动物的观察记录及试验操作。

(9)各种试验样品的采集、各种指标的检查和测定等操作技术。

（10）濒死或者死亡实验动物的检查、处理。

（11）实验动物的解剖、组织病理学检查。

（12）标本的采集、编号和检验。

（13）各种试验数据的管理和处理。

（14）工作人员的健康管理制度。

（15）实验动物尸体及其他废弃物的处理。

SOP 制定应能体现对相关操作的关键把握和质量控制的水平，并符合 GLP 的要求，具体内容应依据充分、简明准确、操作性强。SOP 不仅作为研究人员规范正确操作、实现 GLP 符合性的操作程序，也是 QAU 检查的依据。

SOP 的制定、修订、批准、生效及分发、销毁等管理程序应有明确的规定，并有相应的记录。SOP 及其修订版应当经过质量保证人员审查、机构负责人批准后方可生效；原件归档，副本发放于操作现场；失效的 SOP 除其原始文件归档保存之外，其余副本均应及时销毁。

3. 研究工作的实施　试验的开展有赖于与其相适应的硬件条件和支持硬件运行的软件环境，软件的要素即训练有素的研究人员、SOP 以及由始至终严格的管理和监督。

试验的基本流程为：机构负责人任命 SD；制订试验方案（QAU 审核、SD 批准、委托方确认）；方案实施（SD 组织实施、QAU 按计划检查）；制作总结报告（QAU 审核、SD 批准）；资料归档（SD 负责、档案室接收）。每个试验均应当有名称或者代号，用于所有的研究相关文件资料、试验记录、各种样本标识中。

研究工作实施程序（微课）

按照 SOP 规定的格式制订一个良好的试验方案是研究项目顺利开展和完成的前提，对试验的所有环节、每个细节都应有合理的判断和设计。首先，人员配备应应满足研究项目的要求，特别是人员的素质和技术培训应达到要求；SOP 应能涵盖方案所涉及的所有实验操作，并切实可行；剂量的设计是试验方案的关键内容，应依据充分、设计合理；供试品配制和分析方法、实验系统的选择及数量、检测指标的设计、数据处理方案等，以及试验过程的日程安排，均应描述完整、确认无误。试验方案批准后，相关人员应进行试验方案和相关 SOP 的培训。为了完整准确地做好实验数据和其他相关数据的记录（如环境温湿度记录、实验设施和仪器使用记录等），记录文件的合理设计非常重要。

总结报告应真实、完整、准确地反映原始数据，依据 SOP 要求的程序进行数据的确认，应有 SD 的 GLP 符合性声明和 QAU 的质量保证声明。对数据的分析和判断应综合考虑统计学意义和生物学意义，同时综合分析临床观察、体液和功能检测、病理检查各方面的结果，提高安全性评价的科学性。

试验方案或总结报告需要修改或者补充时，应以文件形式进行变更，写明变更的内容、理由及日期，经质量保证部门审查、专题负责人批准，与原试验方案或总结报告一起保存。偏离试验方案的情况应及时报告 SD 做出评估和处理。

4. 档案管理　档案管理的制度化、规范化是 GLP 运行的必要条件。档案室应有专人负责，档案应便于检索，档案室人员出入、档案借阅需获得授权。机构运行相关的记录档案一般定期归档，研究档案应在研究过程或研究完成后及时归档，在 SOP 中对各类档案具体的归档时限、负责人员、保存期限提出明确要求。

书面档案包括工作人员档案、仪器设备档案、设施及其运行档案、机构行政资料、研究项目归档资料、项目管理相关记录资料，是记录非临床研究过程的正规文件，其中研究项目资料及其相关支持资料是申请新药临床研究的依据。标本档案为研究项目涉及的大体固定标本、包埋蜡块、切片和骨髓涂片，应保存在符合要求的设施环境中，未归档标本的临时保管场所也应符合保存条件。持续时间超过 4 周的研究，所使用的每一个批号的受试物和对照品均应当留取足够的样本，以备重新分析的需要，并在研究完成后作为档案予以归档保存。电子数据应当建立数据备份与恢复的标准操作规程，确保数据的安全性、完整性和可读性。

5. 质量保证体系　GLP 环境下的质量保证体系(quality assurance system, QAS)包括质量控制(quality control, QC)和质量保证(quality assurance, QA),其共同目标是保证药品安全性评价数据的真实可靠性。QC 是由研究实施者内部在操作过程中对质量的控制,对过程和数据的自我检查和核对,是能够保证研究质量的基础和前提。QA 由质量保证部门人员实现,其任务是发现研究人员工作中的失误和质量隐患,确认 QC 的实施,对研究的 GLP 符合性和数据质量保证具有非常重要的作用。此外,药品监督管理部门的监督检查也是非临床研究质量保证中的一个重要层次。

GLP 机构质量保证部门的人员配备和工作实施应具有独立性,QAU 负责对每项研究及相关的设施、设备、人员、方法、操作和记录等进行检查,并有过程记录和报告。检查形式可分为 3 种:①基于研究的检查,针对特定研究项目的试验方案和关键实施阶段,对总结报告出具质量保证声明;②基于设施的检查,针对研究机构内的设施和活动;③基于过程的检查,针对某个具有重复性质的程序或过程。

本章小结

非临床安全性评价是新药进入临床试验前开展的实验室安全性研究,主要回答药物的安全剂量范围、毒性作用特征方面的问题,为候选药物研发前景提供判断依据,为临床试验提供数据支持。评价内容包括急性毒性、长期毒性、遗传毒性、生殖毒性、致癌性、依赖性、局部毒性、安全药理学、毒代动力学、免疫原性等。《药物非临床研究质量管理规范》(GLP)是对非临床安全性评价机构及其评价项目的全面质量管理要求,旨在严格控制各种主客观影响因素,确保行为规范,研究数据真实、准确、完整。GLP 机构的硬件设施和仪器配备应能满足该机构评价项目的需求,而 GLP 研究项目实质性运行的关键还需要软件,即硬件的运行必须在符合 GLP 要求的软件环境中进行,二者缺一不可。现行的《药物非临床研究质量管理规范》(2017 年国家食品药品监督管理总局令第 34 号)要求以药品注册为目的非临床安全性评价必须执行 GLP,受试物、实验系统等必须符合规范要求,研究过程应进行严格的数据管理。非临床安全性研究的设计和实施的要求是在 GLP 总原则下,按照相应的技术指导原则和"case by case"原则开展研究。GLP 项目研究从接受试验委托、开展研究到交付总结报告及归档的全部工作过程,必须有相关硬件的支持,并且贯穿软件的作用,如训练有素的研究人员、切实可行的 SOP 以及由始至终严格的管理和监督,其管理和监督所包含的质量控制活动(QC)和质量保证活动(QA)就像产品生产线上的齿轮之间的关系,共同构成 GLP 研究的质量体系,确保产品质量即研究数据的可靠性。

思考题

1. 药物非临床安全性评价所包含的主要试验项目。
2. GLP 实验室软件建设的主要内容。
3. GLP 机构中机构负责人、专题负责人、质量保证人员的主要职能。

第十五章
目标测试

（林　菁）

第十六章

药物致癌性及其评价

第十六章
教学课件

肿瘤是以细胞异常增殖为特点的一类疾病,按照其生长速度、侵袭和散播程度分为良性肿瘤和恶性肿瘤,癌症即指严重危害人类健康的恶性肿瘤。

癌症对人体的危害,不仅威胁患者的生命,还会给患者带来躯体痛苦、精神压力和经济负担。人类癌症是由环境因素与遗传因素综合作用的结果,主要与环境因素有关,其中最主要的是化学因素。近年来,随着药物致癌性问题日益受到重视,药物致癌性评价成为药物临床前安全性评价必不可少的研究内容。

第一节 药物致癌作用

一、具有致癌作用的典型药物

化学致癌物(chemical carcinogen)是指能够诱发机体产生肿瘤、增加其发病率和死亡率的化合物。药物在治疗疾病的同时,也可能诱发肿瘤,从而产生致癌作用。致癌作用是药物最严重的不良反应之一,因此应引起高度重视。常见的可能致癌的药物包括以下几类。

1. **抗肿瘤药** 抗肿瘤药物继发性癌症最受关注,其中最常见的是继发性白血病,大多数抗肿瘤药物如环磷酰胺等都具有骨髓抑制作用,少数会出现白血病。此外,应用环磷酰胺还可引起膀胱癌和恶性淋巴瘤;白消安、司莫司汀、塞替派、美法仑和依托泊苷联合顺铂和博莱霉素会诱发血液系统肿瘤;应用 MOPP 方案(氮芥 - 长春新碱 - 甲基苄肼 - 泼尼松)治疗会诱发肺部肿瘤及血液系统肿瘤;硫芥会引起肺部肿瘤;他莫昔芬会引起子宫内膜癌;氟尿嘧啶、阿霉素等也可能具有致癌作用。

2. **激素类** 长期使用激素类药物会增加肿瘤发生的危险,这可能与药物引起机体内分泌系统失衡等因素有关。孕妇在妊娠早期服用己烯雌酚会引发女儿阴道透明细胞腺癌,另外己烯雌酚还会引起患者自身的乳腺癌、阴道透明细胞腺癌及子宫颈癌;雌激素 - 孕激素类避孕药会引起肝癌、胆管癌、阴道透明细胞腺癌及子宫颈癌;雌激素 - 孕激素更年期治疗会引起子宫内膜癌及乳腺癌;雌激素更年期治疗会引起子宫内膜癌和卵巢癌;此外黄体酮等激素类药物也可能具有致癌作用。

3. **解热镇痛药** 长期服用非那西丁及含非那西丁的镇痛混合物会引起肾盂和输尿管肿瘤;对乙酰氨基酚、保泰松等作为 IARC 分类 3 类的药物,致癌作用尚无充分证据。

4. **免疫抑制药** 肿瘤的发生与机体的免疫状态密切相关。研究发现,大剂量化疗、放疗、免疫抑制剂的使用,会降低机体的免疫监视功能,而引起肿瘤发生。硫唑嘌呤、环孢素等免疫抑制药可引起白血病、恶性淋巴瘤及皮肤癌。吡美莫司和他克莫司在不同动物体内的致癌性已受到关注。肿瘤坏死因子抑制剂诱发儿童和青年人癌症的潜在风险也正在探讨中。

5. 中药　近年研究发现,少数中药具有致癌作用,如含马兜铃酸的中药会引起肾脏和输尿管肿瘤;肉豆蔻、大茴香、土荆芥、胡椒、樟脑油及巴豆油等,均有促发癌症作用。中药千里光、滑石、五倍子、八角茴香、桂皮、槟榔、苏铁中均含有致癌物质;甘遂、苏木、瑞香、三棱等也有不同程度的辅助致癌活性。

6. 其他　氯霉素、柳氮磺胺吡啶、甲硝唑等抗菌药物,齐多夫定、双去氧胞嘧啶核酸等抗病毒药,吡格列酮等降糖药物,水合氯醛、苯巴比妥、苯妥英、普里米酮、盐酸酚苄明等神经系统药物,氢氯噻嗪、氨苯蝶啶等利尿药,地高辛等心血管系统药物的致癌作用也受到广泛关注。长期使用降钙素可导致癌症风险小幅增高。

除了药物本身具有致癌作用,近年来还发现药物原料药中的杂质(如 N- 亚硝基二甲胺)也可能具有致癌风险;药材和饮片中检出的黄曲霉毒素同样具有致癌作用。

二、致癌物分类

目前,发现的致癌物种类繁多,分类方式有多种,主要介绍其中 3 种。

(一) 根据作用方式分类

根据致癌物的作用方式不同,化学致癌物分为 3 类:直接致癌物(direct carcinogen)、间接致癌物(indirect carcinogen)及促癌物(promoter of carcinoma),其特点见表 16-1。

表 16-1　根据其作用方式的化学致癌物分类及特点

类型	定义	特点	代表药物
直接致癌物	指进入机体后不需经代谢活化,直接与细胞生物大分子(DNA、RNA、蛋白质)作用而诱发细胞癌变的化学物质	此类致癌物均为亲电子反应物,易与电子密度高的生物大分子发生反应	氮芥等烷化剂
间接致癌物	指进入机体后需经体内代谢活化后才具有致癌性的化学物质	致癌物在未经代谢活化前称为前致癌物或原致癌物,在体内经代谢生成的化学性质活泼但寿命短暂的中间产物即为近致癌物,近致癌物进一步代谢活化成为终致癌物	大多数化学致癌物,如环孢素
促癌物	指能够增加致癌作用的化学物质	单独作用不致癌,却可使启动的突变细胞克隆扩增,促进肿瘤的发展	苯巴比妥

(二) IARC 分类

1971 年以来,国际癌症研究机构(International Agency for Research on Cancer,IARC)共发表对 1 000 多种物质的致癌性综合评估,根据暴露于该物质的人类癌症流行病学研究(人类致癌性的科学证据)、实验动物癌症的实验研究(实验动物致癌性的科学证据)及研究该物质是否具有人类致癌物的任何公认关键特征(致癌机理的科学证据),把各种致癌因素分为四类五组,2019 年将其简化为三类四组,其特点见表 16-2。数据库呈动态调整状态,除了增加新的环境因子之外,新增的数据所提供的证据也可改变致癌物的分类。

(三) 根据致癌作用机制分类

根据是否直接作用于遗传物质,化学物质可分为遗传毒性致癌物(genotoxic carcinogen)和非遗传毒性致癌物(non-genotoxic carcinogen),非遗传毒性致癌物又分为促癌剂、细胞毒物、激素及内分泌干扰物、免疫抑制剂、固态物质、过氧化物酶体增生剂,其特点见表 16-3。需要指出的是,由于许多毒物的致癌机制并不单一,这种分类法存在一定的局限性。

表 16-2 IARC 致癌物分类(截至 2021 年 11 月 30 日)

组别	特点	致癌因素数量	致癌药物数量
1 类(人类致癌物)	对人类致癌性证据充分:流行病学研究的结果显示,暴露于环境中的人类会发生癌症;根据充分的实验动物致癌性证据,以及暴露于环境中的人类有力证据,表明物质具有一种或多种公认的致癌性主要特征	121	16
2 类 A 组(人类可能致癌物)	人类致癌性证据有限,实验动物致癌性证据充分,或机制证据有力,表明该物质具有人类致癌性的关键特征	90	11
2 类 B 组(人类可疑致癌物)	仅进行了以下 1 项评估:人类致癌性证据有限;实验动物致癌性的充分证据;强有力的机制证据表明该物质具有人类致癌物的关键特征	322	33
3 类(基于现有证据不能分类者)	人类致癌性证据不足、实验动物致癌性证据有限(或不足)和机制证据有限(或不足)	498	60

表 16-3 根据致癌作用机制致癌物的分类及特点

分类	特点	代表物质
遗传毒性致癌物	进入细胞后与 DNA 共价结合,引起基因突变或染色体结构和数目的改变,最终致癌的物质。作用机制是损伤遗传物质,可利用遗传毒理学试验检测	大部分化学致癌物
非遗传毒性致癌物	没有直接与遗传物质共价结合的能力,对遗传物质没有影响,而是主要改变基因的转录与翻译,促进细胞的过度增殖的致癌物	
促癌剂	不致癌,但它可对致癌物产生促进作用,诱发突变细胞克隆扩增,促进癌的发生;或在致癌物作用之后,反复作用于细胞,加速癌细胞发展成为肿瘤	苯巴比妥
细胞毒物	能导致细胞死亡的物质,可引起代偿性增生,通过增加细胞对内源性致癌物的敏感性而发挥致癌作用。	氮川三乙酸
激素及内分泌干扰物	激素可引起动物肿瘤或使肿瘤形成增多;内分泌干扰物暴露与恶性肿瘤发生有关	己烯雌酚、DDT、多氯联苯等
免疫抑制剂	免疫抑制剂或免疫血清可通过增强病毒诱导细胞恶性转化等多方面作用而影响肿瘤的发生,常引起人和动物发生白血病或淋巴瘤,很少发生实体肿瘤	硫唑嘌呤、巯嘌呤等
固态物质	长期接触机体,可诱发接触部位发生肿瘤	石棉
过氧化物酶体增生剂	能使啮齿类动物肝脏中的过氧化物酶体增生的各种物质,均可诱发肝肿瘤,其机制可能与其引起细胞内氧自由基生成增多等有关	氯贝丁酯

第二节 药物致癌作用机制

迄今为止,癌症发生的机制尚未完全阐明,目前存在多种假说,最经典的是体细胞突变学说,其次是表观遗传致癌学说、癌基因学说、免疫抑制学说等。现在比较认可的说法是外源化学物致癌的发生是多因素、多基因参与的复杂过程。

(一)体细胞突变

体细胞突变(somatic mutation)学说认为,在某些化学、物理和生物因素的作用下,体细胞中的遗传物质发生可遗传的突变,并进而发生形态变化、功能失调导致癌变。提出该学说的证据是：①大部分致癌剂可与 DNA 分子结合形成加合物,从而诱导基因突变,并且很多致癌物在致突变试验中呈阳性反应;②肿瘤细胞存在大量的基因突变和染色体畸变;③ DNA 修复基因的缺陷可以导致肿瘤的发生;④部分肿瘤是单细胞克隆起源;⑤原癌基因活化和抑癌基因失活在肿瘤细胞中普遍存在。

大多数化学致癌物经生物体代谢活化后,会与多种生物大分子物质（DNA、RNA 和蛋白质等）进行共价或非共价结合并导致损伤效应,其中 DNA 是大多数致癌物的首要靶标,与 DNA 碱基的共价结合所形成的加合物是 DNA 损伤的重要形式。据研究,DNA 加合物形成的位点多发生在嘌呤与嘧啶碱基的 O、N 及磷酸基团 O 原子上,鸟嘌呤 C 位点是某些致癌物的易结合位点。一方面,致癌物与 DNA 的结合有一定的选择性,受到化合物电性和立体化学结构的影响;另一方面,DNA 加合物的形成也有序列特异性,不同位点的加合物有不同的生物学效应。DNA 加合物会导致碱基置换、缺失、插入、易位等后果,甚至发生 DNA 断裂,这些 DNA 损伤成为了体细胞突变机制的分子基础。具有致癌作用的物质包括 N- 硝基化合物、脂肪族环氧化物、黄曲霉毒素、氮芥等通过这种方式致癌。

遗传毒性致癌物与 DNA 的反应除形成 DNA 加合物外,还可引起 DNA- 蛋白质交联、DNA-DNA 交联、单链断裂、双链断裂、化学交联和碱基改变等损伤。

（二）癌基因学说

随着体细胞突变致癌研究的深入,1969 年 Robert Huebner 和 George Todaro 提出了癌基因学说。癌基因（oncogene）是一类能引起细胞恶性转化及癌变的基因,是化学致癌物作用的主要靶分子。癌基因通常是以原癌基因（proto-oncogene）的形式普遍存在于正常细胞的基因组内。而机体内还存在抑癌基因（tumor suppressor gene）,其作用方式与原癌基因相反,在正常细胞中发挥抑制细胞增殖和肿瘤发生及促进细胞分化的作用,又称为抗癌基因（antioncogenes）。

化学致癌物引发原癌基因的激活或抑癌基因的失活,在细胞癌变过程中起关键作用。原癌基因在进化过程中高度保守,在细胞中行使正常的生物学功能,对细胞增殖、分化和信息传递的调控起重要作用。当原癌基因发生突变异常激活成为癌基因后,才会在未接收到生长信号的情况下,仍然不断地促使细胞生长或使细胞免于死亡,最后导致癌变。原癌基因被启动成为癌基因的机制包括点突变、基因扩增、DNA 重排、染色体畸变等。抑癌基因能抑制癌基因活性,阻滞细胞周期以及诱导细胞凋亡,在维持细胞正常生长、抑制恶性增殖中起着重要作用。许多肿瘤细胞内均发现抑癌基因的两个等位基因缺失或失活,失去细胞增生的隐形调节因素,从而对肿瘤细胞的转化和异常增生起作用。致癌物主要通过诱导基因突变及基因重排等方式灭活抑癌基因,引起细胞恶性转化。可以看出,癌基因学说本质上也是体细胞突变。

当然,体细胞突变并不一定会导致肿瘤,正常生物体内具有强大的修复系统,可以使体细胞的突变以很低的频率在体内积累,从而保证了 DNA 的结构完整性和基因稳定性。只有多个基因功能失调以及细胞的自我防卫能力缺失时才会发生癌症。但是,这些损伤修复系统并非绝对可靠,一些突变会突破 DNA 修复而固定在细胞基因组中,并通过细胞增殖分裂传递给子代细胞。总之,点突变或染色体重排,使得原癌基因激活或抑癌基因失活,通过对细胞周期的调控使细胞增殖发生失控,而 DNA 修复功能的缺陷进一步促进基因组的不稳定性,增加了个体罹患肿瘤的易感性。

（三）表观遗传学说

表观遗传学是指基因核苷酸序列未发生改变而可遗传的基因表达水平变化的现象与机制的学科,包括 DNA 甲基化（DNA methylation）、染色质重塑（chromatin remodeling）、组蛋白修饰（histone modification）、非编码 RNA（noncoding RNA,ncRNA）等调控基因表达模式。在整体上可以影响染色体的包装,局部则影响与肿瘤发生、发展相关重要基因的转录。错误的表观遗传模式,即表观遗传变异,与肿瘤的发生密切相关。据研究,表观遗传变异在肿瘤发生发展过程中与基因突变起到同等重要的作用。

DNA 甲基化是最早发现的 DNA 修饰途径之一,是哺乳动物细胞贮存表观遗传学信息的主要形式。正常组织和肿瘤组织有完全不同的 DNA 甲基化修饰程度和涉及基因区域。正常细胞部分基因启动子前的 CpG 岛通常处于非甲基化状态,以保持转录活性。而基因组中其他 CpG 岛则保持高度甲基化。几乎每种肿瘤都有至少一种以上的抑癌基因(如 R6、p53、p16、BRCA1 等)由于发生启动子前的 CpG 岛高度甲基化而沉默失活。原癌基因启动子前的 CpG 岛则因甲基化程度下降而激活。组蛋白修饰发生在核小体的重要组成部分组蛋白上,组蛋白 N 端的尾部暴露在核小体表面并可发生(去)乙酰化或(去)甲基化修饰,从而改变组蛋白与 DNA 双链的亲和性,使核小体变成开放式的疏松结构,促进基因转录。这些修饰能产生蛋白识别模块的结合表面,募集其他转录因子蛋白复合物到其表面发挥对基因表达调控的作用,以上现象是染色质重塑机制的一部分。与正常细胞相比,肿瘤细胞含较少的单乙酰化的组蛋白 H_4 和三甲基化的组蛋白 H_4 修饰。组蛋白等染色质重塑相关基因本身也可能发生突变,致使癌细胞出现局部组蛋白修饰和染色质构象等表观遗传学特征紊乱,导致细胞增殖和凋亡等生物学行为改变,进而导致肿瘤发生。非编码 RNA 指不编码蛋白质的 RNA,其广泛参与生长、分化、发育、免疫等生命现象环节,与肿瘤的发生、发展关系密切。目前研究最热点的非编码 RNA 包括微小非编码 RNA(microRNA,miRNA)、长链非编码 RNA(long noncoding RNA,LncRNA)、环状 RNA(circular RNA,circRNA)。

此外,细胞异常增生、药物免疫抑制、药物导致内分泌系统失衡等也会导致肿瘤的发生。总之,化学致癌物诱导肿瘤是一个复杂的过程,主要涉及启动、促进和恶性进展三个阶段。当正常细胞受到外源性化学物质或药物刺激后,首先导致正常细胞转化成癌变细胞,这个过程预示着癌变的开始,然后是癌变的发展,即癌变细胞长成肿瘤细胞并进一步拥有肿瘤的一切非正常特性的过程。

第三节 药物致癌作用评价

为指导药物研发,2010 年国家食品药品监督管理局(State Food and Drug Administration,SFDA)组织制定发布了《药物致癌试验必要性的技术指导原则》。该原则阐述了何种情况下需进行药物致癌试验,以避免实验动物资源、人力资源和物力资源的不必要使用。该指导原则适用于《药品注册管理办法》中的相关化学药物、中药、天然药物和生物制品。在设计致癌性试验之前,首先应通过 ICH 指导原则 S1C《药物致癌性试验的剂量选择》及 S1C(R)《药物致癌性试验剂量选择指导原则》选择试验剂量,并通过 S1B《药物致癌性试验》指导原则,选择合适的实验方案。2021 年 5 月,ICH 对指导原则《S1B(R1):药物致癌性试验:S1B 增补文件》进行第三轮意见征集,提供了具体的证据权重(weight of evidence,WoE)标准综合方法,并扩展了小分子药物人体致癌性风险评估测试方案。

致癌试验的目的是考察药物在动物体内的潜在致癌作用,从而评价和预测其可能对人体造成的危害。由于耗费大量时间和动物资源,只有当确实需要通过动物长期给药研究评价人体中药物暴露所致的潜在致癌性时,才应进行致癌试验。

需要进行致癌试验的情况包括:①预期临床用药期至少连续 6 个月的药物;②某些类型的化合物可能不会连续用药达 6 个月,但可能以间歇的方式重复使用;治疗慢性和复发性疾病(包括过敏性鼻炎、抑郁症和焦虑症),而需要经常间歇使用的药物;③某些可能导致暴露时间延长的释药系统;④已有证据显示此类药物具有与人类相关的潜在致癌性;⑤其构效关系提示具有致癌风险;⑥重复给药毒性试验中有癌前病变的证据;⑦导致局部组织反应或其他病理生理变化的化合物或其代谢产物在组织内长期滞留;⑧抗肿瘤药物拟用于非带瘤患者的辅助治疗或非肿瘤适应证长期使用时。

不需要进行致癌试验的情况包括:①短期接触或非经常使用的药物(如麻醉药和放射性同位素标记的显影剂),通常不需进行致癌试验,除非有潜在致癌因素存在;②当预期寿命在 2~3 年以内时,可能不要求进行长期致癌试验;③用于晚期全身肿瘤的抗肿瘤药物。

对于内源性肽类、蛋白类物质及其类似物,生物活性与天然物质明显不同者、与天然物质比较显示修饰后结构发生明显改变、药物的暴露量超过了血液或组织中正常水平的需要进行长期致癌性评价;而对于替代治疗的内源性物质(浓度在生理水平),尤其是当同类产品已有临床使用经验时,通常不需要进行致癌试验。

目前,ICH 建议的致癌性试验基本方案包括一项长期啮齿类动物致癌性试验,加另一项其他类型的试验(可以选择短期或中期啮齿类动物体内试验系统,如啮齿类启动 - 促进模型,或转基因啮齿类或新生啮齿类致癌模型;或者是第二种啮齿类动物长期致癌性试验)。此外,机制实验也有助于药物致癌性的进一步研究。

一、哺乳动物长期致癌试验

哺乳动物长期致癌试验目前是评价药物的潜在致癌性研究中推荐的试验系统,在致癌性评价中起到了不可替代的作用。

(一) 实验动物选择

实验动物的种属选择应考虑到药物的药理学、重复给药毒性、受试物的代谢特性、毒代动力学、给药途径(如不常用的皮肤和吸入给药途径)等方面,在缺乏更倾向于某一种属的确凿证据时,推荐选择大鼠,次选为小鼠。目前多选择断乳或断乳不久的动物,一般每组至少雌、雄各 50 只。

(二) 给药方式

动物的给药途径应尽可能与拟用的临床途径相一致,通常为口服或注射方式。

(三) 剂量设计及给药周期

受试药物至少设高、中、低 3 个剂量组,同时设阴性对照组、阳性对照组(非必需)。推荐以最大耐受剂量(maximum tolerated dose,MTD)作为高剂量,而 MTD 的确认一般基于 3 个月重复给药毒性试验获得的数据,而 25 倍 AUC 比值(啮齿类动物:人)、剂量限制性的药效学作用、吸收饱和、最大可行剂量及限制剂量在某些情况下也可作为高剂量选择的标准。致癌性试验中,低剂量的选择应综合啮齿类动物和人体药代动力学、药效学和毒性数据选择;阴性(溶剂或赋形剂)对照组不给予受试药物,其他条件均与试验组相同;阳性对照组选用已知的明显致癌药物,最好与受试药物的化学结构相近。

给药周期:啮齿类动物一般不少于 24 个月,但对于特定的小鼠品系,如 AKR/J、C3H/J 或 C57BL/6J 品系,由于寿命较短,持续 18 个月更合适。

(四) 临床观察及检测

通常每天检查所有动物的发病率或死亡率,还应每天对动物进行一次毒理学相关的特定体征检查,特别注意肿瘤的发展,包括肿瘤发生的时间、位置、大小、外观和进展,并记录肉眼可见或可触及的肿瘤。

1. 体重、食物 / 水消耗量　所有动物应在试验开始时称重,前 13 周每周至少称重一次,此后至少每月称重一次。在前 13 周,应至少每周测量一次食物和水的消耗量,此后至少每月测量一次。

2. 临床病理学检查　应对所有动物,包括死亡和濒死动物进行彻底解剖,对动物的所有脏器组织进行仔细尸检;对高剂量组和对照组的所有组织、研究期间死亡动物的所有组织、所有显示肉眼异常的组织(包括肿瘤)进行病理学检查;当在高剂量组中观察到治疗相关的组织病理学变化时,应检查所有其他剂量组中所有动物的相同组织;应注意观察癌前病变;通过病理检查确定肿瘤的性质和靶器官。

(五) 结果分析

统计各种肿瘤及可疑的肿瘤组织的动物数、肿瘤类型等,并对所有数据采用适当的统计学方法进行评价。分析致癌性时应注意:出现不常见的肿瘤类型、在多个部位发生的肿瘤、在不同染毒途径均诱发肿瘤、在不同品系或两性别均诱发肿瘤、出现癌前病变、潜伏期提前、肿瘤转移、恶性肿瘤的比例

及剂量 - 反应关系等情况。

1. 肿瘤发生率

$$肿瘤发生率（\%）= 实验结束时患肿瘤动物总数 / 有效动物总数 \times 100\% \qquad 式（16-1）$$

式中，有效动物总数指最早发现肿瘤时存活动物总数。

2. 阳性结果的判断　试验组与对照组之间的数据进行统计学处理后，如下任何一条若有显著性差异，存在剂量 - 反应关系，即可认为受试物的致癌实验为阳性。

（1）肿瘤只发生在受试组动物，对照组无该类型肿瘤。

（2）受试组与对照组动物均发生肿瘤，但受试组发生率明显增高。

（3）受试组的多发性肿瘤明显高于对照组。

（4）受试组与对照组肿瘤发生率无显著差异，但受试组肿瘤发生的潜伏期更短。

二、哺乳动物中短期致癌试验

（一）转基因啮齿类致癌模型

转基因动物是指一类基因组中整合有外源目的基因的动物。利用转基因动物模型开展致癌试验，具有动物用量少、试验周期短、费用低、特异性及敏感性高等特点，目前已成为国内外认可的新药申报致癌试验方法。已建立的转基因模型包括转癌基因小鼠模型（*Tg.AC* 模型、*rasH2-Tg* 模型）、肿瘤抑制基因敲除小鼠模型（*p53*$^{+/-}$ 模型）、DNA 修复相关基因模型（*XPA*、缺失模型）等，目前使用较为广泛的是 *rasH2-Tg* 小鼠模型。虽然转基因动物还不完全适合作为独立的致癌模型进行评价，但结合传统的长期致癌性试验，可以补充在长期试验不易得到的信息，减少动物的消耗量，降低假阴性率，为致癌性评价全面证据权重提供有价值的信息。

（二）啮齿类启动 - 促进模型

目前应用较多的有 4 种，即大鼠肝转化灶诱发试验、小鼠肺肿瘤诱发试验、小鼠皮肤肿瘤诱发试验和雌性大鼠乳腺癌诱发试验。由于肺和肝是最常见的肿瘤发生器官，也是许多致癌性药物的靶器官，多数试验选择小鼠肺肿瘤诱发试验和 / 或大鼠肝转化灶诱发试验。

三、致癌试验的机制研究

机制研究有助于解释致癌性试验中的肿瘤发现，并客观判断这些发现与人体风险评估的相关性。机制研究的必要性及其设计取决于受试物的特性和 / 或致癌性试验的特定结果。在这些研究中应评价剂量依赖性及与致癌性试验状况的关系。研究内容包括：①细胞学改变，可通过形态学、组织化学或功能指标检测相关组织在细胞水平的改变。必要时，可关注诸如细胞凋亡、细胞增生、肝细胞灶性变性等剂量 - 反应关系的改变，以及细胞间传导的改变。②生物化学指标检测，可检测血浆激素水平（如 T_3/T_4、TSH、催乳素）、生长因子、蛋白结合（如组织酶活性）等。

遗传毒性试验主要用于致癌性的预测，其结果还有助于分析致癌性的机制和结果。对于在遗传毒性标准组合试验中结果为阴性，而在致癌性试验中有反应但无明确表观遗传机制证据的化合物，可在合适的模型中进行附加的遗传毒性试验。附加试验可包括改变代谢活化条件的体外试验或在诱导肿瘤的靶器官中检测遗传毒性损伤的体内试验（如 DNA 损伤和修复试验、32P 后标记、转基因动物诱导突变）。

非遗传毒性化合物在啮齿类动物中的致癌活性，具有高度的种属、品系和靶器官特异性，并在剂量 - 反应关系中存在阈值。近年来的机制研究使人们可以将啮齿类动物模型的特有反应与可能和人相关的反应区分开。研究进展往往与对种属和组织特异性了解的增加有关。

总之，药物致癌性研究是非常复杂的，实验结果还应结合适当的致癌机制研究，评估动物中肿瘤发生率增加与人体的相关性，结合暴露量分析、适应证与患者人群特征等进行利弊权衡综合评估对人体的潜在风险,并最终通过说明书等方式进行风险控制。致癌性机制研究应结合化合物特征、结构相关化合物致癌性特征、现有毒理学/药理学数据等,制定具体研究策略并认真对待。

本章小结

　　癌症是严重危害人类健康的以细胞异常增殖为特点的恶性肿瘤,药物致癌机制尚未完全阐明。目前存在多种假说,其中最经典的是体细胞突变学说,其次是表观遗传致癌学说、癌基因学说等。药物在治疗疾病的同时,也可能诱发肿瘤,从而产生致癌作用,常见药物包括抗肿瘤药物、激素类药物、解热镇痛药、免疫抑制药、中药及其他药物等。评价药物的潜在致癌性基本方案一般包括:一项长期啮齿类动物致癌性试验,加另一项其他类型的试验。可以是短期或中期啮齿类动物体内试验系统,或者是第二种啮齿类动物长期致癌性试验。

思考题

　　1. 哪些药物需要重点关注其致癌作用?
　　2. 药物的致癌作用机制是什么?

第十六章
目标测试

(赵　剑)

第十七章

药物的生殖和发育毒性及其评价

生殖是指生物体生长发育到一定阶段能够产生与自己相似的子代个体的功能,其基本过程主要包括男性性腺睾丸产生精子和女性性腺卵巢产生卵子;性交使精子进入女性生殖道,在输卵管与卵子相遇发生受精;受精卵发育成囊胚后植入子宫内膜,即着床;胚胎在母体子宫中发育成胎儿以及胎儿成熟分娩等。药物生殖毒理学(reproductive toxicology)主要研究药物对生殖系统和生殖过程产生损害作用的原因、机制和后果,是生殖医学与毒理学结合而形成的一门重要交叉学科。药物发育毒理学(developmental toxicology)主要研究药物对胚胎发育、器官发生、胎仔发育以及出生幼仔发育的影响及其规律。药物的生殖和发育毒性主要涉及药物对人类生殖系统及胚胎发育的毒性作用,属于药物的特殊毒性。

第一节 药物的生殖毒性

一、药物对男性的生殖毒性

男性的生殖功能主要是睾丸产生精子及分泌男性激素,输精管道和附属腺体使精子成熟、贮存、运输和排放。药物对男性的生殖毒性作用可体现在任何一个环节。

（一）药物对睾丸功能的影响

1. 精子发生 精子的生成是生精上皮中的精原细胞发育为外形成熟的精子的过程,简称为生精。睾丸生精是一个连续过程,包括三个阶段:精原细胞有丝分裂、精母细胞减数分裂及精子细胞形态变化(图 17-1)。在精原细胞发育为精子的过程中,各级生精细胞需要突破支持细胞之间的连接结构向管腔侧及睾丸输出小管方向迁移,最后将产生的精子释放入曲细精管,这个过程大约需 64 天,正常情况下每天可生成 1 亿多的精子。睾丸生成的精子功能尚未成熟,只有当其被输送至附睾,在其中停留 18~24 小时后才获得运动和受精能力。如有药物到达睾丸并在生精层特定部位影响精子生成过程,就可产生生殖毒性。

精子快速生成过程特有的细胞分裂和代谢活性,对某些类型的损伤特别敏感,尤其当遗传物质复制和细胞分裂时,DNA 极易受损害。此外,该过程需要特殊的细胞蛋白功能和细胞呼吸功能,这些特征体现了精子产生过程对药物毒性的易感性。某些药物特别容易损害 DNA 或影响快速生长组织需要的细胞蛋白功能或细胞呼吸,亲电子物质如烷化剂极易造成这一类损伤。甲氨蝶呤、阿霉素、环磷酰胺、长春碱和长春新碱等抗肿瘤药物及其代谢物也可能对 DNA 或重要的蛋白质产生反应,反应取决于是否直接与双链或其他稳定 DNA 的重要细胞大分子相互作用造成 DNA 损害,与 DNA 反应能影响碱基对和双链联结。蛋白质损伤可包括对酶和运载蛋白修饰,使其不能参与生化反应,影响精子的生成。因此,男性肿瘤患者在用上述化疗药物抗肿瘤时,往往会在多个环节影响精子的生成,产生生殖毒性。男性生殖细胞

DNA 受损，即使可生存并使卵子受精，也通常由于染色体畸变而呈现早期胚胎自发流产。

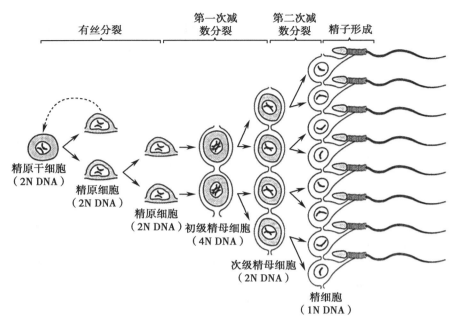

图 17-1　睾丸生精过程

2. 支持细胞　曲细精管上皮中的支持细胞，在精子的生成过程中发挥以下重要作用：①对生精细胞具有支持、保护和营养作用；②参与形成血 - 睾屏障，为生精细胞营造适宜的微环境，也防止生精细胞抗原物质进入血液循环引起自身免疫反应；③可分泌雄激素结合蛋白、抑制素、金属结合蛋白等参与生精过程；④吞噬发育不良的精子。一些药物如环磷酰胺、白消安等会引起支持细胞的毒效应，表现为细胞退化、空泡变性、坏死、脱落、细胞骨架受损、支持细胞连接损伤等。

3. 雄激素的合成、代谢及利用　睾丸间质细胞分泌雄激素，包括脱氢表雄酮、雄烯二酮和睾酮，其中睾酮的分泌量最多，生物活性最强，男性血浆中的睾酮 95% 来自睾丸，过程详见图 17-2。药物可引起间质细胞变性、坏死，数量减少，或者改变体外培养间质细胞的超微结构，表现为线粒体及滑面内质网数量减少，从而干扰雄激素的生物合成。

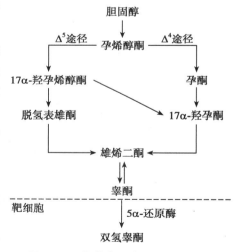

图 17-2　雄激素的合成途径示意图

（二）药物对睾丸调节的影响

睾丸功能受下丘脑和腺垂体调节，睾丸分泌激素又通过负反馈机制影响下丘脑和腺垂体的功能，睾丸还存在复杂的自分泌或旁分泌调节（图 17-3）。下丘脑合成并以脉冲式释放的形式分泌促性腺激素释放激素（gonadotropin releasing hormone，GnRH），GnRH 经垂体门脉系统作用于腺垂体，促进其分泌促卵泡素（follicle stimulating hormone，FSH）和黄体生成素（luteinizing hormone，LH），LH 与间质细胞膜的 LH 受体相结合，促进睾酮的合成。FSH 可诱导间质细胞 LH 受体表达间接促进睾酮分泌。当血中睾酮浓度达到一定水平后，通过负反馈机制直接抑制腺垂体分泌 LH，同时也抑制下丘脑分泌 GnRH，间接抑制腺垂体 FSH 和 LH 的分泌，使睾丸的生精和内分泌功能维持在适当水平。药物对此调控系统所产生的任何损害作用都可导致生殖异常。

乙醇可影响睾酮（T）水平，使下丘脑 - 垂体 - 睾丸轴的功能降低。氯米芬既可通过芳香化作用使 T 转化为雌二醇（E_2），反馈调节抑制 LH 和 FSH 的生成，也可直接产生雌激素作用，调节下丘脑 - 垂体 - 睾丸轴。

药物对男性生殖的其他过程也会出现干扰，如利血平久服可导致勃起功能障碍。甲基多巴、可乐定和胍乙啶、乙醇、氯丙嗪、地西泮会影响精子输送功能而妨碍射精。此外，普萘洛尔、阿片制剂以及大麻所含活性物质四氢大麻酚也具有生殖毒性作用。

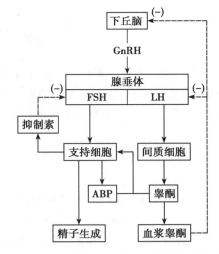

图 17-3　下丘脑 - 垂体 - 睾丸轴的功能联系示意图

二、药物对女性的生殖毒性

女性的生殖功能主要是卵巢产生卵子和分泌女性激素，输卵管、子宫、阴道分别在精子与卵子的输送，精子的获能、受精、妊娠和分娩中发挥重要作用。药物对女性的生殖毒性主要体现在对卵子生成、排卵及受精卵经由输卵管入宫腔着床过程的影响。由于卵子生成及成熟并非连续过程，每个性周期只排卵一次。卵巢初级卵细胞可有一亿个之多，其中有一半可发育成卵子，最终在排卵期只排出一个或几个，所以药物对女性的生殖毒性相对难以评价。

（一）药物对卵巢功能的影响

卵泡是卵巢的基本结构和功能单位，具有产生卵子及内分泌的功能，由卵母细胞和围绕在周围的卵泡细胞构成。卵泡发育经历原始卵泡、初级卵泡、次级卵泡和成熟卵泡 4 个阶段。影响卵泡发育的药物主要有环磷酰胺、白消安、长春新碱、氮芥等。影响卵母细胞发育成熟的药物主要有秋水仙碱、多柔比星、博来霉素和顺铂等。使用抗生素呋喃妥因时，可出现卵巢萎缩现象。

成熟卵泡的卵泡壁破裂，卵母细胞与放射冠一起随同卵泡液排出卵泡称为排卵。而女性生殖道涉及输送卵子，卵子与精子在特定的位置受精，受精卵进一步分裂发育并输送到子宫内着床发育。抑制排卵的药物有氨鲁米特、双氯芬酸、非诺洛芬、尼氟酸、托美丁、保泰松等。

（二）药物对卵巢内分泌的影响

排卵前的卵泡主要分泌雌激素，包括雌酮和雌二醇，雌二醇的活性最强；排卵后的黄体分泌雌激素和孕激素（主要是孕酮），从而保证生殖系统正常功能活动（图 17-4）。吸烟可影响 GnRH 释放及雌激素水平，乙醇对 GnRH 和 LH 的释放有影响。枸橼酸氯米芬是雌激素拮抗药，与己烯雌酚的化学结构相似，能促进腺垂体分泌促性腺激素，从而诱发排卵，这可能是由于阻断下丘脑雌激素受体，从而消除了雌二醇的负反馈性抑制。

（三）药物对月经周期的影响

育龄妇女卵巢的卵泡生长、排卵和黄体形成及伴随雌孕激素分泌具有明显的周期性特征，由此引起子宫内膜周期性剥脱、出血的现象称为月经，将以月经为特征的周期性变化称为月经周期，分为卵泡期、黄体期和月经期，是下丘脑、垂体和卵巢三者相互作用的结果，影响以上过程和激素分泌的药物均可能干扰月经周期。

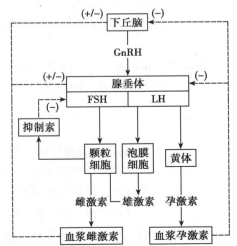

图 17-4　下丘脑 - 垂体 - 卵巢轴的功能联系示意图

第二节   药物的发育毒性

发育毒理学是在畸胎学基础上发展起来的,1935 年发现维生素 A 缺乏诱导畸形后,陆续发现了氮芥、激素、烷化剂等引起哺乳动物畸形,直到"反应停"事件的出现,使药物的发育毒性引起高度重视,极大推动了新药发育毒理学的研究。

一、发育毒性的基本概念

(一) 畸形

畸形(malformation)指发育生物体解剖学上形态结构的缺陷。致畸性(teratogenicity)指药物等外来化合物引起胚胎永久性结构或功能异常或缺如(先天性缺陷)的特性。致畸通常因胚胎器官形成期母体用药所致,如在无母体毒性的剂量下出现致畸性,提示该药物具有特定的致畸作用,危害非常大,应引起高度关注。

(二) 发育毒性

药物对成年前产生的任何不良影响,称为药物的发育毒性(developmental toxicity),主要表现为:

1. 发育生物体死亡(death of the developing organism)   包括受精卵未发育即死亡或胚泡未着床即死亡(早早孕丢失)或着床后发育到某一阶段死亡。某些药物在一定剂量范围内,可导致发育生物体死亡,具体表现为自然流产或死胎率增加。在一般情况下,引起发育生物体死亡的剂量较致畸剂量高。

2. 生长改变(altered growth)   一般表现为生长迟缓(growth retardation),指胚胎与胎仔的生长发育过程在某些药物影响下,较正常的发育过程缓慢。当胎儿生长发育指标低于正常对照均值的 2 个标准差时,可认定为生长迟缓。此外也有人认为,如果有 2 周以上的差值,也考虑为发育迟缓。

3. 结构异常(structural abnormality)   指胎儿形态结构异常,即狭义的畸形。胎儿形态结构异常,在出生后即可被发现。

4. 功能缺陷(functional deficiency)   包括生理、生化、免疫、行为、智力等方面的缺陷或异常。功能缺陷往往在出生后一定时间才被发现,如听力或视力障碍、生殖功能障碍等。

以上 4 种发育毒性的具体表现并非一定在药物作用下同时出现,有时只出现其中的一种或几种。

(三) 胚胎毒性

药物对孕体着床前后直至器官形成期结束时的有害影响称为胚体毒性,对孕体器官形成期结束以后的有害影响称为胎体毒性或胎儿毒性。往往将胚体毒性和胎体毒性统称为胚胎毒性(embryotoxicity),具有这些作用的物质称为胚胎毒物,并非胚胎毒物都是致畸剂。

(四) 致畸指数

致畸指数(teratogenic index)指药物对母体的半数致死剂量(LD_{50})与胎体最小致畸剂量之比,是通过动物实验获得的。$LD_{50}<10$ 者为不致畸,$LD_{50}=10\sim100$ 为致畸,$LD_{50}>100$ 为强致畸。

二、发育毒性的特点

(一) 不同发育阶段的发育毒性作用特点

1. 着床前期   从受精至完成着床之前,人类期限为受精至妊娠 11~12 天,啮齿动物为妊娠 1~6 天。卵子受精后,细胞迅速分裂而形成胚囊,分化极少,此时胚胎的所有细胞对药物无选择性,表现为胚胎死亡、流产或存活发育成正常个体,故几乎见不到药物的致畸作用。

2. 器官形成期   从孕体着床至硬腭闭合,人类是妊娠第 3~8 周,大鼠和小鼠为妊娠 6~15 天,家兔为妊娠 6~18 天。研究表明,器官形成期是发生结构畸形的关键期,故又称致畸敏感期。如沙利度胺(反应停)引起的海豹形婴儿;雌激素、孕激素和雄激素常引起胎儿性发育异常;叶酸拮抗剂(如甲氨蝶呤)可致颅骨和面部畸形、腭裂等;烷化剂如氮芥引起泌尿生殖系统异常、指趾畸形都是出现在这个时期。相同剂量致畸物在敏感期内与胚胎接触,可因器官发育不同阶段而出现不同类型畸形。如受精第 8 天、第 12 天分别给予大鼠过量维生素 A,将分别出现骨骼畸形、腭裂。图 17-5 表示人类胚胎/胎儿发育不同阶段器官与系统对毒物的致畸敏感性。在器官形成期,化学毒物引起的发育毒效应最突出的是结构畸形,也可伴有胚胎死亡和生长改变。

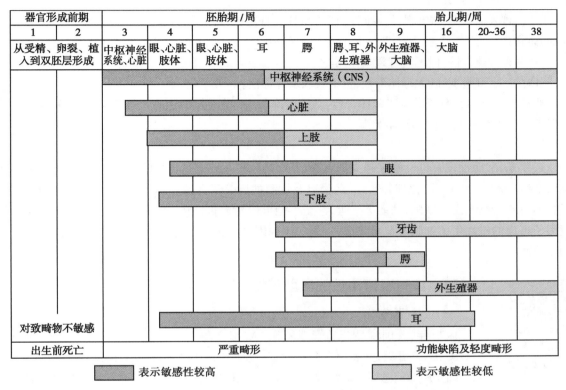

图 17-5　人类胚胎/胎儿发育不同阶段器官系统的致畸敏感性

3. 胎儿期　从器官形成结束(以硬腭闭合为标志)至分娩,人类从妊娠第 56~58 天开始,该期主要特点是组织细胞分化、生长和生理功能完善。该期暴露于化学毒物会抑制生长和功能的成熟,如免疫系统、中枢神经系统和生殖器官的功能异常等。这些改变在出生前不易观察到,一般需要在出生后用特殊方法仔细检查才能判断。胎儿期某些结构变化也会发生,但通常是变形(干扰先前正常的结构)或异常而非畸形。胎儿期药物的不良作用主要表现为生长迟缓、特异的功能障碍、经胎盘致癌,偶见死胎。如四环素在妊娠 5 个月后使用可使婴儿牙齿黄染、牙釉质发育不全、骨生长障碍;在胎儿期服用镇静、麻醉、止痛、抗组胺药或其他抑制中枢神经的药物,可抑制胎儿的神经活动,甚至影响大脑发育。

4. 围生期　包括妊娠晚期、分娩过程和新生儿早期,一般指胎龄满 28 周至出生后 7 天。围生期毒物暴露引起的功能障碍在出生时不易显示,需要出生后继续观察一段时间。该期对致癌物最敏感,原因是细胞生长速度快、药物代谢酶个体发育不全、免疫监视功能较低,许多儿童期肿瘤(如急性淋巴细胞白血病、神经母细胞瘤、骶骨前畸胎瘤等)的发生都可能与这段时间的有害因素暴露有关。

5. 出生后发育期　自胎儿娩出脐带结扎时开始,人发育进入新生儿期、婴儿期、幼儿期、学龄前期、学龄期直到青春发育期。出生后早期发育阶段,人类生长发育极其旺盛,器官系统功能不够成熟完善。该期受关注的是免疫、神经行为发育毒性和儿童期肿瘤。

(二)母体因素

1. 母体因素对发育毒性的影响　母体毒性(maternal toxicity)是指化学毒物对妊娠母体的有害

效应,表现为增重减缓、功能异常、出现临床症状甚至死亡。药物对母体的毒性可直接或间接影响发育过程,导致发育毒性。影响发育的母体因素主要包括遗传、疾病、营养、应激等,同时药物对胎盘的毒性可能危及发育过程。

2. 母体毒性与发育毒性的关系

(1)具有发育毒性,但无母体毒性,表示发育毒性有特定的机制,与母体毒性无关,如沙利度胺(反应停)。这类化学药物的危险最大。

(2)出现发育毒性也出现母体毒性,往往不具有特定的致畸机制,发育效应可能是间接的,如乙醇、可卡因等。

(3)具有母体毒性,但不具有致畸作用。

(4)在一定剂量下,既无母体毒性,也不表现发育毒性。

要证明发育毒性是否继发于母体毒性,必须明确有发育毒性同时也有母体毒性,而且发育毒性的严重程度和发生率与母体毒性相关。

(三)父源性因素

近年来,父源性发育毒性越来越受到重视,其影响因素主要有遗传缺陷、年龄因素和外界暴露因素(包括职业和环境暴露、化疗和放疗、药物以及饮酒抽烟等不良嗜好)等,表现为子代发育异常,包括自然流产、死胎、出生缺陷、功能障碍等,甚至可能出现儿童期肿瘤。机制尚不清楚,一般认为与环境因子造成的雄性生殖细胞发育异常有关;另一个原因是发育毒物通过精液进入受精卵甚至发育中的胚胎而导致。

经典致畸药物(拓展阅读)

三、具有发育毒性的典型药物

(一)致畸药物

1979 年,美国食品药品管理局(FDA)根据药物引起胎儿致畸风险,将药物分为A、B、C、D、X 五类,并要求在药物标签上说明。2014 年,FDA 又颁布了新的孕妇及哺乳期妇女用药信息标签最终规则,废止了"ABCDX"标记法,但此方法仍有较好的参考价值,因此我们在此简要介绍。"ABCDX"标记法以动物实验数据和临床数据为依据,分为以下五类。

A 类:在对设立对照组的早期妊娠妇女的研究中未显示对胎儿有危险(并在中、晚期妊娠中也无危险的证据),如甲状腺球蛋白、各种水溶性维生素等。此类药物最安全,但数量少。

B 类:动物生殖实验未显示对胎仔有危害,但尚缺乏临床对照观察资料,或者动物生殖实验中观察到对胎仔有损害,但尚未在妊娠早期临床试验中得到证实,如青霉素等。

C 类:在动物生殖实验中证实对胎仔有危害(致畸或使胚胎致死或其他),但缺乏人类实验证据。药物仅在权衡对胎儿的利大于弊时才给予,如氯霉素、氧氟沙星、吡嗪酰胺等。

D 类:对人类胎儿的危险有肯定的证据,但仍需确定,对孕妇有利时,方予应用(如对生命垂危或疾病严重而无法应用较安全的药物或药物无效),如伏立康唑、妥布霉素、链霉素、甲巯咪唑、缬沙坦氢氯地平片、卡马西平、卡托普利、依那普利等;而比索洛尔、美托洛尔在妊娠中晚期使用时亦属此类。

X 类:动物或人的研究中已证实可使胎儿异常,或基于人类的经验知其对胎儿有危险,对人或对两者均有害,其危险明显大于益处。该类药禁用于已妊娠或备孕期的妇女。如降血脂药辛伐他汀、洛伐他汀、阿托伐他汀等;抗病毒药利巴韦林;激素类药物米非司酮、炔诺酮、己烯雌酚、非那雄胺、戈舍瑞林;沙利度胺、华法林、甲氨蝶呤、米索前列醇、前列腺素 E_1、碘甘油等其他药物。

(二)影响乳儿发育产生的药物

不同的药物经乳汁进入到乳儿体内的程度不同,对乳儿产生的危害也不相同,一般易进入乳儿体内的药物,哺乳期使用时就应权衡其对乳儿的危害。

1. 抗菌药物　氨基糖苷类如链霉素等对乳儿可能具有潜在危害;喹诺酮类对乳儿骨关节有潜在

损害；磺胺类如磺胺嘧啶、柳氮磺吡啶等在新生儿黄疸时，可促使核黄疸发生。氯霉素有明显骨髓抑制作用，可引起灰婴综合征，四环素类会抑制乳儿骨骼的生长。

2. 激素类药物　口服避孕药中的雌激素和孕激素可使乳儿出现易激惹、尖叫、惊厥等神经系统症状，男婴乳房增大。曲安奈德会使儿童生长受到抑制；碘化钾能分泌入乳汁，哺乳易致婴儿皮疹、甲状腺功能受到抑制。

3. 循环系统用药　卡托普利对乳儿骨髓有抑制作用；依那普利等对乳儿肾脏有影响。他汀类药物可能对接受哺乳的新生儿具有潜在的严重不良反应。

4. 抗肿瘤药　因具有抗 DNA 活性，并可抑制新生儿的造血功能，在治疗中妇女禁止哺乳。

四、药物发育毒性机制

药物发育毒性的机制（拓展阅读）

药物引起发育毒性的机制十分复杂，1977 年 Wilson 曾提出环境化学品导致畸形发生的九大机制，包括突变、染色体断裂、有丝分裂改变、改变核酸完整性或功能、减少前体或底物的补给、减少能量支持、改变膜特性、渗透压不平衡和酶抑制作用等。而 Van Gelder 等在 2010 年对药物的致畸作用机制介绍了六个方面。近年来，随着现代细胞生物学和分子生物学的发展，对药物发育毒性作用机制的认识也不断深化。

1. 叶酸拮抗作用　干扰叶酸代谢而产生致畸作用的药物一般分为两类：一类是二氢叶酸还原酶竞争性抑制剂，包括甲氨蝶呤、柳氮磺吡啶、氨苯喋啶和甲氧苄啶，通过不可逆地与酶结合来阻断叶酸转化为四氢叶酸；第二类主要是丙戊酸、卡马西平和苯妥英等抗癫痫药物，通过拮抗叶酸代谢中的其他酶，影响叶酸吸收或增加叶酸降解。叶酸代谢紊乱可增加胚胎神经管缺陷风险，也会导致口面部裂、心脏异常、肢体缩小缺陷、肛门闭锁等。

2. 神经嵴细胞破坏作用　波生坦等药物可诱发神经嵴相关畸形；维甲酸、异维甲酸和依托维甲酸等类维甲酸及其他参与类维甲酸稳态紊乱的药物也会引起神经嵴相关畸形。

3. 内分泌干扰作用　己烯雌酚（DES）、口服避孕药和用于生育治疗的激素可能通过影响内源性激素的释放、结合或代谢来干扰其生理功能。产前暴露于 DES 与下两代生殖障碍的增加有关。在雄性动物中，产前暴露于具有雌激素或抗雄激素特性的内分泌药物可导致尿道下裂和隐睾。美沙拉明和奥美拉唑等口服药物的肠溶衣中含有邻苯二甲酸盐，由于其抗雄激素特性，可能会影响人类的生殖发育。

4. 氧化应激作用　氧化应激被认为与骨骼畸形、肢体缺陷、神经管缺陷、唇裂/腭裂和心血管缺陷等多种出生缺陷的发病机制有关。已知沙利度胺、苯妥英、丙戊酸、Ⅲ类抗心律失常药物、铁补充剂和各种化疗药物等均可诱导氧化应激，这也被认为是它们的主要致畸机制。

5. 血管破裂作用　血管破裂缺陷是由于动脉、静脉和毛细血管（脉管系统）的原始正常产前发育受到干扰或外在破坏而导致的结构性出生缺陷。已报道与血管破裂缺陷相关的血管活性治疗药物包括米索前列醇、阿司匹林、麦角胺和伪麻黄碱。

6. 特异性受体或酶介导的致畸作用

（1）血管紧张素转移酶和血管紧张素Ⅱ受体：血管紧张素转移酶（angiotensin-converting enzyme，ACE）抑制剂和血管紧张素Ⅱ受体（angiotensin Ⅱ receptor，AT Ⅱ）拮抗剂这两种常用药物，可破坏胎儿肾素-血管紧张素系统，从而损害胎儿发育。胎儿肾血管张力降低可能导致人类畸形综合征，是妊娠中、晚期暴露于 ACE 抑制剂的典型症状，以肾小管发育不全和羊水过少为特征，其后遗症包括肢体挛缩和肺以及颅下动脉发育不全。

（2）羟甲基戊二酰辅酶 A 还原酶：他汀类药物抑制羟甲基戊二酰辅酶 A（hydroxymethyl glutaryl coenzyme A，HMG-CoA）还原酶，可能导致广泛的缺陷。但由于孕妇使用他汀类药物的频率较低，目前尚未进行流行病学研究。

（3）组蛋白脱乙酰酶（histone deacetylase，HDAC）：动物研究表明，丙戊酸、曲古菌素 A 和水杨酸盐等 HDAC 抑制药，可能导致中轴性骨骼畸形和神经管缺陷。

（4）环氧酶 -1：环氧酶 -1（cyclooxygenase-1，COX-1）的抑制在非甾体抗炎药导致心脏和膈肌缺损中起着重要作用，而 COX-2 不起作用。阿司匹林在动物研究中可致畸形率增高，出现口面部裂和心血管缺陷，特别是心脏间隔缺损的风险增加。

（5）N- 甲基 -D- 天冬氨酸受体（N-methyl-D-aspartate receptor，NMDA）：接触 NMDA 受体拮抗剂，如金刚烷胺、右美沙芬和氯胺酮可导致大脑轻微畸形。

（6）5- 羟色胺（5-hydroxytryptamine，5-HT）受体和转运体：5-HT 受体激动剂和拮抗剂均可导致出生缺陷。已知激动剂包括舒马普坦和丁螺环酮，而利培酮、格拉司琼和喹硫平等则是拮抗剂。此外，选择性 5- 羟色胺再摄取抑制剂（selective serotonin reuptake inhibitors，SSRIs）包括氟西汀、帕罗西汀和舍曲林，已被证明会导致小鼠颅面畸形。早孕期暴露于氟西汀也与心血管异常相关。

（7）γ- 氨基丁酸受体（GABA）：早孕期使用苯二氮䓬类药物与口面部裂、心血管畸形和胃肠道闭锁有关。

（8）碳酸酐酶：碳酸酐酶抑制剂，如乙酰唑胺与出生缺陷，特别是肢体畸形有关。

第三节　药物生殖与发育毒性评价

在药物开发的过程中，生殖发育毒性研究的目的是通过体内外试验（主要是动物试验）反映受试物对生殖功能和发育过程的影响，预测其可能产生的对生殖细胞、受孕、妊娠、分娩、哺乳等亲代生殖机能的不良影响，以及对子代胚胎——胎儿发育、出生后发育的不良影响。ICH 现行指导原则为 2020 年 2 月公布的《人用药物生殖与发育毒性检测》，国家食品药品监督管理局于 2006 年公布了《药物生殖毒性研究技术指导原则》，2021 年决定适用 ICH 的指导原则。

进行生殖与
发育毒性研
究的常见动
物种属特点
（拓展阅读）

一、动物试验

（一）实验系统

采用哺乳动物进行生殖发育毒性试验，一般选择大鼠作为生殖毒性试验首选的啮齿类动物。在胚胎 - 胎仔发育毒性研究中，一般还需要采用第二种哺乳动物，通常选择家兔。

（二）给药

1. 剂量选择　对于中药及天然药物来说，至少应设 3 个剂量组，高剂量应出现一些轻微的母体毒性反应，或采用最大给药量 / 最大耐受量。低剂量应为生殖毒性方面的"未观察到有害效应的水平（NOAEL）"。化学药物在大多数情况下以 1g/（kg·d）为最大给药限量。

2. 给药途径　一般情况下，给药途径应与临床拟用途径一致。腹腔注射可能会对子宫或胎仔产生直接作用，故一般不用该途径。经口给药，通常使用灌胃给药法，一般不采用掺食法。

3. 给药频率　通常每天给药 1 次。

4. 对照组　应设赋形剂对照组，其给药途径、频率应与受试物组相同。此外，根据具体情况考虑是否设阳性对照组。

（三）试验方案

对大多数药物而言，三段试验方案通常比较合适，即生育力和早期胚胎发育、胚胎 - 胎仔发育、围产期发育（包括母体功能），能够识别有可能发生损害的生殖发育阶段。为发现给药所致的速发和迟发效应，试验观察应持续一个完整的生命周期，即从某一代受孕到其下一代受孕间的时间周期。为方便试验，可将一个完整生命周期过程分成以下几个阶段（表 17-1），原则上应对所有阶段的风险评估。

表 17-1　完整生命周期过程

阶段	时间	检测内容
A	从交配前到受孕	成年雄性和雌性生殖功能、配子的发育和成熟、交配行为、受精
B	从受孕到着床	成年雌性生殖功能、着床前发育、着床
C	从着床到硬腭闭合	成年雌性生殖功能、胚胎发育、主要器官形成
D	从硬腭闭合到妊娠终止	成年雌性生殖功能、胎仔发育和生长、器官发育和生长
E	从出生到离乳	成年雌性生殖功能、幼仔对宫外生活的适应性、离乳前发育和生长
F	从离乳到性成熟	离乳后发育和生长、独立生活的适应能力、达到性成熟的情况

1. 生育力与早期胚胎发育毒性试验（Ⅰ段）

（1）试验目的：包括上述生命周期的 A 阶段和 B 阶段，以评价受试物对动物生殖的毒性或干扰作用。对于雌性动物，应对动情周期、受精卵和输卵管转运、着床及胚胎着床前发育的影响进行检查。对于雄性动物，应观察生殖器官组织学检查方法可能检测不出的功能性影响（如性欲、附睾精子成熟度等）。

（2）动物选择：至少采用一种啮齿类动物，推荐用大鼠，通常不少于 20 只/（性别·组）。

（3）给药期：一般情况下，交配前给药期可定为雄性动物 4~10 周，雌性动物 2 周；雄性动物给药期应持续整个交配期直至被处死，雌性动物至少应持续至胚胎着床（妊娠第 6~7 天）。

（4）动物处理：建议雌雄动物按 1:1 交配。一般情况下，雌性动物在妊娠第 13~15 天处死，雄性动物在交配成功后处死。

（5）观察指标：生育力与早期胚胎发育毒性试验检查指标如表 17-2 所示。

表 17-2　生育力与早期胚胎发育毒性试验检查指标

试验期间	终末检查
体征和死亡情况，至少每天 1 次	剖检所有亲代动物
体重和体重变化，至少每周 2 次	保存肉眼观察出现异常的器官，必要时进行组织学检查
摄食量，至少每周 1 次	保存所有动物的睾丸、附睾或卵巢、子宫，必要时进行组织学检查
交配期间至少每日进行阴道涂片检查，以检查是否对交配或交配前时间有影响	建议计数附睾中的精子数并进行精子活力检查
其他毒性研究中已证明有意义的指标	计数黄体数，计数活胎、死胎、吸收胎数，并计算着床数

试验还可检测功能性影响（例如性欲、附睾精子成熟、射精），而这些功能性影响不能通过雄性生殖器官的组织学检查来检测。

2. 胚胎-胎仔发育毒性试验（Ⅱ段）

（1）试验目的：包括上述生命周期的 C 阶段至 D 阶段，评价药物对妊娠动物、胚胎及胎仔发育的影响。评价内容包括妊娠动物较非妊娠雌性动物增强的毒性、胚胎胎仔死亡、生长改变和结构变化等。

（2）动物选择：通常采用两种动物。一种为啮齿类动物，推荐用大鼠；另一种为非啮齿类动物，推荐用家兔。妊娠动物数通常大鼠不少于 20 只/组，家兔不少于 12 只/组。

（3）给药期：由胚胎着床到硬腭闭合（即到 C 阶段末）给药。通常，大鼠为妊娠第 6~15 天给药，家兔为妊娠第 6~18 天给药。

（4）动物处理：在大约分娩前处死并检查雌性动物，正常情况下，大鼠约为妊娠第 20 或 21 天，家兔约为妊娠第 28 或 29 天。检查所有胎仔的存活和畸形情况。

当所用技术方法要求分别检查软组织和骨骼改变时，最好是每窝分配 50% 的胎仔进行骨骼检查，至少应对 50% 的大鼠胎仔进行内脏检查。对于家兔，检测软组织改变，采用新鲜显微解剖技术较适合,此时,100% 的家兔胎仔需进行软组织和骨骼检查。

在评价胎仔的内脏和骨骼异常情况时,若高剂量组与对照组无显著性差异,一般不需要对中、低剂量组动物进行检查。但建议保存固定的标本以备检查。

(5)观察指标:胚胎 - 胎仔发育毒性试验检查指标如表 17-3 所示。

表 17-3   胚胎 - 胎仔发育毒性试验检查指标

试验期间	终末检查
体征和死亡情况,至少每天 1 次	剖检所有成年动物
体重和体重变化,至少每周 2 次	保存肉眼观察出现异常的器官,必要时进行组织学检查
摄食量,至少每周 1 次	计数黄体数,计数活胎、死胎、吸收胎数,并计算着床数
其他毒性研究中已证明有意义的指标	胎仔体重,胎仔顶臀长
	胎仔异常(包括外观、内脏、骨骼)
	胎盘肉眼观察

3. 围产期毒性试验(Ⅲ段)

(1)试验目的:包括上述生命周期中的 C 阶段至 F 阶段,检测从胚胎着床到幼仔离乳给药对妊娠 / 哺乳的雌性动物以及胚胎和子代发育的不良影响。由于对此段所造成的影响可能延迟,试验应持续观察至子代性成熟阶段。

评价内容包括妊娠动物较非妊娠雌性动物增强的毒性、出生前和出生后子代死亡情况、生长发育的改变以及子代的功能缺陷,包括 F_1 代的行为、性成熟和生殖功能。

(2)动物选择:至少采用一种啮齿类动物,推荐用大鼠,不少于 20 只 / 组。

(3)给药期:雌性动物给药期应从胚胎硬腭闭合至哺乳结束(即上述生命周期中的 C 阶段至 E 阶段),通常大鼠为妊娠第 15 天至离乳(出生后第 21 天)。

该段试验并不完全包括由离乳期至青春期阶段给药,也不研究育龄期缩短的可能性。为了检测可能用于婴幼儿和儿童期药物的不良影响,应考虑具体情况,选择特定年龄段子代直接给药,进行相关试验研究。

(4)动物处理:雌性动物分娩并饲养其子代至离乳,每窝选择雌、雄子代各 1 只,饲养至成年,然后进行交配检测其生殖能力。

(5)观察指标:围产期毒性试验检查指标如表 17-4 所示。

表 17-4   围产期毒性试验检查指标

试验期间(母体动物)	终末检查(用于母体,可行时也用于子代)
体征和死亡情况,至少每天 1 次	剖检所有成年动物
体重和体重变化,至少每周 2 次	保存肉眼观察出现异常的器官,必要时进行组织学检查
摄食量,至少每周 1 次	着床
其他毒性研究中已证明有意义的指标	畸形
妊娠期	出生时存活的子代
分娩	出生时死亡的子代
	子代出生时体重
	离乳前后的存活率和生长 / 体重,性成熟程度和生育力
	体格发育
	感觉功能和反射
	行为

4. 其他试验方案　可根据受试物、拟用适应证及临床用药等特点，综合考虑其他试验方案，以全面、合理地反映受试物的生殖毒性特点。

（四）统计

用统计学检验来评估给药组和对照组之间差异的显著性。三段试验的许多数据集都不符合正态分布，因此需要采用非参数统计学方法。剖宫产、胎仔和出生后数据的汇总统计应以窝为分析单位来计算。统计学显著性并不意味着阳性信号，无统计学显著性也不意味着无影响。基于所有已有的药理学和毒理学资料来确定生物学意义，通常是有用的。

二、替代试验

目前，一些替代体外、离体和非哺乳动物的体内试验（替代试验）已被开发用于检测对胚胎-胎仔发育的潜在危害，如胚胎干细胞实验、胚胎肢芽微团实验等。这些实验可用于药物发现筛选，也可帮助了解毒性机制，其有助于将非临床试验数据转化为人类风险评估依据（尤其针对人类特异性靶点）。但它们缺乏发育过程的复杂性以及母体与生长机体（胚胎）间动态的相互变化。这些系统不能明确排除某一作用，也不能对其危险性/暴露情况进行推测，尚不能替代目前生殖毒性试验常用的整体动物。

本章小结

生殖毒理学主要研究对生殖系统和生殖过程产生损害作用的原因、机制和后果，主要涉及药物对人类生殖系统的毒性作用。男性的生殖功能主要是睾丸产生精子及分泌男性激素，输精管道和附属腺体使精子成熟、贮存、运输和排放，药物对男性的生殖毒性作用可体现在任何一个环节。女性的生殖功能主要是卵巢产生卵子和分泌女性激素，输卵管、子宫、阴道分别在精子与卵子的输送，精子的获能、受精、妊娠和分娩中发挥重要作用。药物对女性的生殖毒性主要体现在对卵子生成、排卵及受精卵经由输卵管入宫腔着床过程的影响。发育毒理学主要研究药物对胚胎发育、器官发生、胎仔发育以及出生幼仔发育的影响及其规律的科学。药物的致畸作用机制主要包括叶酸拮抗剂、神经嵴细胞破坏、内分泌干扰、氧化应激、血管破裂及特异性受体或酶介导等方面。在药物开发的过程中，生殖发育毒性研究的目的是通过体内外试验（主要是动物试验）反映受试物对生殖功能和发育过程的影响，三段生殖毒性试验是目前最常用的评价方法。

思考题

1. 为什么引起与母体毒性无关的生殖毒性的药物危险性最大？

2. 为什么在药物开发的过程中，目前生殖发育毒性研究还是以体内试验为主？体外试验的最新进展是什么？

第十七章
目标测试

（赵　剑）

第十八章

药物的遗传毒性及其评价

第十八章
教学课件

【学习目标】

1. **掌握** 药物遗传毒性的基本概念；药物致突变作用评价方法的要求。
2. **熟悉** 药物致突变作用的类型；药物致突变作用的机制。
3. **了解** 常见药物致突变作用评价方法。

生物物种以相对稳定的生命形式存在于自然界，并且经过各种繁殖方式来保证世代间生命延续的过程称为遗传（heredity）。生物体世代之间或同一代不同个体之间出现的不同程度的差异称为变异（variation）。遗传使物种保持相对稳定，而变异使物种不断进化。遗传物质发生的可遗传变异称为突变（mutation）。自然条件下发生的突变称为自发突变（spontaneous mutation），人为因素或各种因素诱发产生的突变称为诱发突变（induced mutation）。致突变作用（mutagenecity）是指化合物或其他环境因素引起生物体细胞遗传信息发生改变，这种变化的遗传信息或遗传物质在细胞分裂繁殖过程中能够传递给子代细胞，使其具有新的遗传特性。

药物的遗传毒性（genotoxicity）是指由药物引起生物细胞基因组分子结构特异改变或使遗传信息发生变化的有害效应。遗传毒性研究（genotoxicity study）是药物非临床安全性评价的重要内容，与致癌性、生殖毒性等研究密切相关，是关乎药物进入临床试验及上市的重要环节。拟用于人体的药物，应根据受试物拟用适应证和作用特点等因素考虑进行遗传毒性试验。

第一节 药物致突变作用的类型与机制

一、药物致突变作用类型

药物诱导的突变可分为基因突变和染色体畸变两类。它们的本质是相同的，其区别在于受损程度。基因突变是组成染色体的一个或几个基因发生变化，不能用光学显微镜直接观察，可以通过生长发育、生化、形态等表型改变来判断。染色体畸变损伤范围较大，用光学显微镜可以直接进行观察。

（一）基因突变

基因突变（gene mutation）指基因中 DNA 序列发生变化，又称为点突变，可分为碱基置换和移码突变两类。

1. 碱基置换 碱基置换（base substitution）是指 DNA 多核苷酸链上某个碱基被另一种碱基取代，导致 DNA 碱基序列的异常，又分为转换和颠换。转换（transition）是指 DNA 多核苷酸链上的同类碱基的置换，即碱基中嘌呤相互取代（鸟嘌呤置换腺嘌呤或相反）或嘧啶相互取代（胞嘧啶取代胸腺嘧啶或相反）；颠换（transversion）是指 DNA 多核苷酸链上不同类碱基的置换，即碱基中嘌呤取代嘧啶或嘧啶取代嘌呤。

碱基置换后果主要有：

（1）同义突变：碱基置换后密码子的意义没有改变，经转录和翻译所对应的氨基酸不变。

（2）错义突变：碱基置换使密码子的意义改变,经转录和翻译所对应的氨基酸改变。

（3）无义突变：碱基置换使密码子成为终止密码,使翻译过程终止,导致肽链延长提前结束。

（4）终止密码突变：碱基置换使终止密码转变成某种氨基酸密码,导致合成的肽链将延长到出现下一个终止密码才结束。

2. 移码突变　移码突变(frame-shift mutation)是指 DNA 片段中某一位点插入或缺失 1 对或几对不等于 3 或 3 的整数倍的碱基对所造成的突变。结果使突变位点以下的碱基序列都发生变更,致使三联密码转录和翻译时,发生较多遗传信息的改变,从而严重影响蛋白质或酶的结构与功能。若插入或缺失是 3 或 3 的整数倍碱基对,基因表达产物多肽链增加或减少一个或多个氨基酸,此后的氨基酸序列无改变。

（二）染色体畸变

染色体畸变是指染色体数目的增减或结构的改变,这种改变可在显微镜下观察和识别。染色体畸变可分为染色体数目畸变和染色体结构畸变两类。

1. 染色体数目畸变　正常人的生殖细胞具有 23 条染色体(1 个染色体组),称为单倍体(haploid)。而体细胞含有两个染色体组,称为二倍体(diploid)。当突变细胞中染色体数目发生改变时即为染色体数目畸变(chromosome numerical aberration),可分为以下两种。

（1）整倍体畸变：在突变细胞中,染色体数目可以成整数倍变化,二倍体以上统称为多倍体(polyploid),如肿瘤细胞中较常见三倍体,人类自然流产胎儿也可见三倍体,秋水仙碱也可引起这种突变。

（2）非整倍体畸变：在突变细胞中,染色体数目也可以不成整数倍的增减,即形成非整倍体(aneuploid),如染色体数目超过二倍体,为超二倍体(hyperdiploid),即 $2n+1$、$2n+2$ 等,少于二倍体则为亚二倍体(hypodiploid),即 $2n-1$、$2n-2$ 等,如人类唐氏综合征患者第 21 对染色体出现 3 条,患者的染色体总数是 47 条。

2. 染色体结构畸变　染色体结构畸变(chromosome structural aberration)是遗传物质较大范围的改变,是染色体或染色单体断裂及断裂后不正确重接所致。药物可引起染色体或染色单体断裂,造成染色体或染色单体部分片段缺失,或引起各种重排,从而出现染色体结构异常。可分为染色体型畸变(chromosome type aberration)和染色单体型畸变(chromatid-type aberration)。

（1）染色体型畸变：染色体断裂时,当断端不发生重接或虽重接而不在原处,即可出现染色体结构异常。染色体型畸变涉及两条染色单体,类型见表 18-1。

表 18-1　染色体型畸变的常见类型

类型	特点
缺失	一条染色体发生一次或多次断裂而不重接,染色体片段丢失
插入	染色体的断裂处插入了其他部位的片段
重复	在一套染色体里,一个染色体片段出现不止一次
倒位	一个染色体片段倒 180°再重接,如颠倒的片段包括着丝点称为臂间倒位,如不包括着丝点则称为臂内倒位
易位	从某条染色体断下的片段接到另一条染色体上
环状染色体	染色体两臂各发生一次断裂,重接形成环状结构
双着丝粒染色体	两条染色体断裂后,两个有着丝点的节段重接

（2）染色单体型畸变：染色单体型畸变的类型与染色体型畸变基本相似,但仅涉及一条染色单体,外环境因素作用常引起染色单体裂隙和断裂。染色单体的对称互换和不对称互换可形成四射体、三射体和复杂射体构型。某种化学物质引起染色体型畸变还是染色单体型畸变,主要取决于该化学物

质的性质及接触该化学物质时靶细胞所处的细胞周期。一般染色单体型畸变都将在下一次细胞分裂时衍生为染色体型畸变。

缺失、倒位、重复及平衡易位属于稳定畸变,可经重复细胞分裂传给子代。稳定畸变多数为染色体重排,可在机体或细胞群传递。还有一些畸变如无中心粒片段、双中心粒染色体、环状染色体及各种其他不对称重排等属于不稳定的畸变,该畸变丧失了重要的遗传物质或有丝分裂的机械障碍,常导致细胞死亡。

二、药物致突变作用后果

由药物等诱变剂引起的突变既会发生在体细胞,也会作用于生殖细胞,甚至会世代传递,并经过自然选择过程在人群中固定下来,增加人类基因库的遗传负荷(genetic load)。

体细胞突变是指除生殖细胞外的体细胞发生突变,其直接在暴露的个体身上表现出来,而不会累及下一代。体细胞突变最受关注的影响是致癌作用,1914 年就有报道认为致癌与突变相关,目前发现大部分致癌剂可诱导基因突变和染色体畸变,而体细胞中原癌基因活化和抑癌基因失活在肿瘤细胞中普遍存在。另外,体细胞突变也被认为导致衰老和冠状动脉疾病的原因之一。

如果突变发生在生殖细胞,会对子代产生影响,可能导致致死或非致死性的结局。致死性结局包括显性致死和隐性致死,显性致死会直接引起流产或死胎,而隐性致死则需要纯合子或半合子才能出现死亡。非致死性结局可能使后代出现遗传性疾病,约 50% 是碱基置换引起的。突变的基因(及染色体)损伤将增加基因库的遗传负荷。所谓遗传负荷是指在人群中每个个体新携带的有害基因的平均水平,也称为突变负荷。诱变物引起人群中某些个体生殖细胞的突变后,由于各种因素的影响和限制,经过世代传递和选择,最终只有极少数突变固定在人类基因库中,形成人类遗传负荷。综上所述,致死性突变影响人类后代的数量,非致死性突变则主要影响人类后代的质量。

三、药物致突变作用机制

目前已知许多药物具有致突变作用,其主要靶分子是 DNA,而引起染色体数目改变(整倍体和非整倍体)的靶部位主要是有丝分裂或减数分裂的细胞结构,如纺锤丝。

(一) 直接作用于 DNA

1. 碱基类似物　有些药物的化学结构与 DNA 链上的碱基非常相似,称为碱基类似物(base analogue)。在 DNA 复制时与正常的碱基竞争,取代其位置,从而掺入 DNA 分子中,并与互补链上的碱基配对,诱发突变。如 5- 溴尿嘧啶替代胸腺嘧啶,2- 氨基嘌呤替代鸟嘌呤。

2. 碱基烷化损伤　烷化剂是人类环境中最大的一类"潜在诱变剂",对 DNA 和蛋白质都有强烈的烷化作用。目前常见的烷化剂药物包括氮芥类如氮芥、环磷酰胺等,乙烯亚胺类如塞替派,亚硝基脲类如卡莫司汀,甲磺酸酯类如白消安等。尽管这些化合物的结构千差万别,其诱变性强弱亦有很大差异,但其共同特性是具有较强的反应活性,易使 DNA 分子中的碱基发生烷化作用。烷化作用指烷化剂提供甲基或乙基等烷基,与 DNA 发生共价结合的过程。一般认为,鸟嘌呤的 N-7 位置最易接受烷化剂给予的烷化基团,而在鸟嘌呤 6 位氧上发生的烷化也易与胸腺嘧啶错配,引起 C:G → A:T 的转换。

错配不是烷化剂引起突变的唯一机制,还常使 DNA 发生链内、链间或 DNA 与蛋白质的交联。发生交联后,由于 DNA 链不易修复或发生复制后修复而导致高度致突变,并经常发生染色体断裂,也易发生显性致死突变。

3. 插入剂诱发移码突变　插入剂又称嵌入剂,是一些多结构的分子,可插入 DNA 碱基对之间,使相邻碱基对间距离增大,从而引起 DNA 框架结构的变动,引起移码突变,如菲啶类以及多环烃化合物。插入剂可引起 DNA 结构及功能的改变,并不直接损伤 DNA 本身。

4. DNA 修复抑制　咖啡因、普鲁卡因等主要通过抑制 DNA 修复酶而抑制 DNA 损伤的修复，从而对 DNA 产生间接损害。DNA 修复抑制剂与化疗药物联合用药在抗肿瘤中发挥着重要的作用，可显著提高化疗药物的疗效。

5. 二聚体的形成　当细胞或机体受到紫外线或一些化学物刺激时，会使 DNA 同一条链上两个相邻的嘧啶核苷酸发生共价连接，形成嘧啶二聚体。嘧啶二聚体能使 DNA 两条双螺旋链之间的氢键减弱，导致 DNA 结构局部变形，含有二聚体的 DNA 链不能作为复制的模板，严重影响 DNA 的复制和转录，诱发突变。

6. DNA 加合物形成　DNA 加合物是活性化学物与细胞大分子之间通过共价键形成的稳定复合物，一般化学或生物学方法很难将其解离。如黄曲霉毒素、苯并芘等致癌物可使 DNA 形成大的加合物，而丝裂霉素 C、顺铂等也具有同样的作用。

7. DNA- 蛋白质交联物形成　DNA- 蛋白质交联物也是一种稳定的共价结合物，是致突变物对生物大分子物质的一种重要的遗传损害。如烷化剂等能引起 DNA- 蛋白质交联物形成。

（二）干扰有丝分裂

有些药物或化学物质可作用于纺锤体、中心核和其他细胞器，从而干扰有丝分裂，造成染色体分离异常，秋水仙碱是典型的代表。

微管蛋白二聚体是由 α、β- 微管蛋白分子聚合而成，是构成纺锤体的基本成分。如该蛋白的某一特定位置被占据，将阻止微管蛋白聚合，从而完全失去形成微管的功能，导致细胞分裂被抑制。秋水仙碱、长春碱可与微管蛋白二聚体结合，影响纺锤体正常功能，导致细胞分裂异常，出现多倍体。

秋水仙碱也可妨碍有丝分裂早期两对中心粒的分离和移向两极，并最终导致多极纺锤体形成。高剂量 X 线、各种麻醉剂以及其他作用于中心粒的物质，均可阻止中心粒在分裂前期的正常移动。有些重金属物质也可通过干扰纺锤体或纺锤体与染色体间的相互作用而导致异常纺锤体形成。

此外，某些化学物、药物和铅、锌、汞、砷等可以与微管上的巯基结合，使细胞分裂部分被抑制，造成非整倍体。灰黄霉素、毛地黄皂苷和异丙基 -N- 氨基甲酸苯酯等化合物可破坏微管结构或功能。在停止有丝分裂的情况下出现两次或两次以上的染色体复制将出现核内复制，巯基丙酮酸酯、秋水仙碱、6- 硫基嘌呤等均可引起核内复制。

第二节　药物致突变作用评价

药物致突变作用的评价主要选用遗传毒性试验，目的是检测出 DNA 损伤及其损伤的固定，以降低临床试验受试者和药品上市后使用人群的用药风险。目前遗传毒性试验方法有多种，根据试验检测的遗传终点可将检测方法分为 3 大类，即基因突变、染色体畸变和 DNA 损伤。根据实验系统，可分为体内试验和体外试验。没有一种致突变试验能涵盖所有的遗传学终点，因此需选择一组试验配套进行检测，即标准试验组合，以减少遗传毒性物质的假阴性结果。

目前我国推荐两种标准试验组合模式，要求应包含细菌回复突变试验和至少一项体内试验，这两种试验组合同等适合，可根据药物特点进行选择。

组合一包括：①一项细菌回复突变试验、一项检测染色体损伤的体外细胞遗传学试验（推荐体外中期相染色体畸变试验或体外微核试验），或一项体外小鼠淋巴瘤细胞 Tk 基因突变试验；②一项体内遗传毒性试验，通常为啮齿类动物造血细胞染色体损伤试验，用于检测微核或中期相细胞染色体畸变。

组合二包括：①一项细菌回复突变试验；②采用两种不同组织进行的体内遗传毒性试验，通常为一项啮齿类动物造血细胞微核试验和第二项体内试验。

完成上述任何一种标准试验组合，若试验结果为阴性，通常可提示受试物不具有遗传毒性。对于标准试验组合结果为阳性的受试物,根据其治疗用途,可能需要进一步的试验。

建议采用标准试验组合并不意味着其他遗传毒性试验不合适,在某些情况下,标准试验组合中的一项或多项试验对于受试物不适合或因技术原因无法实施时,可采用其他经过验证的试验作为替代试验,但应提供充分的科学合理性依据。

一、细菌回复突变试验

细菌回复突变试验(bacterial reverse mutation test)又称为 Ames 试验,是目前应用最广泛的检测基因突变的方法之一。

组氨酸营养缺陷型鼠伤寒沙门菌不能合成组氨酸、色氨酸营养缺陷型大肠埃希菌不能合成色氨酸,故在缺乏组氨酸(色氨酸)的培养基上,仅少数自发回复突变的细菌生长。但致突变物可使突变型产生回复突变而成为野生型,因而能生长形成菌落,据此判断药物是否具有致突变作用。某些致突变物需要代谢活化后才能产生回复突变,应分别进行加入或不加入代谢活化系统的检测,最常用的活化系统是 S_9 混合液。

细菌回复突变试验常用组氨酸营养缺陷型鼠伤寒沙门菌和 / 或色氨酸营养缺陷型大肠埃希菌,实验要求至少应采用 5 种菌株:① TA98;② TA100;③ TA1535;④ TA1537/TA97/TA97a;⑤ TA102/ 大肠埃希菌 WP2 uvrA/ 大肠埃希菌 WP2 uvrA(pKM101)。除特殊说明外,均优先选择鼠伤寒沙门菌。

可采用标准平板掺入法或预培养法,将一定量样液和 0.1ml 测试菌液加入上层软琼脂中,需代谢活化的再加 0.3~0.4ml S_9 混合液,混匀后迅速倾于底平板上铺平并冷凝。同时做阴性和阳性对照皿,每一浓度至少平行做 3 个皿。受试物处理后 48~72 小时观察结果。

结果表示为每皿的回复突变菌落数,并计算各组的均值和标准差。至少在一个菌株上,在有或无代谢活化条件下,受试物所诱发的回复突变菌落数出现浓度依赖性的增加和 / 或在一个或多个浓度组上出现可重复性的增加,可判定为阳性结果。细菌回复突变试验出现阳性结果,应考虑受试物的纯度,以确定阳性结果是否为污染物所致。

二、体外小鼠淋巴瘤细胞 Tk 基因突变试验

体外小鼠淋巴瘤细胞 Tk 基因突变试验(in vitro mouse lymphoma cell Tk gene mutation assay, MLA)是利用培养的小鼠淋巴瘤 L5178Y 细胞,观察其特定基因位点是否诱变产生突变体,突变体的检出可依赖于细胞周期、营养需求、耐药性及溴尿嘧啶脱氧核苷依赖性等特征表现型指标的检测。Tk 基因突变试验可检出多种类型的遗传改变,如点突变、染色体畸变和重组等,是目前最敏感的哺乳类细胞突变试验之一,也是标准试验组合中推荐的试验方法。

通常采用小鼠淋巴瘤 L5178Y $Tk^{+/-}$–3.7.2 C 细胞。至少应包含 4 个可用于结果分析的浓度。实验应加入代谢活化系统。一般采用微孔法或软琼脂法进行试验。以微孔法为例:

在代谢活化或非代谢活化条件下,一般药物与细胞作用 3~4 小时,如结果为阴性,还需进行在非代谢活化条件下作用 24 小时的附加试验。药物与细胞作用结束后去除,将细胞重悬于培养液中进行突变表达,一般为 2 天。分别在处理结束后及表达期结束后测定平板接种效率以评价细胞毒性。表达期结束后,将细胞接种于含有突变选择剂三氟胸苷(TFT)的 96 孔板中进行 TFT 抗性突变集落的测定。如出现阳性结果,需要对至少一个受试物浓度组(一般为最高浓度)和阴性、阳性对照组分别记录含有大、小集落的孔数;如为阴性结果,仅需要对阴性和阳性对照组分别记录含有大、小集落的孔数。结果表示为各浓度组的突变率(MF)。MLA 试验中阴性和阳性对照组必须符合以下标准才可判定 MLA 试验成立(表 18-2)。

表 18-2　MLA 成立的阴性对照组标准

参数	软琼脂法	微孔法
突变率	$(35\sim140)\times10^{-6}$	$(50\sim170)\times10^{-6}$
克隆率	65%~120%	65%~120%
悬液增长	8~32 倍(3~4 小时处理) 32~180 倍(24 小时处理)	8~32 倍(3~4 小时处理) 32~180 倍(24 小时处理)

阳性对照组应满足以下条件之一：

(1)总突变率绝对增加,比自发背景突变率(又称诱导突变率,IMF)增加至少 300×10^{-6},至少 40% 的 IMF 应该在小菌落 MF 中。

(2)与同期阴性对照组比较,小菌落 MF 增加至少 150×10^{-6}。

MLA 中突变率的增加具有生物学意义的评价标准为：在任何一种试验条件下,如果一个或多个浓度组的突变率增加超过总评价因子(GEF)(GEF 为诱导突变率,即高于同期阴性对照的突变率的增加。软琼脂法 GEF 为 90×10^{-6},微孔法为 126×10^{-6}),且呈浓度依赖性,判定为阳性结果。如果在所有试验条件下各浓度组的突变率无浓度依赖性增加或突变率的增加未超过 GEF,判定为阴性结果。

三、染色体畸变试验

染色体畸变试验(chromosomal aberration test)是利用显微技术直接观察细胞中期染色体损伤的方法,包括体内试验和体外试验,体内试验主要观察哺乳动物染毒后骨髓中期相细胞染色体的变化,体外试验采用哺乳动物或人的细胞进行试验,如 CHL 细胞、CHO 细胞、TK6 细胞、人外周血淋巴细胞等。体内、外试验均需至少包含 3 个剂量组。

体外试验需在代谢活化或非代谢活化条件下,药物和细胞作用 3~6 小时后收集细胞,经固定、染色后油镜下观察并记录各组含有结构畸变色体的细胞数和畸变类型,结果表示为染色体结构畸变细胞的百分率。每种浓度至少观察 300 个分散良好的分裂中期相细胞,染色单体型与染色体型畸变及其亚型(断裂、交换)应分别记录。受试物在任一处理条件下至少一个浓度染色体畸变率显著升高,具有浓度依赖性,且畸变率在阴性对照历史范围之外,可判定为阳性结果。

体内试验通常采用小鼠或大鼠,采用单次或多次给药方式,取出骨髓制片,在油镜下进行中期染色体分析。

四、微核试验

微核试验(micronucleus test,MNT)是检测染色体或有丝分裂器损伤的一种遗传毒性试验方法,以微核发生率或微核的细胞率为指标来评价受试药物是否具有致突变性。MNT 是目前最常用的短期遗传毒性试验之一,包括动物体内和体外试验。

1. 体外哺乳动物细胞微核试验　常采用 CHL 细胞、CHO 细胞、TK6 细胞、人外周血淋巴细胞等进行试验。至少应包含 3 个可用于结果分析的浓度。在代谢或非代谢活化的情况下,药物和细胞作用 3~6 小时,当选用淋巴细胞进行实验时,还应使用细胞松弛素 B(Cyto B)处理。药物和细胞作用后收集细胞,经固定、染色、油镜下观察,每个浓度应至少观察 2 000 个双核细胞(加 Cyto B)或单核细胞(不加 Cyto B),分析微核率。药物在任一处理条件下一个或多个浓度组微核率显著增加,具有浓度依赖性,且微核率在阴性对照历史范围之外,可判定为阳性结果。

2. 哺乳动物体内微核试验　体内试验通常采用小鼠或大鼠,微核可通过小鼠外周血中未成熟(如嗜多染)红细胞或大鼠血液新生网织红细胞测定。药物至少应设置 3 个剂量组,高剂量应产生一定的毒性症状(如体重降低、造血系统细胞毒性)或骨髓毒性(如嗜多染红细胞占红细胞总数的比例降低超过 50%）。如果药物不引起毒性,给药时间 <14 天的推荐最高剂量为 2 000mg/(kg·d),给药时间 ≥14 天的推荐最高剂量为 1 000mg/(kg·d)。

可采用单次或多次给药方式,首选多次给药。受试物的给药途径应尽可能与临床拟用途径相同。单次给药应至少采样 2 次,骨髓采样时间应在给药后 24~48 小时内,外周血采样时间应在给药后 36~72 小时内。如果给药 2 次,骨髓采样时间为末次给药后 18~24 小时,外周血采样时间为末次药后 36~48 小时。如果给药 3 次及以上,骨髓采样时间为末次给药 24 小时内,外血周采样时间为末次给药后 40 小时内。

每只动物至少计数 500 个(骨髓)或 2 000 个(外周血)红细胞以确定未成熟红细胞[嗜多染红细胞(polychromatic erythrocyte,PCE)或网织红细胞(reticulocyte,RET)]占总红细胞[嗜多染红细胞(PCE)＋正染红细胞(NCE)]的比例,即嗜多染细胞微核率(micronucleus rate of polychromatic cells,MNPCE)或网织红细胞微核率(micronucleus rate of reticulocyte,MNRET);每只动物至少计数 4 000 个未成熟红细胞以测定未成熟红细胞的微核率。受试物至少一个剂量组微核率显著升高,该增加在至少一个采样点具有剂量依赖性,且在阴性对照历史范围之外,可判定为阳性结果。

五、体内碱性彗星试验

体内碱性彗星试验(in vivo mammalian alkaline comet assay)通常采用雄性健康 6~10 周龄啮齿类动物,常采用大鼠。至少应设置 3 个剂量组,每天给药一次,至少给药 2 天,应尽可能采用临床拟用途径。采样时间由药物达到靶组织中最大浓度所需的时间以及诱导 DNA 链断裂但在这些断裂被清除、修复或细胞死亡之前来确定。

取所选择组织,制备单细胞悬液,制备后尽快完成制片(最好在 1 小时内)。所有玻片的裂解条件应保持恒定,低温(约 2~8℃)避光裂解至少 1 小时(或过夜)。强碱条件下(pH ≥13),解旋至少 20 分钟,在控制条件下进行电泳。电泳的电压应保持恒定,解旋和电泳过程中应维持低温(通常为 2~10℃)。

采用自动化或半自动化图像分析系统进行阅片,对彗星进行定量评价。细胞可分为 3 类:可评分细胞、不可评分细胞和刺猬样细胞(hedgehog)。对可评分细胞(具有清晰的头部和尾部,不干扰邻近细胞)的尾 DNA 百分率[% tail DNA,也称尾强度百分率(% tail intensity)]进行评价,来反映 DNA 链断裂。每个动物样本应至少对 150 个可评分细胞进行测定。刺猬样细胞是严重损伤的细胞,无法通过图像分析系统进行可靠测量,应单独评价。每个动物样本应至少对 150 个细胞进行观察并单独记录,计算刺猬样细胞百分率。

结果中应描述各剂量组的毒性大小,包括一般症状,以及刺猬样细胞百分率。结果表示为各剂量组的尾 DNA 百分率(首选指标)、尾长或尾矩。受试物所诱发的尾 DNA 百分率与同期阴性对照组相比至少一个剂量组显著升高,具有剂量依赖性,且在阴性对照历史范围之外,可判定为阳性结果。

本章小结

致突变作用是指化合物或其他环境因素引起生物体细胞遗传信息发生改变,这种变化的遗传信息或遗传物质在细胞分裂繁殖过程中能够传递给子代细胞,使其具有新的遗传特性。药物诱导的突变可分为基因突变和染色体畸变两类。如突变发生在体细胞,可直接在暴露的个体表现出来,而不会累及下一代。如作用于生殖细胞,可出现胚胎早期死亡,后代出现畸形和先天性缺陷等,有些可能会世代传递并经过自然选择过程在人群中固定下来,增加人类基因库的遗传负荷。药物致突变作用的主要靶分子是 DNA,而引起染色体数目改变的靶部位主要是有丝分裂或减数分裂的细胞结构。药物致突变作用主要采用遗传毒性试验进行评价,主要选用体内和体外试验方法,推荐选择标准试验组合,以减少遗传毒性物质的假阴性结果。

思考题

1. 药物的致突变作用会引起什么后果？
2. 药物致突变作用各评价方法的特点是什么？

第十八章
目标测试

（赵　剑）

第十九章

中药的毒性与安全性评价

第十九章
教学课件

【学习目标】

1. **掌握** 中药毒性相关基本概念。
2. **熟悉** 中药毒性的分级；中药毒性的特点。
3. **了解** 中药毒理研究的发展简史。

第一节　中药毒性概述

何首乌安全
性问题研究
进展(拓展
阅读)

随着人们健康观念变化和医学模式转变,中医药在人类医药卫生与健康事业发展过程中不断发挥其作用,体现其内涵和价值。与此同时,随着中药品种增多、使用数量和应用范围扩大、制法与剂型的改变和研究的深入,中药毒性、不良反应/不良事件的报道逐渐增多,引发人们对中药安全性问题的广泛关注。如何正确认识、评价中药的毒性,防范中药不良反应/不良事件,做到存效减毒、增效控毒关乎中医药事业的发展。我们要遵循中医药发展规律,注重用现代科学解读中医药学原理,也要结合现代药物毒理学的思路与方法,从客观、科学、继承、发展的角度来了解、认识中药的毒性和安全性,做到传承精华、守正创新。

安全、有效、质量可控是药物的基础属性,中药也不例外,中药的毒性与安全性评价既是药物毒理学的研究范围,也属于中药药理学的分支,不宜孤立和机械分割。应该采用合适的方法和手段,阐明中药的毒性表现、毒性机制、毒性成分及毒性靶器官,深入探讨中药毒性理论,指导临床合理安全用药,促进中医药理论和科技创新,以及中医药产业可持续发展。

一、中药毒性基本概念

古人对药物毒性的内涵认识丰富,主要包括三个方面:①毒是药物的总称,如《周礼·天官》记载:"医师掌医之政令,聚毒药以供医事";②毒性是中药的偏性,明·张景岳著《类经》云:"药以治病,因毒为能,所谓毒者,因气味之偏也";③毒反映药物毒副作用大小,如《神农本草经》药物分上中下三品,中下品多属有毒不可久服药物,已经有了明确的毒性分类概念。《中华人民共和国药典》(2015年版一部)收载有毒中药 83 种;《中华人民共和国药典》(2020 年版一部)在此基础上全面提升安全性控制水平,如在控制具有潜在风险的外源性有害物质方面完善了《中药有害残留物限量制定指导原则》及相关方法;对于植物类药材及饮片,制定了 33 种禁用农药残留限量规定,建立了重金属及有害元素的指导限度等。

以下是一些常见的中药毒性相关的概念:

中药毒性:现代意义的中药毒性指中药的毒副作用,指中药作用于人体后产生的损害作用,反映中药安全程度的性能。

毒性中药:指安全范围小,应用不当甚至正常用法用量情况下容易发生毒性反应的中药,应用时应特别关注其用法用量及特定人群。

　　中药不良反应：中药用药后产生的与用药目的不相符并给患者带来不适或痛苦的反应，包括毒性作用、副作用、变态反应、后遗效应、特异质反应和依赖性等。

　　中药安全性问题：指基于使用中药对人体健康所产生的各种临床不良反应/事件，以及根据动物、细胞等生物体实验提示临床用药可能存在的风险。这些不良反应/事件的发生可能由某种或某几种特定因素所致，中药安全性问题发生因素复杂，如辨证不当、药不对证、疗程不合理、服用方法不正确等。

二、中药毒理发展简史

　　对中药毒性的认识一般可以追溯到西汉的《淮南子·修务训》："神农尝百草之滋味……一日而遇七十毒"。东汉时期的《神农本草经》是现存最早的关于中药毒性理论记载的本草文献，明确了"有毒、无毒"，其"毒"意指药物的不良反应，缩小了"毒"的范畴。将药物分为上、中、下三品，明确记载了妊娠用药禁忌。魏晋时期《吴普本草》是最早在具体药物条目下标注"毒性"的本草著作，隋代巢元方著《诸病源候论》中，将毒物与中毒列为专卷论述。我国古代医药学家，不仅对中药毒性理论进行论述，而且采用了实验研究的方法进行验毒、解毒。南朝时期陶弘景（公元456—536年）在《本草经集注》记载莽草曰："叶青新烈者良。人用捣以和米纳水中，鱼吞即死浮出，人取食之无妨。"

　　19世纪中叶开始，西方医药技术进入中国，现代医药理论、技术和方法不断应用于中药毒性、作用机制以及毒性物质基础的研究，并逐渐形成了中药毒理学研究的范式。20世纪20—40年代，北京协和医学院药理学系主任、英国人Bernard E. Read热心中药研究，翻译了《本草纲目》。留美回国的陈克恢在北京协和医院药理系与来自于美国宾夕法尼亚大学的Carl F. Schmidt合作，于1923年发现了麻黄的药理作用。20世纪40年代，刘绍光、张耀得、张昌绍等研究了常山、鸦胆子的抗疟作用和成分，相继发现常山碱除了可以治疟、降热，还有降压等作用，但同时还有比较严重的毒副作用：恶心和呕吐，导致未能产品化。1950年，中央药物研究院刘国声开展了白果酸对抗结核菌的药效研究及毒性观察；1956年，金国章等采用肾性高血压犬进行杜仲煎剂的长期毒性研究；1962年，宋振玉等在《药学学报》发表了"苍耳子的有毒成分及其药理作用"的研究论文。

　　20世纪70—80年代，中药毒理学研究开始重视中医药理论的指导。目前，中药毒理的研究对象涉及传统有毒中药、现代有毒中药、传统配伍及现代配伍毒理学研究、"十八反"、"十九畏"、中西药合用等。现代科学技术与中医药理论深入融合，对毒理学机制的研究从系统、器官水平深入到细胞、分子、基因水平，如雷公藤、关木通等中药的毒性研究。

　　相关的法律、法规和指导原则是开展中药毒性和安全性研究需要遵循的基础，尤其是以新药注册为目的的研发活动。2020年我国颁布的《药品注册管理办法》规定中药注册按照中药创新药、中药改良型新药、古代经典名方中药复方制剂、同名同方药等进行分类。卫生部于1994年颁发的《中药新药研究指南》和国家药品监督管理局于1999年颁发的《中药新药药理毒理研究的技术要求》，对于统一、规范中药长期毒性试验，推动我国中药的研究和开发起到了积极的作用。2005年国家食品药品监督管理局发布一系列中药、天然药物非临床安全性评价指导原则。国家食品药品监督管理总局（China Food and Drug Administration，CFDA）于2014年发布的《药物重复给药毒性试验技术指导原则》同时适用于中药、天然药物和化学药物。中国于2017年加入国际人用药品注册技术协调会（ICH），给中国的制药产业带来了巨大的机遇和挑战，也包括了中药的研发与评价。我国自2017年7月1日起施行《中华人民共和国中医药法》，明确规定国家鼓励和支持中药新药的研制和生产。

第二节　中药毒性的基本认识

一、中药毒性分级

祖国医学对中药毒性认识经历了漫长的历史过程,古今经典文献中药分级方式和依据有所不同。《黄帝内经》分为大毒、常毒、小毒、无毒;《神农本草经》分为上、中、下品,其中上品一般无毒或毒性很小,下品以有毒者居多;《本草纲目》分为大毒、有毒、小毒、微毒;《中药大辞典》(2006年)分为剧毒、大毒、有毒、小毒、微毒;以上均包含了毒性分类的科学思想。对于中药毒性的分级主要源于临床实践,主要以临床观察到的药后反应程度为依据,也包括了中药的偏性等,蕴含了丰富的现代药物警戒的思想和内容。

随着时代的发展和动物试验数据的丰富,有学者根据现代毒理学研究结果并结合有关毒性强弱分类的参考标准,借鉴化学药物与化学品的毒性分级的方法,完善了分级方式,主要依据中毒剂量、中毒时间、中毒反应程度和有效剂量与中毒剂量之间的范围大小进行分级。比如按照急性毒性实验所得 LD_{50} 进行分级。单纯以 LD_{50} 来评价物质毒性大小有较大的局限性,还应该根据毒性参数与临床用药情况分级,考虑参数包括中药临床中毒症状表现的程度、LD_{50}、有效量与中毒量的距离、中毒潜伏期的长短、成人可能中毒量和致死量、临床中毒倍数(中毒量/极量)、临床致死倍数(致死量/极量)等。

二、中药用药禁忌

中药用药禁忌是指中医药学中为确保疗效、安全用药而规定在中药用药期间所禁止和需注意的事项。主要包括配伍禁忌、证候禁忌、妊娠禁忌和饮食禁忌等。

配伍禁忌即在配伍用药时应避免有些药物一起使用,以免降低、破坏药效或产生剧烈的毒副作用。比如"十八反"和"十九畏"所包括的药物即属配伍禁忌的药物。

证候禁忌是指某种药物对某些病证有害而应禁忌。药物的药性不同,其作用各有专长并有一定的适应范围。因此,临床用药也就有所禁忌。如麻黄对于表虚自汗、阴虚盗汗以及肺肾虚喘者应忌用。除极少数药性平和的药物外,一般药物多有证候禁忌。

妊娠禁忌是指妇女妊娠期治疗用药的禁忌。某些药物有损害胎儿以致流产的副作用,所以应列为妊娠禁忌的药物。根据药物对胎儿损害程度的不同,可分为禁用与慎用两类。其中禁用药物多属于毒性较强或药性猛烈的药物,一般不能使用。慎用药物多属于通经祛瘀、破滞行气、渗泄滑利、辛热燥烈、镇降或涌吐等药物,一般应尽量避免应用,非用不可时须酌情使用。

饮食禁忌是指服药期间对某些食物的禁忌。又称食忌、忌口。一般应忌食生冷、油腻、腥膻、有刺激性的食物。根据病情不同,饮食禁忌也有区别。如寒性病应忌食生冷食物、清凉饮料等;热性病应忌食辛辣、油腻及煎炸食物;脾胃虚弱者应忌食油炸黏腻、寒冷固硬、不易消化的食物等。

中西药配伍禁忌是根据临床实践总结出来的宝贵经验和科学认知,通常分为以下几种类型:①降低疗效或增加毒副作用,如石榴皮、地榆与红霉素联用易发生药物中毒性肝炎。②引起酸碱度变化,含有酸性成分的山楂、五味子等中药均可酸化尿液,影响一些化学药在肾小管内的重吸收和排泄,如碳酸氢钠、氧化镁。③影响吸收,含钙、镁、铝等矿物性成分的中药,如石膏、石决明等,不宜与四环素类和诺氟沙星等抗菌药同服,因为多价金属离子能与其药物分子结合,生成在肠道内难以吸收的络合物。④产生有质,朱砂、磁珠丸、苏合香丸等,不宜与有还原性的三溴片、碘化钾等化药同服,因朱砂中含硫化汞,在胃肠道遇碘或溴后可生成对肠道有刺激性和毒性的溴化汞和碘化汞沉淀物。

三、中药毒性特点

(一)毒性成分复杂

中药种类复杂、品质众多,所以毒性物质种类多样,主要包括:①砷、汞、铅等重金属为主的无机类毒性物质,以矿物类药材为主,如雄黄、信石、朱砂、黄丹等;②含生物碱类、糖苷类或毒蛋白类的有机类毒性物质,如光慈菇、山慈菇等含有秋水仙碱,川乌、草乌、附子等含有乌头碱,洋地黄、万年青、蟾酥、夹竹桃等含有强心苷,苦杏仁、桃仁、白果等含有氰苷,苍耳子、相思豆含有植物毒蛋白,蜈蚣、金钱白花蛇含有动物毒蛋白。

(二)毒性表现形式多样

中药成分复杂,毒理作用表现形式多样,反应可见于机体多个系统,现以心血管系统、神经系统和消化系统为代表进行说明。

1. 心血管系统　乌头生物碱类主要是双酯型生物碱,可引起心律失常、心悸、胸闷气急等;雷公藤甲素可引起心肌损伤;含强心苷类成分药物如夹竹桃可引起心律失常、房室传导阻滞,甚至心肌出血、坏死和心肌纤维断裂等。

2. 神经系统　包括:①中枢神经系统急性或慢性中毒,如含砷中药雄黄可引起中枢神经系统细胞缺氧及功能紊乱,出现头昏、头痛、乏力等症状,严重时可出现抽搐、昏迷甚至死亡;马钱子中士的宁可兴奋延髓的呼吸中枢及血管运动中枢,引发癫痫。②周围神经系统毒性,如含砷中药雄黄及中药复方牛黄解毒片、牛黄宁宫丸等中毒后可能导致周围神经炎、四肢麻木、感觉减退等;山慈菇、光慈菇和野百合等含有秋水仙碱,可引起外周神经炎、手指发麻、全身疼痛无力、关节痛、脱发等症状。

3. 消化系统　可表现为恶心、呕吐、食欲不振、口腔黏膜水肿、食管烧灼疼痛、腹胀、腹痛、腹泻或便秘、黄疸和肝损伤等。中药千里光、款冬花、返魂草、佩兰、野马追、一点红和紫草等含有吡咯里西啶生物碱可致肝毒性;萜类成分雷公藤甲素、黄独素 B、川楝素等也可造成肝损伤。

(三)控毒、减毒方式多样

中医药在长期临床实践过程中,累积了丰富的减毒增效或控毒的方法,包括选用正品药材、依法炮制、对证用药、合理配伍和掌握煎煮方法等。例如附子在使用过程中通过依法炮制(白附片、黑顺片)、延长煎煮时间、辨证用药(忌用于脉实数或洪大、大便热结、高热、内热外寒、真热假寒的阴虚和热证患者;忌用于房室传导阻滞患者及孕妇等)、配伍甘草以及控制剂量和服用疗程等有效减少毒副作用。其中炮制是中医药特色的加工处理方法,尤其对毒性中药的加工应用有重要意义,经加热、蒸煮、水飞、酒、醋、药汁等辅料处理,使毒性药材的毒性成分减少,达到减毒增效、减毒存效的目的。

四、中药毒性发生机制

有毒中药的毒性物质多样,产生毒性的机制复杂,国内外学者近年来进行了较多的研究,成果丰富。

含汞矿物药朱砂、红粉、轻粉主要成分分别为 HgS、HgO 和 Hg_2Cl_2。含汞矿物药经过不同的给药途径给药后,毒性成分通过不同的吸收途径进入机体导致毒性损伤。含汞毒性成分吸收入血后,通过血液转运到肝脏、肾脏、脑等靶器官,还通过肾小管重吸收进入肾脏,也可通过血 - 脑屏障进入脑组织蓄积,主要蓄积在大脑皮质和小脑,并可能与含巯基的蛋白质结合引起毒性效应。口服进入机体的汞最终未被吸收的部分经粪便排出。含马兜铃酸(AA)中草药的肾毒性主要与引发内质网应激反应、增强氧化应激,以及形成 AA-DNA 加合物进而导致基因突变等有关。"马兜铃酸肾病"患者的肾脏和尿路上皮肿瘤组织中可检测到以 A:T 到 T:A 颠换突变为主的基因突变,可能与马兜铃酸对腺嘌吟碱基的选择性亲和所形成 dA-AAI 加合物有关。

乌头碱影响神经细胞离子通道活性是其导致中枢神经毒性以及心脏毒性的机制之一,中枢神经细胞 Na^+ 通道的 α 亚单位是乌头碱的毒性结合位点,并使其失活;同时乌头碱还可以抑制中枢神经细胞 Na^+,K^+-ATP 酶活性,引起神经细胞内 Na^+ 浓度升高、K^+ 浓度降低、Na^+-Ca^{2+} 交换增加,导致神经细胞内 Ca^{2+} 超载;乌头碱还可诱导心肌细胞钠离子通道开放,加速钠离子内流,促使细胞膜去极化引发心律失常。

第三节　中药安全性评价和毒理学研究

一、中药安全性评价

描述毒理学、机制毒理学和管理毒理学研究是中药安全性评价的核心内容和关键问题。描述毒理学研究是毒性研究的基础和前提条件,包括发现毒性相关物质基础、阐明毒性反应的表现和特点、提供国际认可的研究资料。机制毒理学研究是阐明中药毒性科学内涵的关键,包括阐明有毒中药毒性作用的靶器官,细胞、分子和生化机制以及低剂量多成分联合毒性作用的复杂网络关系。管理毒理学包括风险效益评估,新药、保健食品审批与上市前后的安全管理,中药饮片与成药调剂安全管理,不良反应监测管理以及药物警戒等。三者应该有机统一整合,并且与有效性评价与药理机制研究密切结合,关注用药人群的获益 / 风险评估。

二、中药毒理学研究

中药因自身特点,其毒理学研究也有许多独特之处。中药常由多味药 / 组分 / 成分所组成,联合用药(拆方分析、减毒 / 增毒)实验成为中药毒理学重要内容,并使得中药毒代动力学颇具难度;矿物药是中药的来源之一,不少矿物中药由重金属或有毒物质组成,矿物药的化学存在状态、化学变化以及毒 - 效关系研究有待加强,从而使之在临床上应用更加合理。

中药在我国已有几千年的应用历史,有丰富的临床应用经验,相对化学药而言多数中药具有毒性较低的特点。当前,各种新技术、新工艺不断应用于中药新药的开发,而且从中药、天然药物中提取的有效成分、有效部位及其制剂日益增多,已不完全等同于传统意义上的中药,因此对其非临床安全性评价应给予足够的重视。

中药的毒性作用不仅包括一般意义上的不良反应,还包括中药作用下机体所出现的"不良证候",可采用合适的中医证候动物模型进行毒性评价。辨证施治是中医临床诊疗的重要特点之一,因此观察不同机体状态下(不同证候特征情况下)的药物毒副作用具有实际意义。

传统的以动物模型为主的毒性评价以组织形态学及生化指标为检测点,随着基因组学、蛋白质组学以及代谢组学等新方法应用于中药毒性标志物挖掘和毒性机制研究不断深入,体外细胞毒性评价方法也逐渐发展起来,并与体内模型结合进行。

中药毒理学研究已取得长足进展,但是与药物毒理学发展相比仍有差距。中药毒理学,尤其是以注册为目的的中药安全性评价仍需以国际 GLP 准则为标准进行规范;借鉴现代毒理学研究思路、方法与手段,利用系统毒理学的理论和技术,实现多学科的交叉融合,对有毒中药进行定性定量研究,阐明毒性发生机制,建立评价中药毒性级别的客观实验数据和中药安全性评价模式;以中医药独特的理论体系丰富中药毒理学研究内容。

本章小结

　　以中医药学为代表的传统医药在目前的医疗活动中仍发挥着重要作用,而且随着现代中医药科研和创新,不断注入新的生命活力。结合现代药物毒理学的思路与方法,从客观、科学、继承、发展的角度来了解、认识中药的毒性和安全性,是中医药守正创新、传承发展的重要内容之一。中药的毒性与安全性评价既是药物毒理学的研究范围,也属于中药药理学的分支,不宜孤立和机械分割。应该采用合适的药物安全性与毒性研究的方法和手段,阐明中药的毒性表现、毒性机制、毒性成分及毒性靶器官,深入探讨中药毒性理论,指导临床合理安全用药,促进中医药理论和科技创新以及中医药产业可持续发展。要注重中药毒性与安全性研究成果的转化,指导临床合理用药与新药研发。

思考题

1. 中药用药禁忌主要考虑哪些原则?
2. 控制、减小中药毒性的方法主要有哪些?

第十九章
目标测试

（靳洪涛）

第二十章

生物技术药物的毒性与安全性评价

第二十章
教学课件

生物类似物
的非临床安
全性评价关
注点(拓展
阅读)

【学习目标】

1. **掌握** 生物技术药物定义与分类。
2. **熟悉** 生物技术药物安全性评价的特殊性及主要考虑点。
3. **了解** 生物技术药物非临床安全性评价的主要内容和指标;不同类别生物技术类药物安全性评价的关注点。

第一节 生物技术药物定义与分类

近几十年来,生物技术迅猛发展,成为现代科技研究和应用的重点。21世纪以来,基因重组、大规模细胞培养、单克隆抗体技术和细胞修饰技术等大大推进了生物技术药物的研发,使之成为制药产业中发展最快的领域,在很多人类重大疾病的治疗或预防中发挥了重要甚至不可替代的作用。与此同时,由于生物技术药物种类较多、结构复杂,具有特殊的理化特性和作用机制,并具有生物功能多样性、种属特异性和免疫原性等特点,在非临床安全性评价方面,生物技术药物具有其特殊性,需根据药物类别和特点,采取具体问题具体分析的原则,开展系统、科学、恰当的非临床安全性评价,以支持该类生物技术药物的临床开发和上市批准,并且可以为上市后安全合理用药提供支持信息。

一、生物技术药物的定义

生物技术药物(biotechnological drug)的定义,由于技术发展和学科交叉等众多因素,有多种观点。广义的生物技术药物是指经过分离纯化研究并确证结构、药效后,利用基因重组技术、单克隆抗体技术或其他生物新技术方法研制的用于疾病预防、诊断和治疗的活性物质制品。

二、生物技术药物的分类

1. **重组蛋白质药物** 指采用重组DNA(rDNA)技术生产的蛋白质类药物,主要包括重组细胞因子、重组人多肽激素、酶类和重组融合蛋白等药物。

2. **单克隆抗体药物** 单克隆抗体药物(monoclonal antibody,McAb)指由单一B淋巴细胞克隆产生的高度均一、仅针对某一特定抗原表位的抗体,通常采用杂交瘤技术来制备,经提取纯化后获得特异性单克隆抗体制剂。

3. **基因治疗药物** 是借助载体将治疗基因导入到体内靶细胞并表达目的蛋白,从而发挥预防和治疗疾病作用的药物。基因治疗导入的外源基因一般均采用DNA序列,主要的治疗途径分为间接体内法、直接体内法及病毒载体法。

4. **疫苗** 系预防用生物制品,指含有抗原,能够诱导人体产生特异性主动免疫的制剂,可以保护机体免受感染原及毒素的损伤。近年来也研发出很多治疗性疫苗,用于恶性肿瘤和自身免疫性疾病的治疗。

5. 细胞治疗产品　是以细胞为基础的用于疾病治疗的产品,包括体细胞治疗产品、干细胞治疗产品以及以细胞发挥为主要生物学效力的一些复合产品。

第二节　生物技术药物安全性评价

一、生物技术药物的特点

与化学药物相比,生物技术药物的理化性质、作用机制、给药方式、体内代谢、毒性作用等均有自己的特殊性。生物技术药物也存在药品杂质问题,不仅包括活性物质的杂质,还包括来自培养细胞和纯化提取原料病原体带来危害的可能。

(一)结构和代谢方面的特殊性

生物技术药物大部分为蛋白质、多糖、核酸类等大分子或修饰/未修饰的细胞产品,有的结构不确定、结构确证难。以重组蛋白药物为例,其活性主要取决于其氨基酸序列和空间结构。与化学药物一般通过代谢转化(生物转化)进行体内清除不同,生物技术药物多数通过酶水解、变性或吞噬作用等进行消除。

(二)种属特异性

生物技术药物的作用靶点主要是受体或抗原表位。由于不同种属动物的同类受体在结构或功能上可能存在差异,一种生物药物可能在不同动物种属中存在生物活性和毒性反应的差异。

(三)药效作用靶向性、持久性和多功能性

与化学药相比,生物技术药物一般药效作用时间持久,因此多为间断给药。在同一生物体内,生物技术药物的受体或靶点可能分布广泛,或者具有多功能性,从而产生广泛的药理活性和毒性作用。

(四)免疫原性

很多人源的生物技术药物对动物是异源性产品,可能产生免疫原性,诱导体液免疫或细胞免疫反应,进而对药物药效、药代动力学和毒性产生影响。

二、生物技术药物安全性评价的特殊性

一般来说,生物技术药物安全性担忧主要涉及以下几方面。

1. 主要活性成分药理作用的放大　如重组人促红细胞生成素(recombinant human erythropoietin,rhEPO)会引起红细胞压积异常、血凝块;生物技术药物的多功能性也会引起非预期的生物学作用或毒性作用,如白介素-2(interleukin-2,IL-2)可导致血管渗漏综合征和肝细胞坏死。

2. 免疫毒性　一些生物技术药物通过调节免疫系统发挥作用,如治疗炎症性疾病的药物(如治疗类风湿关节炎的抗人 TNF 单抗)具有强大的抑制炎症的作用,可能导致免疫抑制;有些药物可能会改变靶细胞表面抗原的表达,因而可能会引起自身免疫。

3. 生物技术药物生产过程中的杂质或污染物也是引起毒性作用的一个重要因素。

基于生物技术药物结构复杂、有种属特异性、多功能性、免疫原性等特点,其非临床安全性评价具有复杂性和多样性,这是区别于传统的化学药物及其他小分子药物的评价方法。不同类别的生物技术产品差别很大,要根据其特点有重点地制订不同的安全性评价策略和方案,遵循"case by case"原则。

生物技术药物的研发涉及很多新技术、新方法,并且还在快速的发展中,相应地对其非临床安全性评价提出了更高的要求,在安全性评价时应该更全面的考察其潜在毒性。多数生物技术药物具有种属来源的差异性,还要充分考虑其诱导的免疫原性对毒理学评价结果的影响,同时不同种属动物的同类受体在结构或功能上可能存在差异,因此在非临床安全性评价选择实验动物及进行结果分析时

要给予充分的考虑。另外,在安全性评价前应对制剂进行充分的稳定性考察,保证所使用的药物制剂具有符合要求的生物活性,以准确评价其潜在毒性作用。

第三节　生物技术药物非临床安全性评价

一、总体原则

生物技术药物安全性评价主要考虑以下几方面。

(一)相关动物选择

许多生物技术药物的生物活性与种属或组织特异性相关,应使用相关动物种属开展非临床安全性评价。相关动物种属是指该动物药物受体或抗原表位的表达与人接近,具有和人体相似的亲和力,并能够产生与人体反应相似的药理活性。可用体外受体结合或组织结合试验、亲和力试验、细胞功能试验、动物体内药理活性筛选等确定相关种属。如重组人干扰素(interferon,IFN)仅与非人灵长类有部分交叉反应,与大鼠和犬不发生反应,所以这两种动物不适宜作为毒性试验动物。如果无相关种属时,可考虑使用表达人源受体的相关转基因动物或使用同系蛋白进行安全性评价。

(二)免疫原性

免疫原性是指药物中所含抗原可诱导机体产生特异性体液免疫或细胞免疫应答。免疫原性研究是生物技术药物安全性评价的重要内容。多数拟用于人的生物技术药物对实验动物有免疫原性,可诱导产生抗药物抗体(anti-drug antibody,ADA)。免疫原性的产生可能会引起以下影响:①ADA会与生物基质中的药物结合,阻断药物的生物活性位点,是药物生物学效应降低或消除的主要原因;②ADA与内源蛋白的交叉反应、免疫复合物的形成和沉积可能引起免疫病理变化和不良反应,对药物毒性研究(特别是长期毒性试验)结果会产生影响;③ADA可延长药物在体内的滞留时间或加快药物的清除,影响其血浆半衰期和组织分布,改变药物的药代动力学和毒代动力学特征。

(三)给药剂量、途径、给药间隔和周期

某些生物技术药物通过与体内特定细胞、受体、抗原等结合发挥药理作用,由于动物与人的受体表达和亲和力的差异,药物对人的药理活性往往明显高于动物,此时按体重或体表面积推算的动物与人剂量倍比不能反映实际的暴露和效应倍比关系,在可行的情况下,动物毒性试验中应选择更高的剂量。对某些毒性很小的生物技术药物,难以找到产生明显毒性作用的剂量或最大耐受剂量,此时毒性试验中的高剂量可采用最大给药量(maximum feasible dose,MFD),或系统暴露量达到临床系统暴露量的50倍的剂量[基于血药浓度-时间曲线下面积(AUC)]。

应尽可能采用临床拟用的给药途径,给药频率应尽可能接近临床拟用的频率,临床上很多生物技术药物给药间隔较长,在相应的动物安全性评价试验中可适当缩小给药间隔。同时要关注药物在所用动物种属与人体的药代动力学差异,如药物活性成分清除在动物明显快于人体,可增加毒性试验中动物的给药次数,同时应进行伴随毒代动力学检测。

(四)充分考虑生物技术药物毒代动力学研究的特点

由于生物技术药物和小分子化学药物在体内吸收、分布、代谢、排泄过程差异较大,其毒代动力学研究及生物分析方法学具有特殊性,主要包括以下几方面。

1. 低药物浓度和高基质效应　生物技术药物通常给药剂量较低,血液和组织中药物浓度很低同时,很多蛋白、多肽或核酸类药物与生物体内的内源分子结构相同或相似,产生基质效应,需要建立对目标药物特异性强、灵敏度高的生物分析方法。

2. 靶向结合和药物处置的特点　很多生物技术药物通过靶向结合相应受体发挥药效作用,药物-受体复合物可进入细胞,通过细胞内代谢来进行药物清除,即特有的靶向药物处置。因而受体在

组织器官中的分布往往对药物在体内分布、效应和代谢具有重要的影响。

3. 动物种属差异　在可能的情况下,应该选择与人受体亲和力和效应接近的动物种属进行生物技术药物安全性评价和药代/毒代动力学研究。

4. 免疫原性和长半衰期对药代研究的影响　生物转化过程可能会改变蛋白质的抗原性和免疫原性,因此影响结合测定。很多生物技术药物具有较长的半衰期,比如单抗类药物和其他长效生物制剂,其毒代研究采样周期要相应延长。

二、评价方法

生物技术药物非临床安全性评价的主要内容与其他药物相似,具体方法可以参考相应的指导原则和其他章节,因生物技术药物的特殊性,本节重点介绍免疫毒性、免疫原性、生物分布等重点内容。

(一)免疫毒性评价

免疫毒性评价包括免疫刺激、免疫抑制、过敏反应、自身免疫等方面的指标。可根据生物技术药物的作用机制,通过对相关免疫细胞、免疫分子的测定以及对免疫组织和器官的大体病理学和组织病理学检查来进行免疫刺激或免疫抑制的监测。不良免疫刺激是指药物对免疫系统某些成分的非抗原特异性的、过度增强的或难以控制的活化作用。免疫抑制则是指对免疫系统功能的减低或抑制作用。主要检测内容包括免疫器官称重、大体病理学和组织病理学检查、免疫细胞检测、免疫分子检测、免疫功能检测等。生物技术药物引起的过敏反应主要为速发型;自身免疫研究的内容主要包括免疫组织化学方法鉴定免疫球蛋白或免疫复合物沉积、血清中自身抗体和炎性细胞因子检测等。

(二)免疫原性评价

免疫原性方面应进行体液免疫和细胞免疫的检测。对于体液免疫,通常进行结合抗体和中和抗体的测定,必要时应进行抗体亚型的测定。对于细胞免疫,常通过检测相关的细胞因子、免疫细胞来进行评价。

(三)生物分布评价

对于基因治疗产品、活病毒疫苗、DNA 疫苗、应用病毒载体的药物、某些单抗药物、细胞治疗产品等,要进行生物分布检测,可以采用相关的敏感检测方法进行。

(四)遗传毒性和致癌性评价

常规用于药物评价的遗传毒性试验并不适用于生物制品,通常不需要进行这些试验。但若含有有机连接物或外来 DNA 等成分,则须进行遗传毒性试验。标准致癌性试验一般不适用于生物制品评价,但也需要综合考虑产品生物学活性和作用特点(如生长因子、免疫抑制剂)、临床用药疗程、患者人群等,如认为产品可能具有潜在的促进细胞异常增生的倾向或具有明显免疫抑制作用、存在明显致癌性担忧时,可能仍需要进行致癌性评价。对于细胞来源的生物制品安全性相关的研究应根据细胞来源和制备工艺过程的特点考虑,可选择成瘤性和致瘤性开展研究。

第四节　不同类别生物技术药物非临床安全性评价关注点

一、重组蛋白药物

(一)潜在毒性来源、非临床评价所用动物种属

治疗用重组蛋白药物的潜在毒性主要来源于三个方面:一是其药理作用的放大或延伸;二是免疫毒性,包括免疫原性、免疫抑制及过敏反应;三是杂质或污染物所致的相关毒性。重组蛋白类药物的生物活性测定是安全性评价研究的基础。由于许多重组蛋白药物具有独特的生物学活性及种属和/或组织特异性,其安全性评价研究应使用相关种属的动物。

（二）免疫原性与免疫毒性

很多拟用于人的重组蛋白药物对动物有免疫原性，这种免疫原性可以来自于药物本身或者部分变性后，在进行非临床安全性评价时应定期检测抗体、中和抗体、补体等相关指标，注意观察与免疫复合物形成和沉积有关的病理变化，并考虑动物因为免疫原性而产生的毒性与人体用药安全的相关性。

一方面，许多治疗炎症性疾病的重组蛋白药物具有强大的抑制炎症的作用，可能导致免疫抑制；另一方面，增强免疫的药物可能会改变靶细胞表面抗原的表达，因而可能会引起自身免疫。对于具有免疫调节作用的蛋白药物，应特别注意监测免疫学指标的变化，并注意剂量-效应关系。

（三）给药剂量

在重复给药毒性试验中原则上至少应设低、中、高3个剂量组以及溶媒对照组，剂量设计应能反映剂量-反应/毒性关系。ICH《S6（R1）：生物技术药物的临床前安全性评价》建议生物技术药物根据 AUC 设置动物毒性试验的最大剂量，不必和一般小分子药物一样高于临床拟用剂量很多倍。当重组蛋白药物在所选动物细胞的亲和力和效力比在人细胞低时，应该用更高剂量在该种属动物中进行试验。

二、单克隆抗体药物

单抗类药物的潜在安全性问题主要包括：与特异性靶点结合后产生药效作用的放大或延伸所引起的毒性反应；与靶组织以外的非靶组织产生交叉反应导致的毒性；单克隆抗体连接的细胞毒性药物、毒性蛋白、放射活性分子产生的毒性；全抗体的 Fc 片段产生的作用；迟发的毒性作用等。

（一）组织交叉反应

开展组织交叉反应（tissue cross-reactivity，TCR）试验有三个目的：①观察药物是否与特定的目标靶组织结合；②单克隆抗体设计是针对细胞或组织中特异性抗原或抗原决定簇，但也有可能与非靶细胞或组织中相同或相似的抗原决定簇结合，导致不良反应的发生；③动物组织交叉反应结果可为毒性试验选择动物种属提供重要依据。组织交叉反应通用的方法是采用一系列来自人体或动物的组织进行体外的免疫组织化学染色并进行结果分析。

（二）免疫原性与免疫毒性检测

单克隆抗体药物尤其是人源单抗可能对动物具有免疫原性，因此在非临床试验中应注意检测 ADA 滴度、出现 ADA 的动物数、动物 ADA 出现和产生变化的时间、是否中和抗体，同时可检测补体水平并观察是否有 ADA 与药物结合形成的免疫复合物沉积相关的病理变化等，并考虑其对毒性研究结果的影响。在单抗类药物非临床安全性评价中应进行免疫毒性的检测，包括对细胞因子、炎症因子、免疫细胞、免疫器官等的检测。

三、疫苗

（一）动物种属选择

疫苗的非临床安全性评价应选用相关种属或品系动物，至少选择1种动物。在前期进行的免疫原性试验中，可对毒性试验中常用的动物种属进行疫苗免疫应答检测，以助于实验动物的选择。有些情况下，一些不常用的动物（如雪貂、棉鼠或仓鼠）可能适用于对某种疫苗的评价。

（二）剂量选择和给药频率

疫苗在一定剂量范围内存在量效关系，疫苗的接种剂量原则上应在动物体内达到最佳的免疫应答，因此应在设计和开展安全性评价前进行充分的免疫原性试验，筛选出有效的剂量范围，并摸索最佳的免疫反应剂量。同时，在给药体积允许的情况下，应尽可能对实验动物给予临床上一人份或其几倍的剂量。

疫苗动物毒性试验中的给药频率通常模拟临床拟用的免疫频率，免疫次数应至少比临床拟用次数多一次,可适当缩短动物毒性试验中的免疫间隔。

（三）免疫原性及其评价方法

应根据疫苗的特点和作用机制选择相应的免疫原性评价指标。对于体液免疫,通常应进行结合抗体的测定,必要时应进行抗体亚型的测定。对于病毒性疫苗,通常需进行中和抗体的测定,以反映疫苗的实际效力。常用的方法有蚀斑减少中和试验、细胞病变中和试验、快速荧光灶抑制试验、荧光基础微量中和试验、细胞结合抑制试验以及酶标记检测方法等。

应分析不同剂量疫苗诱导免疫原性的剂量 - 效应关系、免疫应答反应的变化特点,包括抗体或细胞免疫反应的出现时间、达峰时间、平台期持续时间、恢复期免疫应答有无减弱及减弱的时间等。

（四）免疫毒性及其评价方法

疫苗需要对其免疫刺激、超敏反应、自身免疫等进行检测。很多佐剂会促进免疫细胞的增殖、活化,促进细胞因子的释放,在疫苗的安全性评价中应予以关注。对于尚未在国内外上市销售的、缺乏毒理学数据的新型佐剂,为充分了解其自身的毒性特征,应对佐剂单独进行系统的安全性评价,以保证其在疫苗中应用的安全性。

（五）局部刺激性和组织分布研究

局部刺激性应作为疫苗安全性评价的重点观察指标。对于活的减毒细菌类或病毒类疫苗,应考虑检测其在机体的分布及持续存在的时间。对口服疫苗,还应检测其在粪便中的排出情况。对于载体类 DNA 疫苗或裸 DNA 疫苗,可用 PCR 或免疫荧光法进行生物分布及分布时间的研究。

四、基因治疗产品

（一）动物种属选择

应尽可能选择相关种属的动物,即动物对表达的基因产物和基因转运系统（如病毒载体）的生物反应要与人体反应接近。必要时,可以在人类疾病的动物模型上开展基因治疗产品的安全性研究。

（二）生物分布

各国药品注册管理部门均明确要求对基因治疗载体和所转移的目的基因进行生物分布的研究。如果基因或表达产物在非靶组织被检测到,应该继续对分布和表达持续的时间进行研究。

基因治疗产品在动物体内的生物分布,可以与毒性试验结合进行,评价的方法包括放射性标记、DNA 印迹（Southern Blot）、聚合酶链式反应（PCR）、实时 PCR（real time PCR）、原位 PCR（in situ PCR）等方法,但需要对所选用的方法进行验证。

（三）基因整合及基因垂直传播评价

由基因传导载体所引起的生殖细胞随机整合是基因治疗产品潜在的安全性担忧,基因治疗病毒载体转移到宿主细胞与宿主基因组发生整合,主要导致插入突变或诱导修饰基因结构和 / 或表达的遗传重组。在临床前要对外源基因转移到生殖腺的可能性进行评价。对于基因整合,主要采用检测生物分布的方法来对其进行评价,如用 PCR 或实时定量 PCR 方法检测病毒载体序列,评价的重点是插入的部位（或组织）、表达水平及持续的时间。

（四）基因治疗产品整体和基因表达蛋白的安全性

既要把基因治疗产品作为一个整体进行评价,同时也要分别考虑目的基因、转运载体的安全性问题。应全面了解基因治疗产品的设计原理,如 DNA 表达结构的构件,包括启动子序列、转录元件和其他序列的选择,因为这些序列可能更有利于同源重组,一旦进入人体,可能会带来与人体细胞基因重组的可能性。要考虑目的基因表达蛋白的生物学活性放大或延伸引起的毒性。

（五）载体的安全性

评价基因治疗产品时还需考虑与转运载体相关的安全性问题。基因治疗产品中使用的病毒载体各异,应充分了解其背景知识和相关信息,包括其设计原理、作用方式、表达的组织、复制能力是否缺失、如何进行复制、病原性、减弱致病力的遗传学改变情况、免疫原性以及与野生病毒重组的危险性等,据此进行相应的毒理学研究考虑和设计。病毒对组织器官的选择性是其作为目的基因载体的依据之一,应对病毒载体在特定组织的选择性表达进行研究。

(六) 免疫原性与免疫毒性

要同时检测针对载体、核酸和目的基因表达产物的免疫原性反应,包括体液免疫和细胞免疫反应。免疫毒性评价是基因治疗产品安全性评价中十分重要的部分,包括对药物整体、载体、核酸、基因表达产物等的免疫毒性评价。当表达的基因产物具有免疫调节作用时要格外予以注意,应选择合适的方法进行相应的研究。

五、细胞治疗产品

细胞治疗产品的物质组成及作用机制与小分子药物和一般生物技术药物不同,它是一类具有生物学效应的细胞。这些细胞可能单独使用,也可能与生物分子、化学物质或者医疗器械结合应用,并且很多是个体化的治疗方案,其生产、质量控制与其他生物技术药物也有许多不同之处。

细胞治疗产品研究进展快、技术更新迅速、种类繁多,不同产品其治疗原理、体内生物学行为、临床应用、风险程度存在差别和不确定性。因此,对不同产品应充分理解和遵循"case by case"原则,基于产品的风险特征进行研究和评价。

(一) 动物种属选择

所选动物对细胞治疗产品的生物反应应该与预期人体反应接近或相似。动物模型选择需考虑以下几方面。

1. 生理学和解剖学与人类具有可比性。

2. 由于免疫原性,需要使用适当的动物模型进行非临床安全性评价,常用的动物模型有给予免疫抑制剂的正常动物、遗传性免疫缺陷动物(如 T 淋巴细胞、B 淋巴细胞、NK 细胞缺失的小鼠)、人源化动物、在免疫豁免部位给药的动物等。某些情况下,也可采用动物源替代品进行评价,也可考虑采用疾病动物模型进行非临床毒理学研究。

3. 考虑免疫缺陷动物的适用性和对产品进行长期安全性评估的可行性。

4. 临床给药系统 / 流程的可行性,转运特定剂量的细胞到治疗靶点的可行性。

(二) 受试物的要求

非临床安全性评价使用的细胞产品,其生产工艺及质量应尽量与拟用于临床试验的产品相一致,应提供受试物分析数据。如果非临床安全性评价难以找到合适的相关动物模型,可使用人细胞治疗产品的动物源性类似物,其应与人细胞治疗产品具有尽可能相似的生产工艺及质量标准,并进行必要的比对以确认替代受试物的质量属性。

(三) 生物分布研究

生物分布的研究内容应主要包括以下几方面。

1. 细胞的分布、迁移、归巢　应采用一种或多种合适的细胞追踪方法评价细胞产品的分布、迁移、归巢及其存续和消亡特性,并阐述方法的科学性。

2. 细胞分化　细胞在分布、迁移和归巢后进一步分化为功能细胞发挥其治疗作用或功能衰退;对于细胞产品分化的程度及其后果(功能化或去功能化、安全参数),可应用体外方法和动物体内方法进行定量或定性评价研究。

3. 对于经基因修饰 / 改造操作的人源细胞的特殊考虑　对于基因修饰 / 改造的细胞,除上述要求外,还需要对目的基因的存在、表达以及表达产物的生物学作用进行必要的研究,以体现基因修饰 / 改造的体内生物学效应。

（四）免疫原性和免疫毒性试验

免疫原性方面，要同时关注细胞治疗产品和细胞分泌产物的潜在免疫原性。影响免疫原性的主要因素有细胞与宿主的同源性、给药部位、是否重复给药、细胞自身特性和分化状态、宿主免疫系统特性等。很多细胞治疗产品具有免疫调节作用，可能会对机体产生免疫毒性。

（五）成瘤性／致瘤性试验

成瘤性（tumorigenicity）系指细胞接种动物后在注射部位和／或转移部位由接种细胞本身形成肿瘤的能力。致瘤性（oncogenicity）系指细胞裂解物中的化学物质、病毒、病毒核酸或基因以及细胞成分接种动物后，导致被接种动物的正常细胞形成肿瘤的能力。致瘤性对于细胞治疗产品的安全性更为重要，是其安全性评价的重点内容之一。

由于免疫排斥反应，人源细胞治疗产品的成瘤性／致瘤性试验可考虑使用免疫缺陷的啮齿类动物模型进行。成瘤性／致瘤性／致癌性试验应采用临床拟用产品进行试验，需要确保细胞可在体内长期存活以考察是否有潜在肿瘤形成。试验设计需注意：①合适的对照组（例如阳性对照、空白对照）；②每组需有足够的动物数量，使肿瘤发生率的分析满足统计学要求；③需包含最大可行剂量；④受试物应到达拟定的临床治疗部位；⑤足够长的试验周期。

本章小结

本章简要介绍了生物技术药物定义与分类，并结合生物技术药物研发进展分析了生物技术药物安全性评价的特殊性及主要考虑因素，并选择代表性的生物制品，对不同类别生物技术类药物安全性评价的特点进行了梳理，通过本章的学习，可以对生物技术药物的毒性与安全性评价有一个整体的了解。当然，生物技术药物种类繁多、机制各异，并随着新的生物技术的发展而不断出现新的产品类别，要根据各类药物的特点，具体问题具体分析，根据其类别分别对其进行尽可能全面、完善、恰当的非临床安全性研究。同时，随着当前医药技术的不断进步，生物技术药物也在日新月异地发展，新的产品不断涌现，也给其安全性评价不断提出新的问题和挑战。因此，应本着科学性、适用性、系统性等原则，开发生物技术药物非临床安全性评价的新技术和新方法，制定评价策略，提高评价水平，以更好地保障生物技术药物的用药安全。

思考题

1. 生物技术药物主要有哪几类，分别有什么特点？
2. 生物技术药物非临床安全性评价主要考虑哪些方面？
3. 疫苗非临床安全性的主要关注点？

第二十章
目标测试

（靳洪涛）

药物安全药理学研究

第二十一章
教学课件

【学习目标】

1. **掌握** 安全药理学的定义、基本概念及研究目的。
2. **熟悉** 核心组合试验的要求和主要研究内容。
3. **了解** 追加的和补充的安全药理学研究的主要内容。

安全药理学（safety pharmacology）是研究药物在治疗范围内或治疗范围以上的剂量时，潜在的不期望出现的对生理功能的不良影响，是新药非临床安全性评价的重要内容之一。安全药理学属于一般药理学（general pharmacology）的范畴，一般药理学是指对主要药效学作用以外进行的广泛的药理学研究，包括次要药效学和安全药理学。

安全药理学首要研究的是受试药物对中枢神经系统、心血管系统和呼吸系统的主要功能的影响，称为核心组合试验（core battery）。根据需要进行受试物对以上三大系统中某个系统或功能的深入研究，称为追加的安全药理学研究（follow-up safety pharmacology studies）。必要时应观察受试物对其他系统的影响，称为补充的安全药理学研究（supplemental safety pharmacology studies）。

根据我国药品注册的要求，创新药物及改良型新药的申报一般应提供安全药理学评价资料，通过安全药理学研究发现受试物可能存在与临床安全有关的不期望出现的药理作用，可预测新药在临床试验时可能存在的特别是功能活动方面的不良反应，这在一般毒理学研究中较难实现。可见，安全药理学的研究目的在于：①确定药物非期望药理作用性质，它可能关系到人的安全性；②评价药物在毒理学和/或临床研究中所观察到的药物不良反应和/或病理生理作用；③研究所观察到的和/或推测的药物不良反应机制。

第一节 试验设计要求

一、基本原则

1. **执行 GLP 的要求** 核心组合体内试验遵循 GLP，对于难以满足 GLP 要求的情况，如一些体外试验和追加、补充的研究应尽可能最大限度地遵循 GLP。

2. **分阶段原则** 安全药理学研究可分阶段进行。应在药物申报临床试验前完成核心组合试验的研究，根据具体情况在首次临床试验前或申报生产前完成追加、补充的安全性药理学研究。

3. **试验方法** 试验可采用体内和/或体外的方法，一般单独进行，特殊情况下可结合毒性试验进行。选用适当的经验证的方法，可分别采用相应的药理实验方法，包括科学而有效的新技术和新方法。可根据药效反应的模型、药代动力学的特征、实验动物的种属等来选择试验方法，结合药效、毒理、药代以及其他研究资料进行综合评价，为临床研究设计提出建议。

二、试验系统

试验系统的选择应与试验方法相匹配，注意敏感性、重现性和可行性，以及与人的相关性等因素。

ICH 及我国的指导原则均建议体内研究采用清醒动物,如果使用麻醉动物,应注意麻醉药物的选择和麻醉深度的控制。

中枢神经系统安全药理学试验多采用小鼠或大鼠,心血管和呼吸系统的试验多采用犬,有的情况下采用猴、小型猪。小动物每组不少于 10 只,大动物每组不少于 6 只,一般雌雄各半。体外实验系统在安全药理学研究中也较常采用,尤其在追加或补充的安全药理学试验中有较多使用。

三、给药方案

1. 剂量　体内研究应对所观察到的不良反应进行剂量 - 效应关系分析,必要时还应注意时间 - 效应关系。一般情况下,应设计 3 个剂量,试验剂量应包括或超过主要药效学的有效剂量或治疗范围,高剂量以不产生严重毒性反应为限。一般来说,对引起不良反应的剂量进行评价时,应与动物产生主要药效学作用的剂量或人拟用有效剂量相比较,如果安全药理学研究中缺乏不良反应的结果,试验的最高剂量应设定为相似给药途径和给药时间的其他毒理试验中产生毒性反应的剂量。体外研究应尽量确定受试物的浓度 - 效应关系。

2. 对照　一般可用溶媒和 / 或辅料作对照,QT 间期试验通常需设阳性对照。

3. 给药与观察　动物试验的给药途径首先应考虑与临床拟用途径一致,可以考虑充分暴露的给药途径。一般采用单次给药,药物起效慢、重复给药研究提示出现安全性问题等情况下,宜根据药物特点和具体情况合理设计给药次数。根据具体试验项目的要求,结合受试物的药效学和药代动力学特性以及实验动物等因素选择观察指标、观察时间点和观察周期。

第二节　核心组合试验

一、中枢神经系统核心组合试验

中枢神经系统的毒副作用一直是药物研发的重要限制因素,开展安全药理学研究可尽可能降低后续的研发风险。核心组合试验的主要内容是定性和定量评价给药后动物的运动功能、行为改变、协调功能、感觉 / 运动反射和体温的变化,以确定受试物对中枢神经系统的影响。可参照行为药理学研究手段,根据受试物的特点和试验条件,选择合适的试验方法,观察用药后动物的各项相关指标的变化。常用试验方法简述如下。

1. 协调平衡运动试验　常用方法有转棒法、爬杆法,通过观察小鼠或大鼠在转棒仪上或爬杆过程保持运动和平衡而不易掉落的能力进行评分和统计,可以判断受试物是否对动物的协调平衡运动能力产生影响。

2. 睡眠协同试验　具有中枢抑制作用的药物一般能延长戊巴比妥钠催眠作用的时间,睡眠协同试验可将受试物与阈下催眠剂量的戊巴比妥钠合用给予小鼠,判断受试物是否具有镇静催眠作用。

3. 自主行为活动试验　动物自主活动是与其中枢神经系统兴奋状态密切相关的正常生理特征。通常采用自主行为视频系统对小鼠或大鼠的活动进行红外线探测和视频跟踪,记录动物的运动轨迹,获得移动距离和速度的数据,通过量化分析和比较,评估受试物对中枢神经系统的兴奋性是否有影响。

4. 功能观察组合试验　功能观察组合试验(functional observation battery,FOB)是由 Irwin's 法优化发展而来,我国和 ICH 的指导原则均推荐安全性药理试验中采用此类功能组合试验评价药物对中枢神经系统的影响。试验人员通过观察机体行为、感觉 / 反射等功能的改变,对相应的指标进行量化评分,观察指标一般由笼内观察、开场观察、操作性观察和检测等部分的内容组成,根据受试物的特点设计观察和检测指标,对实验动

安全药理学中枢神经系统试验(视频)

物进行循序渐进的观察、测试和必要的仪器检测(表 21-1),产生大量的定量、半定量数据(评分)和定性结果,根据数据性质进行统计和分析,可以全面分析神经系统功能。除了 FOB 法外,改良 Irwin's 法也较常用。

表 21-1　FOB 试验主要观测内容

操作方法	项目	观测指标
笼内观察	一般观察	进食、饮水、睡眠、不动/清醒
	活动度	绕笼运动、理毛行为、攀爬
开场观察	步态与姿势	步态失调、抽搐、异常行为
	兴奋性	竖毛、攻击行为、探索反应、跳跃
	临床体征	皮肤颜色、毛发、紫绀、眼睑、流泪、流涎、排尿、排便
操作性测试	感觉和神经反应	手指接近反应、接触反应、惊恐反应、角膜反射、瞳孔反射、夹尾反射、翻正反射
	神经肌肉功能	握力、身体张力、腹部张力、肢体张力
实验检测	神经系统指标	自主行为活动、协调平衡运动、抓力、痛阈
	其他生理指标	体重、体温等

借助于视频分析手段和遥测技术的发展,联合使用遥测系统、视频监测系统和动物行为学系统对中枢神经系统的评价可以更为全面和客观。利用视频追踪、行为学自动分析软件以及人工智能技术等可能在 FOB 试验中能够更好地量化行为学指标,更客观地分析和评价受试物对中枢神经系统功能的影响。同时,大动物中枢神经系统试验也将可能成为重要评价模型,如将 FOB 试验整合于清醒动物的心血管、呼吸系统清醒动物遥测技术安全药理学试验中,观察猴、犬等大动物群居状态下的行为学变化,结合使用摄像系统和分析软件分析和评价受试物对中枢神经系统的潜在影响。此外,也可以结合在一般毒性试验中对大动物进行中枢神经系统功能的定性和定量测定。

二、心血管系统核心组合试验

心血管系统核心组合试验主要测定给药前后血压和心电指标等的变化,如果受试物从适应证、药理作用或化学结构上属于易于引起人类 QT 间期延长类的化合物,如抗精神病药物、抗组织胺药物、抗心律失常药物和氟喹诺酮类药物,应进行深入的实验研究,观察受试物对 QT 间期的影响。

(一)在体功能检测

常用非啮齿类动物,在给药前及给药后连续或定时测定并记录血压(包括收缩压、舒张压和平均压)、心电图(包括 QT 间期、PR 间期、ST 段和 QRS 波等)和心率等的变化,数据采集频度和持续时间依受试物作用时间特点而定。麻醉动物试验可采用多导生理记录仪采集各相关指标数据,清醒动物试验则采用遥测技术,实验动物在清醒、安静、无束缚的生理条件下进行生物指标数据的采集,包括血压、心电图、呼吸和体温等,数据更具客观性。

遥测试验一般采用拉丁方设计,每轮试验后经过一定时间的洗脱,实验动物可循环使用。遥测系统有植入式和马甲式。植入式遥测系统将植入体植入动物体内,于动物恢复后进行试验,植入体是一微型设备,含信号探头和主体(具备传感、放大、发射功能),可将采集到的动物血压、生物电等生理信号转换成相应的电信号并发射,经无线接收器、数据转换单元和数据处理系统获得最终数据。马甲式遥测系统为无创试验系统,利用马甲将心电导联电极、体温探头、呼吸带、压力探头等感应装置安装于动物体表相应部位,同样可通过无线传输和数据处理实现对动物在自动活动中的生理信号采集。

安全药理学遥测试验——生理信号采集(动画)

（二）QT 间期试验

QT 间期试验用于研究药物延迟心室复极化作用,可采用体内外方法从不同方面研究受试物对 QT 间期的影响,主要包括以下四项试验。

1. 采用离体动物或人的心肌细胞、培养心肌细胞系或克隆的人离子通道的异种表达体系测定离子流,评价受试物对参与心肌电活动的重要离子通道电流的影响。I_{Kr}/hERG 活性变化是判断药物能否延长心室复极化、评估 TdP 危险性的重要指标,可采用西沙必利或特非那定作为阳性对照药。I_{Ks}、I_{to}、I_{Na} 和 I_{Ca-L} 等离子通道对心室复极化也有不同程度的影响。

2. 整体 QT 研究可采用清醒或麻醉动物测定 ECG 参数,主要测定 QT 间期等心室复极相关参数。

3. 在离体心脏标本进行动作电位参数测定,或在麻醉动物中进行能体现动作电位时程的特异性电生理参数检测。

4. 在离体心脏标本或动物进行致心律失常作用测定。

各试验相互之间有互补作用,可先进行前两项试验,再进行后两项试验。应在每项体外试验中采用阳性对照说明试验系统的反应性,整体试验则不必每项都使用阳性对照,如受试物在化学结构 / 药理分类上属于与延长人体 QT 间期或促心律失常有关的药物时,在体内外研究中应与现有同类药物作比较。应选择合适的试验体系或动物种属,整体试验动物或离体试验的组织来源宜选择兔、雪貂、豚鼠、犬、猪等,不宜选择大、小鼠,因大、小鼠的心肌复极化离子机制（主要离子流是 I_{to}）不同于包括人在内的大动物种属。

三、呼吸系统核心组合试验

测定给药前后动物的各种呼吸功能指标的变化,主要包括呼吸频率、潮气量、呼吸深度等,一般与心血管功能检测在同一个系统中进行。

第三节　追加和补充的安全药理学研究

当核心组合试验、其他非临床或临床试验、文献报道等提示受试物可能具有影响人体安全性有关的不良反应时,或对已有的动物和 / 或临床试验结果产生怀疑时,应进行追加和 / 或补充的安全药理学研究。

一、追加的安全药理学研究

追加的安全药理学研究是除了核心组合试验以外,进行受试物对中枢神经系统、心血管系统和呼吸系统的深入研究。根据已有的信息,分析具体情况选择追加的试验内容,对相关功能指标进行进一步研究。

1. 中枢神经系统　观察受试物对行为、学习记忆、神经生化、视觉、听觉和 / 或电生理等指标的影响。

2. 心血管系统　观察受试物对心输出量、心肌收缩作用、血管阻力等心血管功能的影响,并探讨其作用机制。

QT 间期试验中,当非临床研究的结果不一致,或临床研究结果与非临床研究结果不一致时,可通过回顾性评价和追加研究进行更深入的分析。追加的研究力求提供更多有关作用强度、作用机制、剂量反应曲线的斜率或最大反应幅度的信息,可以针对某一特殊问题设计试验,各种体外或体内的研究设计均可应用,如离体心脏标本进行动作电位参数测定的进一步试验是 QT 间期延长药物安全性评价体系中的重要组成之一。

3. 呼吸系统　根据情况追加观察受试物对气道阻力、肺动脉压力、血气分析等指标的影响。

二、补充的安全药理学研究

补充的安全药理学研究系评价受试物对三大生命系统以外其他器官功能的影响,在核心组合试验或重复给药毒性试验中未进行观察的对泌尿系统、自主神经系统、消化系统的相关功能,有必要关注时需要进行的研究。

1. 泌尿系统　观察药物对肾功能的影响,如对尿量及尿液比重、渗透压、pH、电解质平衡、蛋白质、细胞和血生化(如尿素氮、肌酐、蛋白质)等指标的影响。这类研究可结合于毒性试验中进行。

2. 自主神经系统　观察药物对自主神经系统的影响,如与自主神经系统有关受体的结合,体内或体外对激动剂或拮抗剂的功能反应,对自主神经的直接刺激作用和对心血管反应、压力反射和心率等指标的影响。

3. 消化系统　观察药物对消化系统的影响,如胃液分泌量和pH、胃肠损伤、胆汁分泌、胃排空时间、体内转运时间、体外回肠收缩等指标的测定。

安全药理学研究方法进展
(拓展阅读)

此外,当怀疑受试物有潜在的药物依赖性或骨骼肌、免疫、内分泌功能等方面影响时,应考虑作出相应的评价。

近年来,随着分子生物学、计算机学、人工智能等新技术的发展进步,安全药理学的研究内容和研究范围有了较大的拓展,促进安全药理学评价综合、深入的发展,进一步提高其对人类安全风险的预测作用。

本章小结

安全药理学研究旨在发现受试物在一般毒理学研究中较难发现、可能与临床安全有关、不期望出现的药理作用,预测新药在临床试验时可能存在的特别是功能活动方面的不良反应。安全药理学研究手段可参照药理学研究方法,一般采用单次给药的方式,必要的情况下应设计多次给药,给药剂量以不产生严重毒性反应为限。核心组合试验是研究受试物对重要生命功能的影响,主要是对中枢神经系统、心血管系统和呼吸系统主要功能的影响,研究应在药物进入临床试验前完成,其体内试验必须遵循GLP,体外试验应尽可能最大限度遵循GLP。中枢神经系统核心组合试验主要评价给药后动物的运动功能、行为改变、协调功能、感觉/运动反射和体温的变化。心血管和呼吸系统的核心组合试验通常在同一个系统中进行,常用非啮齿类动物,推荐应用遥测技术开展清醒动物的试验。心血管系统核心组合试验主要测定给药前后血压和心电等指标的变化,如果受试物属于易于引起人类QT间期延长类的化合物,应进行相关的实验研究观察其对QT间期的影响。呼吸系统核心组合试验主要检测呼吸频率、潮气量和呼吸深度。追加、补充的安全药理学研究可在申报生产前完成,应尽可能最大限度遵循GLP。

思考题

1. 概述安全药理学的研究目的以及不同试验对GLP遵从性的相应要求。
2. 试述安全药理学核心组合试验的评价内容。

第二十一章
目标测试

(林　菁)

第二十二章

药物单次给药毒性研究

第二十二章
教学课件

单次给药毒性研究(single dose toxicity study)是考察受试物的急性毒性(acute toxicity)反应,即实验动物单次(或 24 小时内多次)给予受试物后一定时间内所产生的毒性反应,观察期至少 14 天。

相对于其他毒性研究来说,单次给药毒性研究具有简单、经济、周期短等特点,在新药研发的早期阶段可为初步判断其有无进一步开发价值提供重要依据;而作为一个新药非临床安全性评价的重要项目,又可为深入全面研究该药的毒性作用打下重要基础。

第一节 研究目的和评价参数

一、研究目的

1. 通过剂量 - 毒性反应关系、毒性症状和指标变化情况分析初步阐明受试物毒性的大小及毒性作用的性质和严重程度,了解可能涉及的靶器官。

2. 试验所获得的信息如剂量 - 毒性反应关系、安全范围等,对重复给药毒性试验的剂量设计和某些药物临床试验起始剂量的选择具有重要参考价值。

3. 试验所获得的毒理学信息结合其他毒性试验的结果,尚能提供一些与人类药物过量所致急性中毒相关的信息,为尽早识别和处理临床不良反应提供参考。

此外,单次给药毒性试验可在新药研发的早期阶段用于新药筛选,或不同工艺、不同制剂候选药物的筛选和比较。

二、评价一般毒性的常用参数

为了便于进行毒性的评价和比较,在药物毒理学试验中,可结合相应的毒性试验方法获得判断受试物毒性大小的评价参数。单次给药毒性试验的主要评价参数包括:

最大给药量(maximal feasible dose,MFD):基于最大给药量法,指动物单次或 24 小时内多次(通常 2~3 次)给药所采用的最大给药剂量。

最大耐受量(maximal tolerance dose,MTD):是指动物能够耐受而不引起死亡的最高剂量。

半数致死量(median lethal dose,LD_{50}):预期引起 50% 动物死亡的剂量,该值是经统计学处理所推算出的结果。

最小毒性反应剂量(minimal adverse effect dose):动物出现毒性反应的最小剂量,该剂量以下任何剂量不应出现毒性反应。

最小致死剂量(minimal lethal dose,MLD):引起个别受试动物出现死亡的剂量。

近似致死剂量(approximate lethal dose,ALD):基于近似致死剂量法,试验中引起动物死亡的大致剂量。

第二节　试验设计内容

拟用于人体的药物通常需要进行单次给药毒性试验,试验的设计必须考虑能充分反映临床的情况,根据受试物的结构、理化性质、适应证等方面的特点选择合适的试验方法,结合其他药理毒理研究信息对试验结果进行全面的评价。

一、实验动物

不同种属的动物对同一药物的反应可能会有所不同,特别是啮齿类动物和非啮齿类动物之间,毒性试验结果在性质上和剂量上均可能存在差别。为了充分暴露药物毒性及其特点,单次给药毒性试验应在多种实验动物中进行,通常应采用至少两种哺乳动物。对于化学药物、物质基础较传统中药发生了明显改变或应用经验较少的中药和天然药物,以及天然药物复方制剂,一般选用一种啮齿类动物和一种非啮齿类动物,其他情况下可根据具体情况选择啮齿类和/或非啮齿类动物进行试验。常用的啮齿类动物有小鼠、大鼠,常用的非啮齿类动物有犬、猴和小型猪。

二、剂量与分组

单次给药毒性试验以剂量-毒性反应关系为重要考察指标,给药剂量的设置原则上应包括从未见毒性反应的剂量到出现严重毒性反应(包括致死)的剂量,或达到最大给药量。一般先根据已有药物资料并通过预试验找出毒性反应或致死作用的大致剂量范围,再根据不同的试验方法选择合适的剂量并分组。

(一)剂量范围的探索

1. 根据受试物的结构和已知毒性资料,或通过与同类已知药的结构特征比较等方法预估毒性剂量。

2. 以预估的半数中毒或致死剂量为中值,采用少量实验动物在其上下范围给药,预测0~100%反应率的大致剂量范围,作为剂量设计的依据。在缺乏可参考毒性资料时,可通过较大组距及逐步缩小剂量范围的方法预测毒性剂量范围。

3. 非啮齿类动物的试验剂量可通过小动物的毒性试验结果进行等效剂量换算和进一步的预试验确定。

通过预试验还能了解毒性作用特点如毒性症状及特征、出现时间、死亡的可能原因等,有利于进一步确定试验方法的选择和试验方案的设计。

(二)试验分组

单次给药毒性研究的试验方法较多,应根据受试物的特点及预试验结果选择合适的方法,根据所选择的试验方法合理设置不同剂量组,必要时应设置空白和/或溶媒(辅料)对照组。对于毒性较大的受试物,在啮齿类动物可考虑达到致死剂量,但动物死亡并不是急性毒性必须考察的指标,对于安全范围较大的受试物,达到出现明显毒性的剂量并明确其与有效剂量的关系一般能够反映受试物的毒性,特别是对于非啮齿类动物,通常不需要达到致死水平。对于一些低毒的受试物,常可采用最大给药量法进行单一剂量给药。

三、给药方式

(一)给药途径

给药途径不同,受试物的吸收速度、吸收率和暴露量会有所不同。通常情况下给药途径应至少包括临床拟用途径,以便尽可能反映临床应用情况并获得有效信息,在无法采用临床拟用途径的情况下应采用充分暴露的替代给药途径。为减少剂量误差,应注意避免摄食对动物体重的影响。

1. 经口给药　常用灌胃、鼻饲、喂饲等给药方式,由于胃内容物会影响受试物的给药容量和吸收,啮齿类动物禁食时间的长短也会影响药物代谢酶的活性和受试物肠道内吸收,经口给药动物试验前一般应进行一段时间(通常 12 小时)的禁食,大、小鼠多采用夜间停食的办法,给药后 3 小时左右恢复进食,以免影响毒性的暴露。一般情况下不采用药物加入饲料或饮水中的方式,以免增加剂量误差,犬的呕吐反应对给药剂量准确性的影响也应注意评估。

2. 经皮给药　透皮吸收剂和局部皮肤用药制剂都需要考察受试物经皮吸收的全身性毒性反应和局部损伤情况。对于有可能接触受损皮肤的,应另设皮肤损伤组,与皮肤完好组加以比较。药物涂敷厚度要适宜,不能以增加厚度的方式提高给药剂量,给药后涂敷部位应覆盖固定,维持一定时间(至少 6 小时)后去除。

3. 注射给药　主要途径包括静脉、肌内、皮下、皮内注射,在初期或筛选试验中还常常采用腹腔注射的途径。不论哪种途径,均需注意注射部位的选择和注射时间控制的要求,确保所给药量全部进入相应部位。

（二）给药容量

给药容量对实验结果也可能产生重要影响。不同剂量组动物一般采用不同浓度等体积给药的方式,按适宜的给药容量配制对应的给药制剂浓度,不应超过受试动物的可耐受容量。

此外,某些药物的毒性反应可能存在昼夜规律的变化,试验设计中应考虑给药时间的设定。例如相同剂量注射大肠埃希菌内毒素,在黑夜给药小鼠死亡率显著低于白天给药。

四、观察和记录

单次给药毒性试验通常以实验动物的死亡效应或明显中毒反应为观察指标,毒性症状的强弱程度、中毒或死亡效应出现的快慢主要因受试物的性质和剂量的不同而异。试验观察期至少 14 天,观察的间隔和频率应适当,一般给药当天尤其是给药后 4 小时内应严密观察动物的反应,之后每天上、下午各观察一次,以便尽可能准确地观察到毒性反应及其变化情况。记录所有实验动物的临床症状、死亡情况(死亡时间、濒死前反应等)和体重变化,以及症状起始的时间、严重程度、持续时间、是否恢复等。应对一般指标、对应毒性反应的常见指征进行详细观察(表 22-1),各种指征的异常变化可能与特定的组织、器官或系统受损有关,可作为结果分析评价的参考。

表 22-1　毒性反应的常见观察指征

器官或系统	观察指征
动物外观	皮肤(水肿、红斑)、毛发(竖毛)、步态、分泌物与排泄物
神经和运动	一般行为及反应、对刺激的反应、神经反射、肌张力等改变,嗜睡、共济失调、震颤、惊厥、痛觉缺失、异常运动等
呼吸系统	鼻孔呼吸道阻塞、呼吸频率和深度改变、体表颜色改变、鼻分泌物异常
循环系统	心率改变、血舒缩指征、心律不齐
消化系统	粪便性状异常、腹部外形、呕吐或干呕(感觉、CNS、自主神经)
泌尿生殖系统	会阴部分泌异常、外生殖器肿胀、红色尿、尿失禁(自主感觉神经)
眼(涉及自主神经)	流泪、眼球突出、上睑下垂、缩瞳、散瞳、瞬膜松弛,泪血症(出血、感染),角膜浑浊(眼睛刺激)

所有受试动物均应进行大体解剖,包括试验过程中濒死或死亡的动物、观察期结束时仍存活的动物。任何组织器官出现体积、颜色、质地等改变时,均应记录并进行组织病理学检查。

必要时可增加剂量组或增加观察及检测指标,如血液学指标、血液生化学指标、组织病理学检查等,以获得更为全面的急性毒性信息,更好地确定剂量反应关系、了解毒性靶器官。对于毒性反应出现较慢或恢复较慢的受试物,应适当延长观察时间,如某些抗代谢药的致死性毒性发作可能在十余天后才出现,观察期需延长至毒性症状消失或直至死亡。

五、结果分析与评价

尽管理论上各种受试物的中毒机制不同,但根据其急性毒性症状加以区分仍是十分困难的,应当深入细致地观察实验动物的毒性症状及其发生发展的规律、检测指标的变化及其规律,做出分析和评价,尽可能发现其毒作用的特征,初步判断毒性靶器官和动物死因等信息。

1. 对毒性发生率、死亡率、摄食量变化、体重变化等数据进行处理和分析,包括求算 LD_{50}。若两种性别动物的毒性反应有明显差异时,应分别进行统计,必要时选用敏感性别动物重新进行试验。

2. 根据观察结果,分析各种反应在不同剂量时的发生率、严重程度,判断每种反应的剂量 - 反应关系和时间 - 反应关系,判断毒性反应性质、严重程度、可恢复性以及安全范围。

3. 根据毒性反应出现的时间、发生率、剂量 - 反应关系、不同种属动物及实验室的历史背景数据、病理学检查的结果以及同类药物的特点,判断毒性反应与药物的相关性。

4. 根据所观察到的各种毒性症状与指征,判断其反应可能涉及的组织、器官或系统等,综合大体解剖和组织病理学检查等结果,初步判断毒性作用靶器官。

第三节   常用试验方法

一、半数致死量法

半数致死量法
（微课）

半数致死量法是一种经典的试验方法。药物剂量与动物死亡率之间呈正态分布,半数致死量(LD_{50})作为反映药物致死剂量的指标在技术上误差最小。剂量分组设计应能使动物死亡率分布在 0%~100%,根据不同剂量组的动物死亡数,按统计学方法计算 LD_{50} 及其置信区间范围。

实验动物常用小鼠和大鼠,试验一般设置 4~6 个剂量组,组距可在 0.65~0.85,每组小鼠不少于 10 只。从统计学角度来看,增加每组的动物数和减少组间剂量差距均可提高试验结果的精确度,但量 - 毒关系曲线较平坦的药物组间剂量过于接近时容易出现死亡率倒置,而量 - 毒关系曲线较陡的药物则组间剂量可接近些。

常用的 LD_{50} 计算方法有改良寇氏法、Bliss 法、改良 Bliss 法等。改良 Bliss 法(加权概率单位法)是目前新药研究中 LD_{50} 测定推荐使用的较精确方法,该法将死亡率换算成概率单位,则对数剂量与概率单位呈直线关系,同时根据各组动物数不同、距 LD_{50} 处的远近不同等因素对各点的重要性进行加权,用数学方法拟合回归方程,计算 LD_{50} 及其可信限,以及其他如 LD_5 、 LD_{95} 等剂量值。

二、最大给药量法

最大给药量法(MFD 法)是一种限度试验(limit test),适用于低毒的受试物,如大多数中药、天然药物的急性毒性可能相对较低,较常采用最大给药量法。该方法设置一个特定剂量作为安全界限,以允许的最大剂量(合理的最大给药浓度和最大给药容量的前提下)或剂量限度给药,化学药的剂量限度为 2 000mg/kg,经口给药一般不超过 5 000mg/kg,也可按临床拟用剂量的足够大倍数给药,假设在更高剂量下所产生的信息不具有实际意义。单次给药或 24 小时内多次给药,观察动物出现的毒性反应。通常使用小鼠或大鼠,设对照组和给药组,每组 10~20 只;非啮齿类动物试验则给药组 4 只、对照组 2~4 只。试验结果可按致死情况进行分析：①如果未发生动物死亡，结论是 MLD 大于限度剂量；②如果动物死亡率低于 50%，认为 LD$_{50}$ 大于限度剂量；③如果动物死亡率高于 50%，应重新设计试验方案或进行多剂量毒性试验。

三、近似致死剂量法

近似致死剂量法（ALD 法）适用于非啮齿类动物的试验，动物约需 6 只。根据小动物的毒性试验结果、受试物的化学结构和其他有关资料，估计可能引起受试动物毒性和死亡剂量范围，按 50% 递增法设计剂量序列表，从中选择可能的致死剂量范围，在此范围内，每间隔一个剂量给一只动物用药，测得最低致死剂量和最高非致死剂量，然后用二者之间的剂量给一只动物用药。如果该剂量下动物未发生死亡，则该剂量与最低致死剂量之间的范围为近似致死剂量范围；如果该剂量下动物死亡，则该剂量与最高非致死剂量间的范围为近似致死剂量范围。

四、固定剂量法

固定剂量法（fixed-dose procedure）以明显的毒性体征作为终点进行评价，试验选择 5mg/kg、50mg/kg、500mg/kg 和 2 000mg/kg 四个固定剂量进行试验，口服给药或其他特殊情况下可考虑增加 5 000mg/kg 剂量组。

预试验约用 5 只雌性大鼠，选择一个初始固定剂量给 1 只动物，24 小时后根据毒性反应出现与否选择下一个剂量给药，必要时在两个相邻固定剂量之间加一个中间剂量。2 000mg/kg 剂量下若无动物死亡即可结束预试。

正式试验每个剂量至少 10 只大鼠，雌雄各半。根据预试结果选择一个可能产生明显毒性但不引起死亡的剂量开始给药，再根据动物反应情况选择下一个剂量给药或进行毒性判断（表 22-2）。

表 22-2　固定剂量法试验程序及结果评价

剂量 /(mg/kg)	试验结果		
	存活数 <100%	100% 存活，毒性表现明显	100% 存活，无明显中毒表现
5	高毒（very toxic）（LD$_{50}$ ≤ 25mg/kg）	有毒（toxic）（LD$_{50}$=25~200mg/kg）	用 50mg/kg 试验
50	有毒或高毒（用 5mg/kg 进行试验）	有害（harmful）（LD$_{50}$=200~2 000mg/kg）	用 500mg/kg 试验
500	有毒或有害（用 50mg/kg 试验）	LD$_{50}$>2 000mg/kg	用 2 000mg/kg 试验
2 000	用 500mg/kg 试验	该化合物无严重急性中毒的危险性	

五、序贯法

序贯法又称上下法（up and down method），是目前 OECD 和美国环境保护署（Environmental Protection Agency，EPA）推荐的方法之一。该法采用啮齿类动物进行试验，适用于评价染毒后动物 48 小时内出现毒性症状并死亡的药物的急性毒性，其最大的特点是能够以最少的实验动物和受试样品量，获得丰富的急性毒性信息，试验结果可应用相关软件计算 LD$_{50}$ 及其可信限，是经典急性毒性试验的一种良好替代方法。该方法分为限度试验和主试验。

1. 限度试验　用 5 只动物进行序列试验，如果达到剂量限度无动物死亡，通常不需要做更高的剂量；存活数 ≥ 3 时，认为 LD$_{50}$ 大于该剂量限度；死亡数 ≥ 3 时，则进行主试验。

2. 主试验　参考受试物的剂量 - 反应曲线，以斜率倒数的反对数作为剂量级数因子设计递进的剂量序列,缺乏斜率资料时可选择 3.2(对应于斜率 2)作为剂量级数因子。每次给药一只动物,间隔至少 48 小时。首个剂量选择略低于 LD_{50} 的估计值,如果动物未死亡,下一只动物给予高一级剂量,反之选择低一级剂量。如此,数据集中在 50% 反应率上下,动物使用效率较高。当满足下列条件之一时停止试验:①连续 3 只动物存活;②任意连续 6 只实验动物中有 5 只连续发生存活 / 死亡转换;③第一只动物发生转换之后至少有 4 只动物进入试验,并且其 LD_{50} 估算值的范围超出临界值(2.5 倍)。

六、累积剂量设计法

累积剂量设计法又称金字塔法(pyramiding study),适用于非啮齿类动物。试验分设对照组和受试物组,每组 4 只动物,雌雄各半。通常隔日给药,按预设的剂量序列逐次加大,直到出现动物死亡或达到剂量上限时为止。根据给药剂量和动物死亡情况的关系,判断 MLD 和 LD_{50} 的剂量范围:当在某一剂量所有动物均出现死亡时,MLD 和 LD_{50} 应在该剂量和前一个剂量之间;当随剂量增大相继出现动物死亡时,MLD 位于首次出现死亡的剂量和前一剂量之间,LD_{50} 在首次出现动物死亡的剂量和所有动物均死亡的剂量之间;假如没有动物死亡,MLD 和 LD_{50} 大于最高剂量或上限剂量,常以该剂量

累积剂量设计法(微课)

持续给药 5~7 天,以帮助确定后续的重复给药试验中高剂量的选择。

该法主要是获得致死性和总耐受性的信息。对于长半衰期的药物,可能由于药物的蓄积而导致低估了急性致死剂量,可另对两只动物进行该致死剂量单次给药,以排除假性结果。

本章小结

单次给药毒性研究是考察受试物的急性全身性毒性反应,试验以动物死亡或明显中毒为主要指标,初步阐明受试物毒性的大小及毒性作用的性质和严重程度,了解可能涉及的靶器官,并可为后续其他毒性试验的剂量设计和临床试验起始剂量的选择、为尽早识别和处理临床不良反应提供参考。通常需要通过预试验找出剂量范围,试验时给予从未见毒性剂量到出现严重毒性(危及生命)的剂量,或达到最大给药量,以考察剂量 - 毒性反应关系。给药后观察临床症状、体重变化、死亡情况,至少观察 14 天后剖检,并对异常组织进行组织学检查。试验方法应根据受试物特点、动物品种的不同进行选择,常见用于啮齿类动物的试验方法有半数致死量法、序贯法、最大给药量法和固定剂量法,用于非啮齿类动物的试验方法有近似致死量法、累积剂量设计法和最大给药量法。通过试验可能获得的毒性评价参数包括:最大给药量(MFD)、最大耐受量(MTD)、半数致死量(LD_{50})、最小毒性反应剂量、近似致死剂量(ALD)、最小致死剂量(MLD)。

思考题

1. 药物急性毒性的常见评价参数。
2. 试述药物单次给药毒性研究的常用试验方法及其适用情况。

第二十二章
目标测试

(林　菁)

第二十三章

药物重复给药毒性研究

【学习目标】

1. **掌握** 重复给药毒性研究和伴随毒代动力学的概念、研究目的；给药方案设计的基本要求。
2. **熟悉** 重复给药毒性的主要试验内容及其要求；试验结果分析。
3. **了解** 重复给药毒性研究对不同类别受试物的要求。

第一节　概念与目的

重复给药毒性研究（repeated dose toxicity study）是考察受试物的长期毒性（long-term toxicity），研究实验动物重复接受较大剂量的受试物后产生的毒性反应特征。化学药及能够反映暴露量的其他受试物在重复给药毒性试验中必须开展伴随毒代动力学研究。

当一个候选药物经药效学和初步毒性评价显示有进一步研究的价值时，下一步最重要的就是重复给药毒性研究，它是药物非临床毒理学研究中综合性最强、获得信息最多并对临床指导意义最大的一项毒理学研究，是新药审评的一个重点内容，是药物能否过渡到临床试验阶段的主要依据之一。

药物研发的过程中，重复给药毒性研究是通过动物试验表征受试物的毒性作用，预测受试物对人体是否有潜在的不良影响，降低临床试验受试者和药品上市后使用人群的用药风险，为临床试验和临床用药服务。其试验目的包括五个方面：①预测受试物可能引起的临床不良反应，包括不良反应的性质、程度、剂量-反应关系和时间-反应关系、可逆性等；②判断受试物反复给药的毒性靶器官或靶组织；③推断未观察到有害效应的水平（NOAEL）；④推测第一次临床试验（first in human，FIH）的起始剂量和后续重复用药的安全剂量范围；⑤为临床不良反应监测及防治提供参考，提示临床试验中需重点监测的指标，对毒性大、毒性反应发生迅速的受试物可为临床试验中的解毒或解救措施提供参考。

第二节　试验设计内容

重复给药毒性研究的试验设计应根据受试物的结构特点和理化性质、同类药物在国内外的临床使用情况、临床适应证和用药人群、临床用药方案、相关的药效学、药代动力学和毒理学研究等信息，充分考虑其他药理毒理研究的试验设计和研究结果，试验结果力求与其他药理毒理试验结果互为印证、说明和补充。

一、实验动物

一般采用两种实验动物，啮齿类常用大鼠，非啮齿类常用 Beagle 犬，根据受试物特点和用药目的，也可选用猴或小型猪。相关动物比较明确的情况下通常可以仅做相关动物的试验，必要时选用疾病模型动物。对于中药、天然药物和生物技术药物，应结合受试物归类和特点的要求选择一种或两种实验动物。

一般选择正常、健康、性成熟动物，大鼠 6~9 周龄，Beagle 犬 6~12 月龄，猴 3~5 岁，具体可根据试验期限长短而定。动物数量应能够满足试验结果的分析和评价的需要，包括备有部分动物用于停药后进行恢复期观察以考察毒性反应的可逆性，一般啮齿类每组动物数每个性别至少 15 只（主试验组 10 只，恢复期观察组 5 只），非啮齿类每个性别至少 5 只（主试验组 3 只，恢复期观察组 2 只）。啮齿类伴随毒代动力学试验另设卫星组，每组每个性别至少 4 只。

二、给药方案

1. 给药途径　给药途径原则上与临床用药途径一致，基本要求同单次给药毒性试验。局部给药应保证充分的接触时间，如经皮给药应在药物涂敷后覆盖固定，每次维持一定时间（通常 4~6 小时）后去除药物。

2. 剂量设计和分组　试验一般至少设高、中、低三个剂量受试物组和一个溶媒（或辅料）对照组，必要时设空白对照组和 / 或阳性对照组。低剂量原则上相当或高于动物药效剂量或临床使用剂量的等效剂量，不得使动物出现毒性反应，目的是寻找动物安全剂量范围，作为临床剂量设计的参考。中剂量应结合毒性作用机制和特点在低剂量和高剂量之间设立，以考察毒性的剂量 - 反应关系。高剂量原则上应使动物产生明显的毒性反应，甚至出现个别动物死亡，为发现毒性反应症状、寻找毒性靶器官提供依据，也为临床毒副反应监测及为抢救措施提供参考。预估毒性低的药物，高剂量可以给予最大给药量或达到临床拟用剂量的一定倍数，如动物的系统暴露量达到临床系统暴露量 50 倍（基于 AUC）。

重复给药毒性试验的研究周期长，人力和财力的耗费大，为获得可靠的试验结果，达到试验目的，正确设计剂量的重要性是不言而喻的。通常需要进行较少动物数、相对短期的预试验，并注意采用较高的剂量以利于暴露毒性，通过综合分析预试验的结果来确定正式试验的剂量。前期的药效学、药动学、单次给药毒性研究结果和同类型药物临床推荐剂量或其他相关资料可作为剂量设计的参考，同时要考虑受试物的理化性质和生物利用度等因素。

3. 给药频率和给药周期　一般采用每日定时给药的方式，特殊类型的受试物可就其毒性特点和临床给药方案等因素进行设计，如细胞毒抗肿瘤药物、疫苗等试验的给药方案设计可按照相应的要求在参考临床给药方案的基础上适当增加暴露，不需要连续每日给药。

毒性反应的出现时间与药物或其有毒代谢产物在组织内达到有害浓度所需时间有关，也与受试动物各器官和组织因药物中毒所致病变发展至明显程度所需时间有关。因此，为了充分暴露受试物的毒性，试验中除了需要高剂量暴露之外，合理设定给药周期也非常重要。给药期限通常参考拟定的临床疗程、临床适应证和用药人群来设计。根据我国新药审评的要求，支持临床试验申请的重复给药毒性试验基本参照临床试验的最长期限；支持上市申请的重复给药毒性试验，试验周期相对于临床拟用期限的 3 倍左右（表 23-1）；啮齿类动物试验最长给药期限为 6 个月，非啮齿类动物试验最长给药期限为 9 个月，某些特殊情况下可为 6 个月（免疫原性或耐受性问题使更长期限的试验难以进行时；短期、反复的间歇给药），但对于可能具有发育毒性的儿童用药应在幼年动物上进行试验，啮齿类 6 个月，非啮齿类 12 个月。

表 23-1　支持药物上市申请的重复给药毒性试验的给药期限

临床拟用期限 X	给药期限	
	啮齿类动物	非啮齿类动物
X ≤ 2 周	1 个月	1 个月
2 周 <X ≤ 1 个月	3 个月	3 个月
1 个月 < X ≤ 3 个月	6 个月	6 个月
X>3 个月	6 个月	9 个月

根据不同药物的情况,可以一次性进行支持上市申请的重复给药毒性试验,但通常考虑分阶段进行,首先开展支持临床试验的动物试验,再根据试验结果或在临床试验获得有价值信息时再进行支持上市申请的动物试验,以降低药物开发的风险。一般来说,通过给药期限较短的毒性研究获得的信息,可以为给药期限较长的毒性研究设计提供参考,临床试验中获得的信息也有助于第二阶段动物毒性研究方案的设计。

三、观察和检测

试验开始前,啮齿类动物应进行至少 5 天、非啮齿类动物应进行至少两周的适应性饲养,期间进行临床观察、体重测定等检查,非啮齿类动物还应进行至少两次体温、血液学、血液生化学和至少一次心电图检测。

试验期间除了日常临床观察和至少每周一次的摄食量、体重检查以外,对濒死或死亡动物应及时采集标本进行检测,分析濒死或死亡的原因。当试验期限较长时可适当增加阶段性检测,尤其是非啮齿类动物可在给药期间进行定期检测以比较不同时间指标的变化,原则上应尽早发现毒性反应,并反映出观测指标或参数的变化与给药期限的关系。

给药结束后对主试验组动物进行终末检查,包括临床检查、血液和尿液检查、动物剖检及主要脏器称重、组织病理学检查等。恢复期动物继续观察至恢复期结束时进行终末检查。

对实验动物的观察和检测内容见表 23-2。除常规指标以外,必要时在不影响正常毒性观察和检测的前提下可增加合理的检测指标。

表 23-2 观察和检测指标

项目类别	观测指标
临床观察	外观、体征、行为活动、腺体分泌、呼吸、粪便性状、给药局部反应、死亡情况等
临床检查	摄食量、体重、眼科检查 体温和心电图检测(非啮齿动物)
血液学检测	红细胞计数、血红蛋白、红细胞容积、平均红细胞容积、平均红细胞血红蛋白、平均红细胞血红蛋白浓度、网织红细胞计数、白细胞计数及其分类、血小板计数、凝血酶原时间、活化部分凝血活酶时间等
血液生化学检测	天门冬氨酸氨基转移酶、丙氨酸氨基转移酶、碱性磷酸酶、肌酸磷酸激酶、尿素氮(尿素)、肌酐、总蛋白、白蛋白、血糖、总胆红素、总胆固醇、甘油三酯、γ- 谷氨酰转移酶、钾离子浓度、氯离子浓度、钠离子浓度
尿液观察和分析	尿液外观、比重、pH、尿糖、尿蛋白、尿胆红素、尿胆原、酮体、潜血、白细胞
需进行组织病理学检查的脏器组织	脑、心脏、肝脏、肾脏、肾上腺、胸腺、脾脏、睾丸、附睾、卵巢、子宫、甲状腺(含甲状旁腺)[1](以上需称重并计算脏器系数) 肾上腺、主动脉、骨(股骨)、骨髓(胸骨)、脑(至少 3 个水平)、盲肠、结肠、子宫和子宫颈、十二指肠、附睾、食管、眼、胆囊(如果有)、哈氏腺(如果有)、心脏、回肠、空肠、肾脏、肝脏、肺脏(附主支气管)、淋巴结(一个与给药途径相关,另一个在较远距离)、乳腺、鼻甲[2]、卵巢和输卵管、胰腺、垂体、前列腺、直肠、唾液腺、坐骨神经、精囊(如果有)、骨骼肌、皮肤、脊髓(3 个部位:颈椎、中段胸椎、腰椎)、脾脏、胃、睾丸、胸腺(或胸腺区域)、甲状腺(含甲状旁腺)、气管、膀胱、阴道、所有大体观察到的异常组织、组织肿块和给药部位

注:1. 仅在非啮齿类动物称重;2. 针对吸入给药的给药制剂。

1. 一般临床观察　外观体征、行为活动、粪便形状、给药局部反应等一般情况的观察,虽是最简单的毒性观察方法,但其观察内容迄今仍被认为是重要的毒性指标。一般应每日观察 2 次,以便及时观察到毒性反应发生的情况。

2. 临床检查　整个试验过程中应进行至少每周 1 次的实验动物体重和摄食量检查。动物体重的变化被认为是反映机体整体状况的最灵敏的指标,如果受试物组动物体重增长慢于阴性对照组,甚至停止增长或减轻,可以认为是与受试物相关,尤其是存在剂量依赖性体重增长或减慢时更能确定。摄食量的变化在大多数情况下与体重变化是一致的,但它往往出现得更早。

眼科检查一般在终末检查时和 / 或主要阶段时进行,眼的变化通常出现较早,比较灵敏,通过眼科检查比较组间差异或前后的变化,有助于及早发现相关的毒性。非啮齿类动物还应当在各阶段进行体温检查和心电图检查。

3. 临床病理学　主要应用血液学、血液生化和尿液分析的方法研究受试物对实验动物的毒性效应。重复给药毒性试验中,啮齿类动物在终末检查时进行临床病理学检查,非啮齿类动物通常还增加给药期间的采样检查。《重复给药毒性试验技术指导原则》中对必须检测的临床病理学指标做出了明确的要求,根据受试物的特点,可以针对性增加相应的检测指标。临床检验工作绝大部分是由各种现代化大型精密仪器完成的,应进行 3Q 验证和定期性能验证(PQ),确保仪器设备的性能稳定可靠,并在每次检测时进行随行质控品跟踪检测,以保证检测结果的准确性。

血液学检查包括血细胞和凝血功能检查。血细胞分析可进行细胞分类和数量、形态、体积及分布、血红蛋白浓度等主要指标的分析,可以反映血液系统的功能状态,还能进行外周网织红细胞计数,该指标是反映骨髓红系造血功能和溶血反应的更为敏感的指标。检测血浆凝血酶原时间(PT)、部分活化凝血活酶时间(APTT)等指标反映机体的凝血功能。另外,终末检查时通过骨髓片和骨髓涂片的检查可进一步了解受试物对动物造血系统的影响。

血液生化指标(包括电解质)的变化往往是组织器官功能受损或机体代谢异常的表现。谷丙转氨酶(GPT)、谷草转氨酶(GOT)等可作为肝细胞损伤的生物标志物,通过相应的酶学检查做出初步判断;碱性磷酸酶(ALP)、总胆红素(TB)、γ- 谷氨酰转移酶(GGT)等指标升高提示胆汁淤积;血中一些蛋白质、脂质、糖等含量变化是肝脏合成及代谢功能异常的标志;尿素氮(BUN)、肌酐(Crea)等指标是肾功能受损的血清标志物。尿液指标也是肾脏功能检查的重要内容,其中尿液比重可反映肾脏的浓缩功能,红细胞、白细胞及尿蛋白等数值的异常均可能提示相应的肾功能受损现象。

4. 组织病理学　形态学检查是长期毒性评价的核心内容之一,通过尸体解剖及检查发现受试物对实验动物组织和器官结构的毒性作用,对判断动物的毒性靶器官和靶组织具有重要的意义。毒性病理学对潜在的或明确的毒性判断、对推测受试物在临床上对人体可能产生的毒副作用均具有极高的参考价值。

重复给药毒性试验中,一般在给药结束后次日剖检主试验组动物,恢复期观察结束时剖检其余动物,进行大体观察、脏器称重和组织学检查,必要时进一步进行电镜检查和分子病理学检查。同时应制备骨髓涂片,以便必要时通过骨髓检查了解受试物对动物造血系统的影响。在动物解剖前完成其他指标的检查或采样后,按照相关 SOP 制定的程序进行安乐死、大体解剖和观察,主要脏器完整取材进行称重并计算脏器系数(脏器重量占体重的百分比),所有需要做组织学检查的组织脏器按照 SOP 的要求尽可能快地取材并投入固定液中固定,经过一定时间的固定后进行组织处理和制片。非啮齿类动物对照组和各给药组主要脏器组织均应进行组织学检查;啮齿类动物对照组和高剂量给药组动物、尸检异常的组织应详细检查,如高剂量组某一组织发生病理改变,中、低剂量组动物该组织也应进行组织学检查。

毒性病理学检查是重复给药毒性研究的重要组成部分,也是局部毒性研究、致癌性研究等其他安全性评价的主要检查内容,是全面、细致地反映机体结构状态的重要检查,为药物安全性评价提供重要的形态学依据。它是用形态学的观察方法研究受试物对实验动物的组织和细胞造成病理性损伤的损伤部位、损害性质及程度、发生过程和转化规律,以此为依据推断受试物在一定剂量下对人体损害的靶器官、最低毒性作用剂量和无毒性作用剂量,以及有无蓄积性损害和恢复时间等。病理学检查具有直观而具体呈现损害特征的特点,可以进行全面和局部的对比观察、重复观察、深入观察,并可与其他检查结果如相对应的生化指标进行综合分析以进一步确定对靶器官的判断。标本可以长期保存,必要时可采用湿标本或已包埋的蜡块重新制片,用于重新诊断。为了避免主观判断可能造成的诊断偏差,或对于某些有疑惑的病变可以通过对所保留标本进行病理同行评议的方式或其他同行交流方式进行诊断结果的确认,主要是对可能与给药相关的器官组织进行复核。

5. 恢复期观察　恢复期观察的目的是了解毒性反应的可逆程度和可能出现的迟发性毒性反应。重复给药毒性试验应设置一定数量的恢复期观察动物进行平行试验,在给药结束后对该部分动物进行恢复期观察,恢复期结束时进行动物解剖和各项检查。根据受试物的代谢动力学特点、靶器官或靶组织的毒性反应和恢复情况确定恢复期的长短,一般不少于 4 周。

四、伴随毒代动力学

重复给药毒性试验案例（视频）

药物毒代动力学研究通常以同步伴随毒性试验的方式开展,以更好地达到解释毒性试验的目的,称为伴随毒代动力学(concomitant toxicokinetics)。我国的《药物重复给药毒性试验技术指导原则》要求重复给药毒性试验应伴随进行药物毒代动力学试验。

1. 开展研究的意义　ICH 毒代动力学指导原则强调毒性试验需要与毒代动力学相结合,有助于解释毒理学发现和阐明其与临床安全性的关系。毒代动力学已成为毒性试验的组成部分,成为非临床和临床试验间的桥梁,其研究重点是解释毒性试验结果,在理解毒性试验结果和临床人体用药风险性、安全性时可提高毒理学资料的价值。毒代动力学信息除了来自重复给药毒性试验,也可来自单剂量、生殖毒性、遗传毒性和致癌性的试验研究,它有助于评价毒理学反应,但在给药方案基本不变的情况下,一般不必在不同研究中重复获取毒代动力学数据。

重复给药毒性试验主要通过观察给药后动物各项指标的变化,确定受试物剂量和毒性反应之间的关系,进行种系间的外推。而药物的毒性反应是药物在体内及给药部位的暴露所致,与剂量相比,药物的系统暴露量与毒性反应之间通常有更好的相关性,对药物安全性的预测或外推则更加可靠。伴随开展的毒代动力学试验在受试物的"剂量"与动物的"毒性"之间搭建一个桥梁,即暴露量(浓度变化和时间过程)通过体内暴露情况揭示受试物的剂量与毒性试验结果的关系,推断其与临床安全性之间的相关性。

2. 需要开展研究的情况　化学药的重复给药毒性试验设计中必须开展伴随毒代动力学研究,能够反映毒性试验暴露量的中药、天然药物和生物制品通常也需要毒代动力学研究。例如:①活性成分单一的中药、天然药物;②非单一活性成分但物质基础基本清楚的中药、天然药物,其中药效或毒性反应较强、含量较高的成分;③生物制品中的大分子治疗用蛋白、抗体等。

3. 给药方案设计　作为纳入到毒性试验的伴随毒代动力学研究,其给药方案与相应的毒性试验研究方案一致,包括给药剂量、途径、动物种属选择和给药频率、周期等,当毒代动力学数据表明受试物的吸收限制了母体和 / 或代谢物暴露,且无其他剂量限制因素存在时,该受试物能达到最大暴露的最低剂量将被认为是可采用的最高剂量。

采样动物每组至少雌、雄各 4 只,一般情况下,大动物的毒性试验可从主研究的所有动物或代表性亚组的动物中采样获得相应的毒代动力学数据,而小动物的血容量有限,为了避免干扰毒性表征,应设毒代动力学的平行卫星组用于采样。

4. 暴露量分析　伴随毒代动力学研究围绕着药物暴露量的评估进行试验设计,包括首次给药到给药结束全过程的定期暴露监测和特征研究。一般至少在首次给药和末次给药时分别采集多时间点血浆样本,分析终毒物(药物/活性代谢产物)的血浆浓度随时间变化的过程,以获得相应的毒代动力学数据反映全身暴露情况,并判断长期给药过程中药物或代谢产物在体内蓄积的可能性。在考虑可能出现组织蓄积的情况下,需要测定组织浓度,如长半衰期受试物、不完全清除、出现非预期的毒性靶器官等情况。样品分析方法的技术要求同药代动力学。

反映全身暴露量的主要参数是 AUC,它反映了药物在体内的总量。但由于 AUC 相同的情况下暴露特征可能各不相同,用于评估的毒代动力学参数通常还有 C_{max}、C_{time} 以及 t_{max} 等参数来共同描述暴露情况。当选择的剂量引起非线性动力学时,应特别注意其与毒性研究中毒理学发现的关联性。

重复给药伴随毒代动力学试验案例(视频)

暴露评估中必须关注终毒物的判断,除了检测受试物本身的浓度,在有些情况下需要考虑检测代谢物浓度:①受试物为"前体化合物"且其转化生成的代谢物为主要活性成分;②受试物可被代谢为一种或多种具有药理/毒理活性的代谢物,且代谢物可导致明显的组织/器官反应;③受试物在体内被广泛代谢,毒性试验仅可通过测定血浆或组织中的代谢物浓度来进行暴露评估。

五、结果分析与评价

(一)研究结果的分析

重复给药毒性试验中的定量数据均应进行统计学分析,与对照组数据、实验室历史背景数据进行多重比较,并注意给药组之间的比较,以说明剂量-毒性关系。对于非啮齿类动物,通常还进行自身的前后对照比较。

1. 试验数据的意义　在分析毒性试验结果时应正确理解均值和个体数据的意义,综合考虑数据的统计学意义和生物学意义,实验动物的历史背景数据对重复给药毒性试验的结果分析也具有重要的参考意义。啮齿类动物观测指标的组均值的意义通常大于单个动物数据的意义,而非啮齿类动物数量少、个体差异大,因此单个动物的试验数据往往具有重要的毒理学意义,其试验结果应与给药前数据、对照组数据和本实验室历史背景数据进行多重比较。具有统计学意义并不一定代表具有生物学意义,在有限的样本中,动物对药物的适应性改变或正常的生理波动可能影响统计学结果。单个参数或平均值的分析均应关注参数变化的剂量-反应关系、组内动物的参数变化幅度和性别差异,同时结合不同的关联性毒理学指标、历史对照数据进行综合判断。

2. 一般观察指标的意义　体重和摄食量的变化是反映实验动物整体情况最灵敏的指标。实验动物的外观体征、行为活动、粪便性状以及感觉器官等方面的变化,往往也能提示可能的机体相关系统的损伤,可结合其他相关联指标的分析进行进一步的判断。

3. 生物指标的检测　实验动物的体液检查以及其他生物指标(心电图、体温等)的检测应注意减少误差的影响,如采血操作、动物生理周期、年龄因素等均有可能影响测定结果。血液细胞学指标及其他测定数值通常存在明显的个体差异,在非啮齿类动物试验中动物数少,为弥补组间统计学比较参考意义的不足,对每个试验组动物进行试验前后的多次检查,就其变化趋势进行比较,有助于避免假性结果,做出正确的判断。

4. 病理学检查　病理学检查在重复给药毒性试验中占有重要的地位,是评价药物毒性,特别是靶器官毒性的重要依据。病理学检查中需要特别注意对受检动物和组织器官的合理处置,以获得可靠的结果;毒性分析中关注器官重量或脏器系数的异常情况,在大多数情况下与相关病理学变化是一致的;由于组织器官损伤的形态学变化和功能学变化可能并不平行,尤其在早期受损阶段,可能仅出现最敏感指标的变化,加上病理检查的不可自身对照、人为偏性等局限性的存在,需要结合动物的症状表现、生化、功能、代谢等相关结果进行综合分析,才能全面、客观、准确地做出评价。

(二)动物毒性反应对于临床试验的意义

动物重复给药毒性试验的结果不一定完全再现于人体临床试验。但如果没有试验或文献依据证明受试物对动物的毒性反应与人体无关,在进行药物评价时必须首先假设人最为敏感,重复给药毒性试验中动物的毒性反应将会在临床试验中出现。进行深入的作用机制研究将有助于判断动物和人体毒性反应的相关性。

应当注意的局限因素包括:①不同种属和品系动物的毒性反应的结果可能不一致,可能是剂量选择不当,也可能是种属差异,结果外推至人体时,应重视其他相关信息的综合分析;②为了在少量动物达到充分暴露,通常采用较高的给药剂量,而此时受试物可能在动物体内呈非线性动力学代谢过程,从而导致与人体无关的毒性反应;③动物毒性试验难以预测一些在人体中发生率较低的毒性反应或仅在小部分人群中出现的特异质反应;④有些毒性反应目前在动物中难以检测,如头痛、头昏、头晕、腹胀、皮肤瘙痒、视物模糊等。

（三）综合评价

动物试验的结果不能不加分析地外推到人,但对于已经发现的毒性反应则更不能忽略。对重复给药毒性试验的结果进行评价时,应结合受试物的药学特点以及药效学、药代动力学、其他毒理学研究的结果和已取得的临床研究的结果,进行综合评价。伴随毒代动力学研究可以描述受试物在实验动物的系统暴露与暴露水平、暴露时间及其与毒理学结果之间的关系,以及明确多次给药是否可能出现药物蓄积和异常毒性反应等。

本章小结

重复给药毒性研究是药物非临床安全性评价中综合性最强、获得信息最多的一项毒理学研究,试验的给药方式、给药剂量、试验周期的设计在模拟临床的基础上力求暴露毒性,观察指标的综合性强,与单次给药毒性试验及其他毒性试验相比,对临床指导意义最大,是能否过渡到临床的主要依据之一。化学药、能够反映毒性试验暴露量的其他受试物在重复给药毒性试验中必须开展伴随毒代动力学研究。重复给药毒性试验能否达到预期目的,有赖于科学的设计、规范的试验和合理的分析。试验剂量的设计对于试验的成败至关重要,良好的剂量设计能够较充分地考察剂量和毒性的关系、获得安全剂量信息、发现毒性靶器官和毒性特征。按照技术指导原则的要求进行试验过程中的观察和检测,同时参考伴随毒代动力学研究中受试物暴露量对试验剂量与毒性反应的解释,最后综合各项结果进行分析,获得受试物的毒性作用特征、判断靶器官、推断NOAEL、预测其可能对人体产生的不良反应等,达到试验目的。

思考题

1. 重复给药毒性试验的目的。
2. 试述重复给药毒性试验分组和剂量设计的要求及其目的。
3. 试述长期毒性试验中伴随毒代动力学的意义及试验设计原则。

第二十三章
目标测试

（林　菁）

药物刺激性、过敏性和溶血性研究

第二十四章
教学课件

【学习目标】

1. **掌握** 药物刺激性试验、过敏性试验、溶血性试验的概念。
2. **熟悉** 试验的适用性、设计原则和重点要求。
3. **了解** 常用试验方法和主要观察内容。

药物的原型及其代谢产物、辅料、有关物质,以及制剂的理化性质(如 pH、渗透压等)均有可能引起用药局部毒性(如刺激性和局部过敏性反应等)和/或全身毒性(如全身过敏性和溶血性反应等)的发生。经皮肤、黏膜、腔道、血管等非口服途径给药的药物制剂,在临床应用前应进行刺激性、过敏性、溶血性试验,研究其在给药部位使用后引起的相关毒性。

受试物制剂应与临床应用制剂一致,符合临床用药质量标准规定,研究提示有一定毒性时,应与上市的相同给药途径制剂进行比较研究。

第一节　刺激性试验

刺激性是指非口服给药制剂给药后对给药部位产生的可逆性炎症反应。刺激性试验(irritation test)是观察动物的给药部位(血管、肌肉、皮肤、黏膜等)接触受试物后是否引起红肿、充血、渗出、变性或坏死等局部反应。如果是注射制剂,也可在单次/重复给药毒性试验中进行注射给药部位刺激性的评价。

刺激性试验-
给药部位设计
(动画)

一、试验设计原则

应根据受试物的特点采用最可能暴露毒性的给药方法,原则上应与临床用药方案一致。

1. 给药途径和给药部位　一般应选择与临床一致的给药途径和与临床相似的给药部位,观察受试物对给药部位及可能接触到受试物的周围组织的影响。

2. 组别与剂量　通常采用同体对侧自身对比法,以溶媒和/或赋形剂作为阴性对照,必要时采用已上市制剂作为对照。设计给药浓度、剂量与体积时,应根据临床用药情况、受试动物给药部位的解剖和生理特点,保证受试物在给药部位的有效暴露。可选择几种不同浓度,至少应包括临床拟用最高浓度。

3. 给药频率与周期　应根据临床用药情况来设定。重复给药的制剂一般每天给药,通常连续给药 7~14 天,最长不超过 4 周,注射制剂不超过 7 天。通常需要考虑预设部分动物进行恢复期观察,以了解刺激性反应的可逆程度。

4. 观察指标　通常在每次给药前后进行肉眼观察,对给药部位红斑、水肿、充血程度及范围进行计分;同时观察动物的一般状态、行为、体征等;末次给药后一定时间及恢复期结束后,进行给药部位(血管、肌肉和黏膜)及周围组织剖检和组织病理学检查。根据观察和检查结果进行综合判断,对有无刺激性反应及其反应程度做出评价。

二、血管和肌肉的刺激性试验

1. 血管刺激性试验　常采用兔,应设生理盐水对照或/和溶媒对照,通常以同体对侧自身对比法进行对照组与给药组之间的比较,每组不少于 3 例,一般耳缘静脉给药,多次给药应自远心端向近心端渐次变换部位。最后一次给药后至少观察 72 小时,恢复期动物继续观察 14~21 天。根据局部外观和剖检观察、组织学检查结果综合判断刺激性反应及其恢复情况。

2. 肌肉刺激性试验　多选用兔,也可用大鼠,设计要求与血管刺激性试验相同。在股四头肌内注射给药,多次给药应变换部位,末次给药结束后继续观察 48~72 小时再进行剖检和组织学检查,判断刺激等级(表 24-1)。

表 24-1　肌肉刺激反应分级标准和评价等级

反应分级标准		平均分值和等级	
刺激反应	反应级	平均分值 / 分	等级
无明显变化	0	0.0~0.4	无
轻度充血,0.5cm×1.0cm 以下	1	0.5~1.4	轻微
中度充血,0.5cm×1.0cm 及以上	2	1.5~2.4	轻度
重度充血,伴肌肉变性	3	2.5~3.4	中度
出现坏死,有褐色变性	4	3.5~4.4	重度
出现广泛性坏死	5	4.5 及以上	严重

三、皮肤和黏膜的刺激性试验

(一)皮肤刺激性试验

通常选用兔或小型猪,在背部备皮,分区给药。一般应进行相同面积的正常皮肤和破损皮肤局部给药,皮肤破损程度以损伤表皮层为限。多采用同体左右侧 / 前后区自身对比法,将受试物(液体 0.5ml 或软膏 0.5g)直接涂于备皮处(涂布面积 2.5cm×2.5cm),敷料覆盖固定,贴敷时间至少 4 小时。多次给药试验应每日在同一部位给药。如果技术上难以达到临床拟用最高浓度,在给药面积不变的情况下,可增加给药频次进行剂量调整,而不应增加厚度。根据受试物的特点和刺激性反应情况选择观察时间,进行皮肤反应评分(表 24-2)。单次给药结束、多次给药末次结束,通常在去除药物后 30 分钟至 60 分钟及 24 小时、48 小时和 72 小时进行观察评分,多次给药试验还应在每次给药前及去除药物后 1 小时观察。

刺激强度评价:计算各组每一时间点皮肤刺激性反应积分均值进行评价,多次给药皮肤刺激性试验尚需要计算观察期限内每天每只动物刺激积分均值,按 0~0.49 为阴性、0.50~2.99 为轻度、3.00~5.99 为中度、6.00~8.00 为重度进行评价。对出现中度及中度以上皮肤刺激性的动物应在观察期结束时进行组织病理学检查。

表 24-2　皮肤反应评分标准

红斑		水肿	
反应程度	分值 / 分	反应程度	分值 / 分
无红斑	0	无水肿	0
轻度(勉强可见)	1	轻度(勉强可见)	1
中度(明显可见)	2	中度(明显隆起)	2
中至重度	3	重度(皮肤隆起 1mm,轮廓清楚)	3
紫红色红斑到轻度焦痂形成	4	严重(皮肤隆起 1mm 以上,且超出涂药区)	4

眼刺激性反
应分值标准
（拓展阅读）

（二）黏膜刺激性试验

黏膜局部给药制剂应进行相应给药部位的黏膜刺激性试验。眼刺激性试验选用兔，采用裂隙灯或其他合适器械进行荧光素钠染色检查，判断眼刺激反应。其他黏膜刺激性试验根据给药制剂及给药部位的特点，参考皮肤刺激性试验方法进行给药和观察，一般均进行组织病理学检查。实验动物选择：滴鼻剂和吸入剂刺激性试验常选兔、豚鼠或大鼠；阴道刺激性试验常选大鼠、兔或犬；直肠刺激性试验常选兔或犬；口腔用药一般用金黄仓鼠。

（三）皮肤给药光毒性试验

光毒性是一种光敏反应，是由光诱导的非免疫性的皮肤对光的反应，是指药物吸收的光能量在皮肤中释放导致皮肤损伤的作用。皮肤给药光毒性试验是观察受试物接触皮肤或应用后遇光照射是否有光毒性反应。若有文献报道受试物的化学结构或某些组成（包括药物和赋形剂）有光毒性作用，或其化学结构与已知光敏剂相似，或有其他可疑，宜进行皮肤给药光毒性试验。

试验采用白色豚鼠，每组动物数至少 6 只，雌雄各半，涂敷药物并给予 UV 光源照射（另设未照射区），试验结束后分别于 1 小时、24 小时、48 小时和 72 小时观察皮肤反应和评分（参照表 24-2）。未照射区未出现皮肤反应，而照射区皮肤反应的分值之和 ≥ 2 的动物数 ≥ 1 只时，判为受试物具有光毒性。

第二节　过敏性试验

过敏性试验是观察动物接触受试物后的全身或局部过敏反应。不同的制剂、不同的给药方式可能引起的过敏反应类型有所不同，应根据受试物特点、临床适应证、给药方式、过敏反应发生机制及影响因素等方面来确定进行何种过敏性试验。试验可选择多个剂量，至少应包括临床最高给药浓度，设阳性对照和阴性对照，必要时设已上市制剂作为参比对照。

发挥全身作用的药物通常需考察Ⅰ型过敏反应，注射剂需要进行主动全身过敏试验和被动皮肤过敏试验，透皮吸收剂需要进行主动皮肤过敏试验；吸入途径制剂采用豚鼠吸入诱导和刺激试验；黏膜给药制剂应结合受试物的特点参照经皮给药过敏性试验方法进行。经皮给药制剂（包括透皮吸收剂）应进行Ⅳ型过敏反应试验。如受试物的化学结构与文献报道产生其他过敏反应的化合物相同或相似，应考虑采取适当的试验方法以考察其是否能引起其他过敏反应（如光过敏性反应等）。

Ⅱ型和Ⅲ型过敏反应目前尚无标准的实验动物模型，可结合在重复给药毒性试验中观察症状、体征、血液系统、免疫系统及相关的病理组织学改变等相关指标，必要时进行进一步研究。

一、主动全身过敏试验

主动全身过敏试验（active systemic anaphylaxis，ASA）以受试物作为抗原致敏，当该受试物再次进入机体，与致敏产生的 IgE 抗体结合形成复合物，刺激肥大细胞、嗜碱性细胞释放活性介质，出现全身性过敏反应症状。

试验通常选用体重为 300~400g 的豚鼠，每组至少 6 只，雌雄各半。致敏可采用腹腔、静脉或皮下注射（隔日 1 次，共 3 次，0.5ml/ 次），阳性对照组给予牛血清白蛋白或卵白蛋白及其他已知致敏阳性物质。各组动物分为两批，分别于末次注射后第 14 天、第 21 天快速静脉注射致敏剂量的两倍量进行激发，观察是否出现全身性过敏反应症状，判断过敏反应程度（表 24-3）和发生率。阳性药、具有抗原性的受试物经致敏可产生 IgE 抗体，当再次给药时，可出现全身性过敏反应症状。

受试物组动物在激发后若出现过敏反应症状，可取健康未致敏豚鼠 2 只，静脉注射激发剂量的受试物，观察有无类似过敏反应症状，以排除假阳性过敏反应。

表 24-3　全身致敏性评价标准

级数	症状	过敏反应强度
0	正常	阴性
1~4	不安宁、竖毛、发抖、搔鼻	弱阳性
5~10	喷嚏、咳嗽、呼吸急促、排尿、排粪、流泪	阳性
11~19	呼吸困难、哮鸣音、紫癜、步态不稳、跳跃、喘息、痉挛、旋转、潮式呼吸	强阳性
20	死亡	极强阳性

二、被动皮肤过敏试验

被动皮肤过敏试验（passive cutaneous anaphylaxis，PCA）是把经受试物主动致敏动物的血清注入正常动物的皮内完成被动致敏的过程，被动致敏动物再次静脉注射该受试物进行抗原攻击时，发生局部过敏反应。实验动物常用大鼠，亦可采用小鼠或豚鼠。分组同 ASA，主动致敏动物每组 4~6 只，致敏 3~5 次，可加入等量佐剂避免假阴性反应，末次致敏后第 10~14 天制备致敏血清。被动致敏/激发可采用与主动致敏相同品种的动物，也可采用其他品种动物，每组至少 6 只，背部备皮、分区，按分区分别皮内注射梯度稀释的致敏血清 0.1ml，血清中若富含 IgE 抗体，其 Fc 端与皮肤肥大细胞的特异受体结合，使之被动致敏。24 小时或 48 小时后，静脉注射与致敏相同剂量的激发抗原加等量的 0.5%~1% 伊文思蓝染料共 1ml，此时抗原与局部肥大细胞表面的 IgE 抗体 Fab 端结合，引起 IgE 分子结构改变，肥大细胞释放组胺、慢反应物质等过敏介质，从而使局部血管的通透性增加，同时注入的伊文思蓝可渗出于皮丘，形成蓝斑。激发 30 分钟后测量皮肤内面的蓝斑大小，直径大于 5mm 者为阳性，进行各组阳性反应率或抗体效价的比较和评价。

三、主动皮肤过敏试验

主动皮肤过敏试验（active cutaneous anaphylaxis，ACA）是观察受试物与皮肤重复接触后，机体免疫系统反应在皮肤上的表现。试验通常选用豚鼠，受试物组不少于 20 只，对照组不少于 10 只。阳性对照可选二硝基氯苯，致敏和激发分别以 1% 和 0.1% 给予 0.1ml，也可用巯基苯并噻唑、苯佐卡因或 331 环氧树脂等。

于首次及第 7 天、第 14 天进行 3 次局部皮肤给药致敏，接触停留时间 6 小时。末次致敏后 14 天再次给药激发，观察 72 小时内皮肤过敏反应情况，对红斑、水肿程度进行评分（参照表 24-2），同时观察动物是否出现全身过敏反应。致敏发生率在 10% 及以内判定为阴性，11%~30% 为轻度致敏性，31%~60% 为中度致敏性，61%~80% 为高度致敏性，81%~100% 为极度致敏性。

四、Ⅳ型过敏反应试验

皮肤过敏反应是细胞介导的皮肤迟发型变态反应性组织损伤，属于 Ⅳ 型过敏反应。常用评价方法有豚鼠封闭斑贴试验（buehler test，BT）和豚鼠最大化试验（guinea-pig maximization test，GPMT），通常选用成年豚鼠，根据经受试物诱导致敏的动物再次接触该受试物时出现的皮肤反应来判断致敏性。致敏剂量宜产生轻微（BT）或轻至中度（GPMT）的刺激性，激发剂量为不产生刺激性的最高剂量。

Buehler 试验采用斑贴法于首次及第 6~8 天、第 13~15 天进行 3 次局部致敏，第 27~28 天在未给药部位激发 6 小时。期间定时观察皮肤红斑、水肿和其他异常反应，计算激发后 24 小时和 48 小时评分，并计算过敏反应发生率、判断过敏反应强度。如结果难以判定，一周后再次激发。

GPMT 首先采用皮内注射给药致敏，5~8 天后同一部位局部斑贴诱导（封闭 48 小时），末次致敏后第 20~22 天局部激发 24 小时。动物、分组、观察和评分同 Buehler 试验。

BT 和 GPMT 是评价皮肤致敏性的经典方法,但具有试验周期长、所需动物数量多等不足,可考虑采用其他替代方法如小鼠局部淋巴结试验(local lymph node assay,LLNA),该方法对小鼠核酸进行放射性标记,以淋巴细胞中的放射性强度为观察终点,比较受试物和对照组的淋巴细胞增殖情况,评估其致敏性和致敏强度。

第三节　溶血性试验

溶血性试验(hemolysis test)是观察受试物是否能够引起溶血和红细胞凝聚等反应,溶血性反应包括免疫性溶血与非免疫性溶血。凡是注射剂和可能引起免疫性溶血或非免疫性溶血反应的其他药物制剂均应进行溶血性试验。

溶血性试验包括体外试验和体内试验。体外试验法,若试验结果为阳性,应与相同给药途径的上市制剂进行比较研究;考虑代谢产物有作用或其他有必要的情况时,应进行动物体内试验,或在重复给药毒性试验中注意观察溶血反应的有关指标(网织红细胞、红细胞数、胆红素、尿蛋白,肾脏、脾脏、肝脏继发性改变等),若出现溶血,应进行进一步研究。

试管观察法(肉眼观察法)是常规的体外试验法,血管内给药的注射剂一般以临床使用浓度作为受试溶液,非血管内途径给药的注射剂按临床使用浓度用 0.9% 氯化钠溶液 1∶3 稀释后作为受试溶液。取兔血或羊血制备 2% 血细胞悬液,分别与一定量的 5 个梯度浓度的受试液稀释液、生理盐水(阴性对照)、蒸馏水(阳性对照)混合后孵育,必要时设溶媒组,观察 3 小时内溶血和凝聚发生情况。若受试物管中的溶液发生溶血和 / 或细胞凝聚,则受试物不宜注射使用。

溶血性试验 - 试管观察法 (动画)

为了更精确地检查注射剂的溶血性,可在常规方法基础上进行进一步试验。如采用分光光度法进行比色检查以避免肉眼观察造成的判断偏差;体外或体内试验的红细胞计数法可避免有色注射剂对颜色判断的干扰。两种方法均可进行溶血百分率的计算,溶血率大于 5% 判为溶血阳性。

本章小结

药物刺激性、过敏性、溶血性试验系研究非口服途径给药制剂在给药部位使用后引起的相关毒性。试验使用的受试物制剂应与临床应用制剂一致,应设置阴性对照,必要时设参比对照、皮肤损伤对照,过敏性试验和溶血性试验需要设阳性对照。刺激性试验以兔最常用,根据临床拟用方案进行给药方案设计,通过局部观察和评分、组织学检查及恢复期观察作出判断。过敏性试验分为致敏和激发两个阶段,根据激发后过敏反应的强度对受试物的致敏性作出判断,主要方法包括:考察注射剂Ⅰ型过敏反应的主动全身过敏反应试验、被动皮肤过敏反应试验,考察透皮吸收剂Ⅰ型过敏反应的主动皮肤过敏反应试验,以及Ⅳ型过敏反应试验,其方法有豚鼠封闭斑贴试验、豚鼠最大化试验和小鼠局部淋巴结试验。注射剂和其他可能引起溶血的制剂必须进行溶血性试验,常规采用体外试管观察法评价受试物的溶血性,或用比色法、红细胞计数法,代谢产物有活性等可能出现假阴性的情况下应进行体内试验。

思考题

1. 药物刺激性试验给药途径/部位的选择和主要观察内容是什么?
2. 如何根据制剂及临床应用特点选择合适的过敏性试验方法?

第二十四章
目标测试

（林　菁）

第二十五章

上市药品的安全性监测

第二十五章
教学课件

案例分析
（案例）

【学习目标】

1. **掌握** 药品不良反应的相关概念和药品不良反应因果关系的判定方法。
2. **熟悉** 药品不良反应的报告和监测。
3. **了解** 药物警戒体系的相关概念和研究内容。

药品安全性监测是对上市后药品在治疗过程中出现的任何有害的、怀疑与药品有关的医学事件的监测。监测的对象是上市后药品，监测的范围涉及药物使用的安全性，如药物副作用、不合格药品、药物的滥用和错用、无科学依据用药和急慢性中毒等。药品安全性监测的范畴涵盖药品不良反应及药品不良事件的监测，是药物警戒的一部分。

第一节　药品不良反应概述

一、药品不良反应相关概念

（一）药品不良反应

我国《药品不良反应报告和监测管理办法》对药品不良反应的定义是合格药品在正常用法用量下出现的与用药目的无关的有害反应。药品不良反应是药品固有特性所引起的，任何药品都有可能引起不良反应。

新的药品不良反应是指药品说明书中未载明的不良反应；说明书中已有描述，但不良反应发生的性质、程度、后果或者频率与说明书描述不一致或者更严重的，按照新的药品不良反应处理。

严重药品不良反应是指因使用药品引起以下损害情形之一的反应：①导致死亡；②危及生命；③致癌、致畸、致出生缺陷；④导致显著的或者永久的人体伤残或者器官功能的损伤；⑤导致住院或者住院时间延长；⑥导致其他重要医学事件，如不进行治疗可能出现上述所列情况的。

（二）药品不良事件

药品不良事件是指药物治疗过程中出现的不良临床事件，它不一定与该药有因果关系。根据药品不良事件产生的成因，可将药品不良事件分为药品不良反应、用药失误、药品滥用、药品质量问题及药品标准缺陷5类。药品不良事件与药品不良反应主要区别在于是否经过研究确认药品与不良事件之间的因果关系。通常而言，药品不良反应即为因果关系已确定的反应，而不良事件是指因果关系尚未确定的反应。药品群体不良事件是指同一药品（同一个生产企业生产的同一个药品名称、同一个剂型、同一个规格的药品）在使用过程中，在相对集中的时间、区域内，对一定数量人群的身体健康或者生命安全造成损害或者威胁，需要予以紧急处置的事件。

二、药品不良反应的主要临床表现

（一）副作用

药品在治疗剂量时出现的与用药目的无关的作用。副作用是药品固有的药理学作用所产生的，一般可通过调整剂量或合并用药来减轻或纠正。例如阿托品在治疗胃肠痉挛时，引起口干和视力模糊等副作用。

（二）毒性反应

药物剂量过大、用药时间过长或机体对药物过于敏感而产生的某种功能或器质性损害，一般较严重。例如长期大剂量服用氨基糖苷类抗生素导致的耳毒性反应可造成永久性耳聋。控制用药剂量或间隔时间及个体化给药是防止毒性反应发生的重要措施。

（三）变态反应

药物引起的病理性免疫反应，又称过敏反应。这种反应通常仅发生在少数患者身上，与药品作用的性质和剂量无关，反应性质各不相同，不易预知，一般不发生于首次用药。

（四）继发反应

继发反应不是药物本身的效应，而是药物主要作用的间接结果。例如噻嗪类利尿药引起的低钾血症使患者对地高辛不耐受。

（五）后遗效应

停药后血药浓度已降至最低有效浓度以下，但仍存在生物效应。

（六）特异质反应

个体因先天性遗传异常，在用药后发生的与药物本身药理作用无关的有害反应。

（七）其他

药物依赖性、停药综合征、特殊毒性（致癌、致畸、致突变作用）等。

第二节　药品不良反应因果关系的判定方法

上市后药物安全性评价主要是收集不良事件并进行药物与不良事件因果关联性的分析、评价，即药品不良反应因果关系的判定。国内外常见的不良反应因果关系的判定方法有以下几种。

一、WHO-UMC 评定法

世界卫生组织乌普萨拉监测中心（World Health Organization-Uppsala Monitoring Centre, WHO-UMC）参照 Karch 和 Lasagna 评定法的因果关系判断原则，主要从五个方面进行判定：①不良反应症状消失后，再次用药是否发生相同的不良反应（再激发试验）；②是否为该药物已知的不良反应发生类型；③停止或减少用药后不良反应症状是否减轻或消失（去激发试验）；④可疑药物与不良反应发生的时间顺序是否合理；⑤是否有其他的原因或混杂因素。将药物因果关系的评定分为 6 个等级（表 25-1）：肯定有关、很可能有关、可能有关、可能无关、待评价和无法评价。

表 25-1　WHO-UMC 评定法

等级	评定说明
肯定有关	临床不良事件，包括实验室指标异常，事件发生与用药时间顺序合理，不能用其他药物的作用或者合并疾病来解释；去激发试验为阳性；有明确的药理学或者客观现象加以解释，必要时可给予再激发试验

续表

等级	评定说明
很可能有关	临床不良事件,包括实验室指标异常,事件发生与用药时间顺序合理,不太可能用其他药物的作用或者合并疾病来解释;去激发试验为阳性;再激发试验不作要求
可能有关	临床不良事件,包括实验室指标异常,事件发生与用药时间顺序合理,但是有可能与合并病或者其他药物的作用相关;去激发试验结果缺失或不清
可能无关	临床不良事件,包括实验室指标异常,事件发生与用药时间关系不合理,其他药物和原发疾病可解释不良事件发生可能的原因
待评价	临床不良事件,包括实验室指标异常,需要更多的资料进行合理的评价,或者其他数据正在审查中
无法评价	资料不全或者自相矛盾,无法补充或者进一步证实

二、我国国家药品不良反应监测中心制定的判定准则

我国现行的上市后药品不良反应因果关系评价方法很大程度的借鉴了 WHO-UMC 评定法。2012 年修订的《药品不良反应报告和监测工作手册》规定,药品不良反应因果关系评价遵循 5 条原则:①用药与可疑药品不良反应 / 不良事件的出现有无合理的时间关系(用药在前,不良反应在后);②可疑药品不良反应 / 不良事件是否符合该药已知的不良反应类型;③停药或减量后,可疑药品不良反应 / 不良事件是否消失或减轻;④再次使用可疑药品是否再次出现同样反应事件;⑤可疑药品不良反应 / 不良事件是否可用合用药物的作用、患者病情的进展、其他治疗的影响来解释。根据上述评价准则,按照统一使用的制式表格(表 25-2),将药品不良反应 / 不良事件的关联性评价结果分为 6 级。

表 25-2 药品不良反应因果关系评价表

评价结果	①	②	③	④	⑤
肯定有关	+	+	+	+	−
很可能有关	+	+	+	?	
可能有关	+	±	± ?	?	± ?
可能无关	−		± ?	?	± ?
待评价	需要补充材料才能评价				
无法评价	评价的必须材料无法获得				

注:+ 表示肯定;− 表示否定;± 表示难以肯定或否定;? 表示不明。

1. 肯定有关 用药及反应发生时间顺序合理;停药以后反应停止,或迅速减轻或好转(根据机体免疫状态某些药品不良反应可出现在停药数天以后);再次使用,反应再现,并可能明显加重(即激发试验阳性);同时有文献资料佐证,并已排除原患疾病等其他混杂因素影响。

2. 很可能有关 无重复用药史,余同"肯定有关"。或虽然有合并用药,但基本可排除合并用药导致发生反应的可能性。

3. 可能有关 用药与反应发生时间关系密切,同时有文献资料佐证;但引发药品不良反应的药品不止一种,或原患疾病病情进展因素不能除外。

4. 可能无关 药品不良反应与用药时间相关性不密切,反应表现与已知该药的药品不良反应不相吻合,原患疾病发展同样可能有类似的临床表现。

5. 待评价 报表内容填写不齐全,等待补充后再评价,或因果关系难以定论,缺乏文献资料佐证。

6. 无法评价　报表缺项太多,因果关系难以定论,资料又无法补充。

三、APS 评分法

法国 Naranjo 的 APS(adverse drug reaction probability scale)评分法,又称计分推算法。本法按照相关问题的设定和评分标准(表25-3),对引起不良反应的因素进行评分后,将不良反应的药物相关程度划分为 4 个等级:肯定(总分 ≥ 9 分)、很可能(总分 5~8 分)、可能(总分 1~4 分)、可疑(总分 ≤ 0 分)。该评分方法考察的因素包括时间顺序、去激发试验、再激发试验、有无类似反应资料、与其他因素是否相关、实验室检查结果等。

表 25-3　Naranjo 的 APS 评分法

序号	项目	是	否	不知道
1	该不良反应发生之前是否有总结性报告	+1	0	0
2	该不良反应是否出现在使用可疑药物之后	+2	−1	0
3	停用该药物或使用其他拮抗剂,不良反应是否改善	+1	0	0
4	再次使用该药物,不良反应是否再次出现	+2	−1	0
5	是否存在其他原因引起不良反应	−1	+2	0
6	给予安慰剂,不良反应是否再次出现	−1	+1	0
7	血药浓度是否为中毒浓度	+1	0	0
8	不良反应的轻重程度与可疑药物剂量变化是否有关	+1	0	0
9	患者之前使用该药物或类似的药物是否发生不良反应	+1	0	0
10	经过客观检查,该不良反应是否被证实	+1	0	0

四、专用评价方法

有学者基于某些药源性疾病的特殊性,研发了疾病专用的药品不良反应因果关系评价方法。例如,针对药源性急性肝损害因果关系评估的 RUCAM(roussel uclaf causality assessment method)评分法。该法自 1993 年制定以来,经过大量的实践经验,改善了对药物和草药诱导性肝损伤的诊断状况。新版 RUCAM 法在旧版的基础上进一步设计了肝细胞损伤型、胆汁淤积型与混合型肝损伤专用量表,增强了数据链评估的完整性。该方法也有一定的局限性,不适用于评估慢性药源性肝损伤和已有肝病患者的疑似药源性肝损伤,可供前瞻性分析,不适用于回顾性分析。

第三节　药品不良反应的报告和监测

药品不良反应的报告和监测是指药品不良反应的发现、报告、评价和控制的过程。开展药品不良反应监测可以弥补药品上市前研究的局限,防范药品质量问题相关的安全隐患,尽可能减少或避免临床不合理用药造成的不良影响。我国的药品不良反应监测工作经过 20 余年的建设和发展已进入法制化阶段,并建立了相关的组织体系和技术体系。

一、药品不良反应监测体系

我国的药品不良反应监测体系主要分为行政管理体系和技术体系。行政管理体系由国家、省、市、县四级药品不良反应监督管理局组成,全面履行药品不良反应监测工作,各级卫生行政部门负责医疗机构中与实施药品不良反应报告制度有关的管理工作。药品不良反应监测技术体系由国家药品不良反应监测中心、34 个省级药品不良反应监测中心(各省、自治区、直辖市、军队、新疆建设兵团)及基层监测机构组成。

二、药品不良反应报告要求

(一) 报告范围

我国药品不良反应报告范围包括：①新药监测期内的国产药品或首次获准进口 5 年以内的进口药品,报告所有不良反应。②其他国产药品和首次获准进口 5 年以上的进口药品,报告新的和严重的不良反应。

(二) 报告程序和时限

临床药师在药品不良反应监测中的作用(拓展阅读)

《中华人民共和国药品管理法》(2019 年修订)和《药品不良反应报告和监测管理办法》等规定,药品上市许可持有人、药品生产企业、药品经营企业和医疗机构应当经常考察本单位所生产、经营、使用的药品质量、疗效和不良反应。发现可能与药品有关的不良反应或事件时,应当通过国家药品不良反应监测信息网络报告;不具备在线报告条件的,应当通过纸质报表报所在地药品不良反应监测机构,由所在地药品不良反应监测机构代为在线报告。报告内容应当真实、完整、准确。药品生产企业应当设立专门机构并配备专职人员,药品经营企业和医疗机构应当设立或者指定机构并配备专(兼)职人员,承担本单位的药品不良反应报告和监测工作。

1. 个例药品不良反应的报告　药品上市许可持有人、药品生产、经营企业和医疗机构应当主动收集药品不良反应,获知或者发现药品不良反应后应当详细记录、分析和处理,填写"药品不良反应 / 事件报告表"并报告。具体报告程序和时限见图 25-1。

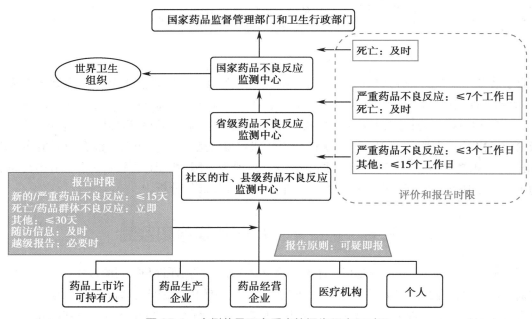

图 25-1　个例药品不良反应的报告程序和时限

2. 药品群体不良事件的报告　药品上市许可持有人、生产、经营企业和医疗机构获知或者发现药品群体不良事件后,应当立即通过电话或者传真等方式报所在地的县级药品监督管理部门、卫生行政部门和药品不良反应监测机构,必要时可以越级报告;同时填写"药品群体不良事件基本信息表",对每个病例还应当及时填写"药品不良反应 / 事件报告表",通过国家药品不良反应监测信息网络报告。

3. 境外发生的严重药品不良反应的报告　进口药品和国产药品在境外发生的严重药品不良反应(包括自发报告系统收集的、上市后临床研究发现的、文献报道的),药品上市许可持有人、药品生产企业应当填写"境外发生的药品不良反应/事件报告表",自获知之日起 30 日内报送国家药品不良反应监测中心。国家药品不良反应监测中心要求提供原始报表及相关信息的,药品生产企业应当在 5日内提交。进口药品和国产药品在境外因药品不良反应被暂停销售、使用或者撤市的,药品生产企业应当在获知后 24 小时内书面报国家药品监督管理部门和国家药品不良反应监测中心。

（三）定期安全性更新报告

药品上市许可持有人和药品生产企业应当对本企业生产药品的不良反应报告和监测资料进行定期汇总分析,汇总国内外安全性信息,进行风险和效益评估,撰写定期安全性更新报告。具体程序见图 25-2。

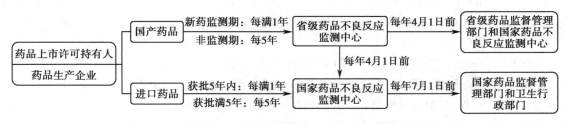

图 25-2　定期安全性更新报告的程序

三、药品不良反应监测方法

药品不良反应的监测方法可以分为主动监测法和被动监测法两大类。

（一）主动监测法

主动监测是一种有组织、有计划的监测活动,是由信息采集者主动从医务人员和患者中获取信息,并通过事先制订方案或流程来达到使信息尽可能准确、全面的目的。主动监测的方法是不固定的,常用的方法有以下几种。

1. 医院集中监测　在一定时间(数月或数年)、一定范围内对某一医院或某一地区内所发生的不良反应/事件及药物使用做详细记录,以探讨不良反应/事件的发生规律,既可以是患者源性或药物源性的集中监测,也可以是专科集中监测。通过医院集中监测,可以粗略估算药品不良反应发生率,了解药品不良反应的发生特征、严重程度、对治疗效果的影响、高危人群和药物相互作用等信息。医院集中监测的优点是资料详实、数据准确可靠、随访方便、能够计算出药物不良反应的相对发生率,并探讨其危险因素。缺点是由于监测局限于一定时间、一定范围,得到的数据缺乏连续性,代表性差,存在选择偏倚且费用较高,其应用受到一定限制。目前我国已经运行的药品不良反应医院集中监测模式为重点品种集中监测,主要由医院或科研院所自主开展。这些前瞻性、多中心、大样本的医院集中监测项目,能够进一步了解自发报告系统无法获知的药品不良反应发生率等信息,对重点药物监测和安全性评价至关重要。

基于 CHPS 的药品不良反应监测哨点联盟在上市药品安全性监测中的作用(拓展阅读)

2. 处方事件监测　处方事件监测是对自发报告系统的补充,是指有计划地对一部分新药进行上市后重点监测,根据收集到的处方或医疗保险资料确定患者范围,定期向处方医生发送调查表(即绿卡),获取患者服用药品及此后数月内发生的任何事件,并进行分析和评价,以及时发现未知的不良反应,对这些药品进行早期预警。优点是可以缩短首次不良反应采集的时间,减少潜在的严重不良反应带来的损失;基于人群资料,选择偏倚性小;相对前瞻性队列研究费用较低。缺点是应答率低、数据收集的种类分散,导致重要信号不明确。

3. 药物流行病学研究　运用流行病学的知识、理论和方法研究药品在人群中的利用及其效应的监测方法称为药物流行病学研究。这种研究方法可以对一些可疑的药品不良反应进行深入的调查研究,从而明确药品与不良反应之间的因果关系,并可通过同一时期用药人数的确切资料计算不良反应的发生率,为政府管理部门的决策提供科学依据。常用方法包括病例对照研究、队列研究等。缺点是费用较高、需要有大型的数据库支持。

4. 自动记录数据库　利用计算机收集、贮存和处理与可疑药品不良反应有关的患者的临床信息、实验室检查和用药情况等形成自动记录数据库,进而开展各种形式的流行病学研究,来分析和评价药品不良反应的因果关系。用于药物流行病学研究的数据库有:

(1)记录联结:将医院信息系统中分散的患者信息,包括医嘱、诊断、用药情况、实验室检查、不良反应等信息,通过患者唯一的身份证号码联结起来,可能会发现与药品有关的不良事件。

(2)记录应用:在一定范围内通过记录使用研究药物的每个患者的所有有关资料,以提供没有偏差的抽样人群,从而可以了解药品不良反应在不同人群(老年人、孕妇、儿童等)的发生情况。

(二)被动监测法

被动监测法一般是指国际上广泛应用的利用自发报告系统收集药品不良反应信息的模式。自发报告制度是指国家或地区通过设立专门的药品不良反应登记处,成立有关药品不良反应的专门委员会或监测中心,收集、整理及分析自发报告的药品不良反应资料,并负责信息反馈。自发报告系统是开展药品不良反应监测最简单有效的方法,全球许多国家除了具体报告形式上有所差异外,其基本要求大体是一致的。自发报告系统的报告来源主要依赖于医务人员以及患者上报药品不良反应/不良事件的主动意识和行为,大部分国家都统一了药品不良反应上报的具体形式,包括对报告范围、时限的要求,并设计了固定的上报表格,如美国的 MedWatch 和我国的"药品不良反应/事件报告表",且大多数国家都实现了药品不良反应的网上在线填报。监测专业机构人员通常对报表做加工、整理、核实信息,然后进行评价、反馈。药品不良反应自发报告系统的优点是监测范围广,参与人员多,不受时间、空间的限制,费用低廉,高度依赖信息手段,对药品安全信息特别是罕见药品不良反应的监测效果好。缺点有漏报率高、报告率不稳定、无法计算发生率和因果关系难以确定等。

四、药品不良反应的信息通报

药物不良反应信息通报制度是药品监督管理部门为保障公众用药安全而建立的一项信息公开制度。最初在西方国家建立,有规范的公布渠道。我国的通报制度于 2001 年建立,国家药品监督管理局和国家药品不良反应监测中心官方网站是发布和传播药品不良反应信息的主要渠道。《药物不良反应信息通报》自 2001 年以来,截至 2020 年 6 月共发布 77 期,涉及药品种类、药品不良反应的症状和监督管理建议等内容;自 2010 年开始,国家药品监督管理部门每年发布上一年度《药品不良反应监测年度报告》;并通过《中国药物警戒》《药物警戒快讯》等公开刊物发布国内外药品监管信息和监测研究的最新动态。关于药品不良反应的信息通报已经成为我国药物警戒的重要环节,对推动我国药品不良反应监测工作的发展起着至关重要的作用。

第四节　药　物　警　戒

一、药物警戒的起源和概念

药物警戒(pharmacovigilance)一词源于希腊文 pharmakon(药物)和拉丁文 vigilare(警报),这一概念于 1974 年由法国学者首次提出。世界卫生组织对于药物警戒的定义为:发现、评估、理解和预防药物不良反应或者其他任何与药品有关问题的科学活动。2019 年我国新修订的《中华人民共和国药品管理法》首次明确国家建立药物警戒制度,极大丰富了上市后药品安全性监测的工作内容。我国 2021 年 12 月 1 日正式实施的《药物警戒质量管理规范》指出药物警戒是对药品不良反应及其他与用药有关的有害反应进行监测、识别、评估和控制的科学活动。

随着药品不良反应监测逐步成为全球共同关注的热点,药品的安全性监测已逐步扩展到药物警戒的范围,其工作目标主要包括:①评估药物的效益、危害、有效性及风险,促进药物安全合理使用;②防范与用药相关的安全问题,提高患者在用药、治疗及辅助医疗方面的安全性意识;③教育、告知患者药物相关的安全问题,增进涉及用药的公众健康与安全。

二、药物警戒与不良反应监测的区别和联系

药物警戒理念贯穿药品全生命周期,不仅关注药品不良反应,也涉及不合理用药、药物滥用、用药错误和药品质量不合格等多种药品相关问题,其核心是由药品不良反应监测提升为药品风险管理。

(一)监测对象不同

不良反应监测的对象是合格药品在正常用法用量下出现的与用药目的无关的或意外的有害反应。药物警戒监测对象除药品不良反应外,还包括临床使用可能发生的所有药源性伤害,如不合格药品的使用、用药错误、药物慢性中毒和急性中毒、药物滥用、超说明书用药、药物食物相互作用等。此外,根据 WHO 的指导性文件,药物警戒的范围已扩展至血液制品、生物制品、医疗器械以及疫苗等。

(二)监测期限不同

药品不良反应监测一般仅针对上市后药品进行。而药物警戒贯穿于整个药品生命周期,包括上市前临床研究阶段、上市后安全性监测及评价,乃至最后的撤市和淘汰阶段。

(三)研究方法不同

药品不良反应监测一般采用自愿报告、集中监测、处方事件监测、数据库链接等方法进行监测,而药物警戒除了采用这些方法外,还可以采取流行病学和实验室方法。

(四)工作本质不同

药品不良反应监测工作集中在药品使用时发生的不良反应的收集和分析,是一种相对被动的监测手段;而药物警戒则强调主动开展与药物安全性相关的各项监测、评价和干预工作。

三、国内外药物警戒体系和相关法规

(一)美国的药物警戒体系和相关法规

美国药物警戒体系主要采用中央系统模式,相关工作的开展主要由美国食品药品管理局下设的药品审评与研究中心(Center for Drug Evaluation and Research,CDER)负责,病例报告均由报告人直接报告至国家中心,并由中心进行统一分析评价和处理。该模式的优点在于数据传递效率高,真实性可以得到充分保障,但不利于风险信号的及时发现与反馈,报告中心难以与报告人进行有效沟通和交流。

美国的药物警戒相关法律主要有《联邦食品、药品和化妆品法》(Food,Drug and Cosmetic Act,FDCA)和《处方药使用者收费法》(Prescription Drug User Fee Act,PDUFA)。上述法律主要对持有人在药物警戒体系构建、信号和风险管理等方面的工作进行了规定。除此之外,FDA 还发布了多个关于上市后药品安全性监测工作的指南,以指导药物警戒相关工作。其中较为重要的有:①《风险最小化行动计划的制定和应用指南》(Risk Minimization Action Plans,RiskMAPs);②《药物警戒管理规范和药物流行病学评估技术指导原则》。

(二)欧盟的药物警戒体系和相关法规

欧盟各国的药物警戒体系除了类似美国的中央系统体系外,还包括以法国为代表的地方系统模式,即采用地区中心对不良反应进行收集、分析和评价,最终向国家中心集中。该模式便于报告者与

报告中心的沟通交流,有利于各中心对基层报告单位及报告人进行随访;缺点在于数据传递效率较低、数据失真以及运行成本高等。

欧盟于 2010 年 12 月通过了最新的药物警戒法案,即法规 Reg.(EU)No.1235/2010 和指令 2010/84/EU,同时也对既往其他法案中有关药物警戒的部分内容进行了修改和补充,上述法案同时伴有具体实施条例,即 Reg.(EU)No.520/2012。欧盟现行的药物警戒工作指南是 2012 年 7 月由欧洲药品管理局(European Medicines Agency,EMA)发布的《药物警戒规范指南》(Good Pharmacovigilance Practice)。该指南共含有 16 个模块,分别对持有人、EMA 及欧盟各国药监机构在药物警戒工作中的职责做出了详细规定。

（三）中国的药物警戒体系和相关法规

药品不良反应监测工作是我国药物警戒制度的基石,2011 年国家食品药品监督管理局颁布的《药品不良反应报告和监测管理办法》是我国进行药品不良反应监测工作的主要依据。其后为落实上述办法的实施,国家药品监督管理部门陆续发布了《药品定期安全性更新报告撰写规范》《关于推动生产企业开展药品重点监测工作的通知(征求意见稿)》《药品不良反应报告和监测检查指南(试行)》等规章制度。上述法律法规促进了我国药品不良反应监测体系的建设与完善,但仍未囊括药物警戒相关工作内容及要求。

《中华人民共和国药品管理法》(2019 年修订)明确指出我国开始实施药品上市许可持有人制度,并要求持有人对药品全周期、全过程、全链条负主体责任。同时,在总则部分提出"国家建立药物警戒制度,对药品不良反应及其他与用药有关的有害反应进行监测、识别、评估和控制"。这是我国法律首次明确提出建立药物警戒制度,标志着我国上市后药品安全性监测工作由单纯的不良反应监测提升到药物警戒工作。我国药物警戒的规范性文件还包括《药物警戒质量管理规范》《个例药品不良反应收集和报告指导原则》《上市药品临床安全性文献评价指导原则(试行)》《药物警戒委托协议撰写指导原则(试行)》《个例安全性报告 E2B(R3)区域实施指南》《药品年度报告管理规定》等。

四、我国药物警戒体系建设关键要素

设立合理的组织机构,并配备专职人员和必要的设备资源,是药物警戒体系建设的前提基础和组织保障,组织机构是药物警戒体系的根本依托。组织机构建设的关键是机构、人员的职责界定和优化资源配置。《药物警戒质量管理规范》明确提出持有人应设置合理的组织机构,建立药品安全委员会,设置专门的药物警戒部门,明确药物警戒部门与其他相关部门的职责。药品安全委员会一般由持有人的法定代表人或主要负责人、药物警戒负责人、药物警戒部门及相关部门负责人等组成,旨在要求持有人要有人、有机制、有措施去解决重大风险研判、重大或紧急药品事件处置、风险控制决策等与药物警戒有关的重大事项。人员配置要数量充足,注重岗位培训;重点考虑人员专业、经验、能力与工作要求的匹配性,尤其是药物警戒负责人与药物警戒专职人员,应当具有医学、药学、流行病学或相关专业背景。设备与资源是体系建设和运行的物质基础,包括必要的办公区域和设施、网络环境、资料存储空间和设备、信息化工具或系统等,并进行设备与资源的管理和维护。持有人建立的药物警戒体系应能满足沟通协调、及时发现风险和控制风险的需要,以及相关法律法规的要求。通过制度与规程的制定和更新,建立药物警戒工作机制和工作程序,保证药物警戒活动开展有章可循、有据可查。

五、药物警戒的关键活动

（一）监测

监测活动是指收集和上报与药品有关的安全性信息,是药品风险管理的基础,包括被动监测(自发报告)和主动监测两类方式。持有人作为药物警戒工作的责任主体,应当主动收集相关信息并按个例报告的要求及时上报,以促进提高监测数据的总体质量。

持有人应当主动开展药品上市后监测,建立并不断完善信息收集途径,主动、全面、有效地收集药品使用过程中的疑似药品不良反应信息,信息来源包括医疗机构、药品生产经营企业、患者及其他个人、学术文献及上市后相关研究等。持有人应当保证收集信息的真实、准确、完整、可追溯,按照国家发布的药品不良反应关联性分级评价标准,对药品与疑似不良反应之间的关联性进行评价,与此同时还应对药品不良反应的预期性和严重性进行评价。持有人向国家药品不良反应监测系统提交的个例药品不良反应报告填写应当真实、准确、完整、规范,符合相关要求;个例药品不良反应报告应当按规定时限要求提交,严重不良反应不迟于获知信息后的 15 日,非严重不良反应不迟于获知信息后的 30日;文献报道的药品不良反应及境外发生的严重不良反应应按个例药品不良反应报告;对于药品上市后相关研究或有组织的数据收集项目中的疑似不良反应持有人也应当进行关联性评价。对可能存在关联性的,应当按照个例药品不良反应报告提交。

(二)识别

在中国现有的法律法规和规范文件中,《药物警戒质量管理规范》首次系统地提出了对风险识别、评估、控制的要求,包括信号检测、风险评估、上市后安全性研究、风险控制措施、风险沟通和药物警戒计划,很大程度上与国际接轨,明晰和规范了如何在中国开展药物警戒风险管理。识别活动是辨析药品风险信号的环节,是药品风险管理的起点,而信号检测是风险识别的重要手段。根据国际医学科学组织理事会(Council for International Organizations of Medical Sciences,CIOMS)的定义,药物安全信号是指通过一个或多个途径(包括临床观察和试验)获取的表明某种干预治疗和某个事件或某组相关事件之间可能存在新的因果相关性,或揭示已知相关性新方面的不良或有益信息。

申请人及持有人应当加强对监测信息的分析利用,主动定期收集临床使用、临床研究、市场项目、学术文献及持有人相关网站或论坛涉及的疑似药品不良反应信息,通过病例分析或结合数据挖掘等手段,及时开展信号检测,识别潜在的风险信号,为拓展药物警戒工作内容提供依据。信号检测是药品安全风险识别与评估的基础,其工作质量的高低直接关系后续风险评估和风险控制的成效。信号检测工作通常涵盖初始信号检测、信号验证、信号分析、优先次序确定等诸多步骤,对相关人员的专业素质及计算机数据库功能要求较高,要做好此项工作,需配备经验丰富的临床医学、药学、流行病学等专业的人才,遵循信号检测的基本原则和方法,结合产品特性制定科学合理的信号检测策略。

(三)评估

评估活动旨在确认药品与信号之间的关联性,并对信号紧急程度进行判断,是药品风险管理的重要环节。通过风险识别发现的安全性信号,分析其影响因素,描述风险特征,判定风险类型,评估是否需要采取风险控制措施等。风险类型分为已识别风险和潜在风险。对于新的严重不良反应、报告数量异常增长或批号聚集性趋势出现等一些提示潜在风险的重要安全性信息,持有人应当予以重点关注,并可通过病例系列回顾或开展上市后研究等方式,确认风险信号或研究风险的发生机制和影响因素,持续评估药品的风险与获益。风险评估应当有记录或报告,其内容一般包括风险概述、原因、过程、结果、风险管理建议等。根据现行法规要求,申请人或持有人应当通过提交研发期间安全性更新报告(development safety update report,DSUR)、定期安全性更新报告(periodic safety update reports,PSUR)以及年度报告等文件体现产品上述评估结果。开展上市后研究是药品管理法赋予持有人的法定责任。当持有人发现需要进一步明确的风险、需要研究特殊人群的安全性问题、需要评估风险控制措施的执行效果等,应主动开展上市后研究工作。中国《药物警戒质量管理规范》提出了“药品上市后安全性研究”的概念,并明确了其研究范围、类型、目的等。持有人可培养自己的专业研究团队,或与科研院所、专业研究机构合作,做好研究的设计、实施、总结和结果分析。

(四)控制

控制活动是指采取一定措施控制药品风险、减少药品伤害,是药品风险管理的核心环节。针对已

确认的风险,持有人应当评估采取风险控制措施的必要性,并依据药品的具体情况、风险特点采取相应的风险控制措施。例如:

(1)发现说明书未载明的不良反应,应当及时修订说明书。

(2)向医务人员、患者和公众传达重要药品安全风险信息,开展必要的风险沟通。沟通工具包括通过致医务人员的函和患者安全用药提示直接将信息点对点送达到受众,也可以通过医生和患者组织将信息间接传达到受众,或通过相关媒体广而告之,可参考美国"致医务人员函"(dear health care provider letters,DHCP)和患者"用药指南"(medication guides)、欧盟药物警戒质量管理规范中"直接与医务人员沟通"(direct healthcare professional communication,DHPC)、英国"患者提示卡"(patient reminder card)等。

(3)主动制订药物警戒计划,加强对已上市药品的持续管理。针对临床试验期间发现的重要风险,申请人也应主动或根据药品监管部门要求采取适当的风险控制措施。药物警戒计划的目的在于通过有效的药物警戒活动使药品的风险最小化,使药品获益-风险比最大化。

本章小结

药品安全性监测是对上市后药品在治疗过程中出现的任何有害的、怀疑与药品有关的医学事件的监测,包括对药品不良反应及药品不良事件的监测,是药物警戒的一部分。药品不良反应监测是由药品监督管理部门、药品生产经营企业和医疗机构等单位为确保患者用药安全、有效避免药害事件发生而制定的一系列有关制度,并严格按照制度要求进行实施和监督的各种行为。从技术上讲,药品不良反应监测是对上市药品不良反应的发现、报告、评价和控制的过程,这一过程是通过系统的、持续的、及时的收集、处理、分析药品安全数据来完成的。常用的监测方法包括自发报告系统、医院集中监测、处方事件监测、药物流行病学研究和自动记录数据库等。同时,药品不良反应的信息通报和反馈为药品安全性监督管理和临床合理用药提供了科学依据。药物警戒贯穿药品全生命周期,是对药品不良反应及其他与用药有关的有害反应进行监测、识别、评估和控制,是药品不良反应监测的发展趋势。药品上市后安全性监测是药物警戒的重要内容,对药品使用安全具有重大的意义。

思考题

1. 常用的药品不良反应监测方法有哪些,各自有何优缺点?
2. 药物警戒与药品不良反应监测有哪些区别和联系?

第二十五章
目标测试

（周国华）

参 考 文 献

［1］ 韩峰. 药物毒理学. 武汉：华中科技大学出版社, 2020.

［2］ 靳洪涛, 宋海波, 王海学. 药物毒理学研究进展. 北京：中国协和医科大学出版社, 2020.

［3］ KATZUNG B G, TREVOR A J. 基础与临床药理学. 13 版. 金有豫, 唐玉, 张殿增, 等译. 北京：人民卫生出版社, 2020.

［4］ 向明, 季晖. 药物毒理学. 4 版. 北京：中国医药科技出版社, 2019.

［5］ KLAASSEN C D, AMDUR M O, DOULL J. Casarett & Doull's Toxicology: The Basic Science of Poisons. 9th ed. New York: McGraw-Hill Education, 2019.

［6］ 杨宝峰, 陈建国. 药理学. 9 版. 北京：人民卫生出版社, 2018.

［7］ 孙志伟. 毒理学基础. 7 版. 北京：人民卫生出版社, 2017.

［8］ 楼宜嘉. 药物毒理学. 4 版. 北京：人民卫生出版社, 2016.

［9］ 郝丽英. 药物毒理学. 2 版. 北京：清华大学出版社, 2016.

［10］ 陈景元. 神经毒理学. 北京：人民卫生出版社, 2016.

［11］ 李波, 袁伯俊, 廖明阳. 药物毒理学. 北京：人民卫生出版社, 2015.

［12］ 刘晓东, 柳晓泉. 药物代谢动力学教程. 南京：江苏凤凰科学技术出版社, 2015.

［13］ 李建祥, 宋玉果, 栗建林. 血液毒理学. 北京：北京大学医学出版社, 2011.

［14］ 钟南山, 王辰. 呼吸内科学. 北京：人民卫生出版社, 2008.

［15］ 冉玉平. 常见皮肤性病诊断与治疗. 2 版. 北京：人民卫生出版社, 2010.

［16］ 王军志. 生物技术药物安全性评价. 北京：人民卫生出版社, 2008.

［17］ 王宁生. 中药毒性与临床前评价. 北京：科学出版社, 2004.

［18］ PERAZELLA M A. Drug-induced acute kidney injury: diverse mechanisms of tubular injury. Curr Opin Crit Care. 2019, 25 (6): 550-557.

［19］ WU J L, LIANG Y J, CHEN S, et al. Kilohertz two-photon fluorescence microscopy imaging of neural activity in vivo. Nat Methods. 2020, 17 (3): 287-290.

［20］ 于乐成, 茅益民, 陈成伟. 药物性肝损伤诊治指南. 实用肝脏病杂志, 2017, 20 (02): 257-274.

［21］ SHIOHARA T, MIZUKAWA Y. Drug-induced hypersensitivity syndrome (DiHS)/drug reaction with eosinophilia and systemic symptoms (DRESS): An update in 2019. Allergol Int, 2019, 68 (3): 301-308.

［22］ 国家食品药品监督管理总局. 药物非临床研究质量管理规范. [2022-03-30]. https://www. nmpa. gov. cn/xxgk/fgwj/bmgzh/20170802160401550. html.

［23］ 国家食品药品监督管理局. 关于印发药物致癌试验必要性的技术指导原则的通知. [2022-03-30]. https://www. nmpa. gov. cn/directory/web/nmpa/xxgk/fgwj/gzwj/gzwjyp/20100401145801553. html.

［24］ 国家食品药品监督管理局. 关于印发手性药物质量控制研究等 4 个技术指导原则的通知. [2022-03-30]. https://www. nmpa. gov. cn/xxgk/fgwj/gzwj/gzwjyp/20061219010101834. html.

［25］ 国家食品药品监督管理总局. 总局关于发布药物遗传毒性研究技术指导原则的通告. [2022-03-30]. https://www. nmpa. gov. cn/directory/web/nmpa/xxgk/ggtg/qtggtg/20180315160901208. html.

［26］ 国家食品药品监督管理总局. 国家食品药品监督管理总局关于发布药物安全药理学研究技术指导原则等 8 项技术指导原则的通告. [2022-03-30]. https://www. nmpa. gov. cn/xxgk/ggtg/qtggtg/20140513120001448. html.

［27］ 国家食品药品监督管理局. 药品不良反应报告和监测管理办法. [2022-03-30]. https://www. nmpa. gov. cn/xxgk/fgwj/bmgzh/20110504162501325. html.

［28］ 国家药品监督管理局. 国家药监局关于发布《药物警戒质量管理规范》的公告. [2022-03-30]. https://www. nmpa. gov. cn/yaopin/ypggtg/20210513151827179. html.

彩 图

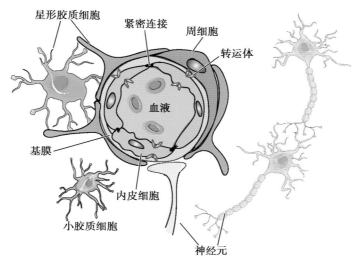

彩图 2-2 血-脑屏障示意图

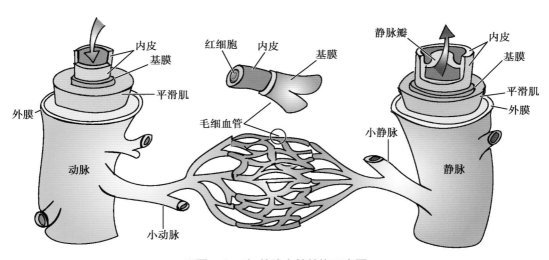

彩图 5-3 动、静脉血管结构示意图

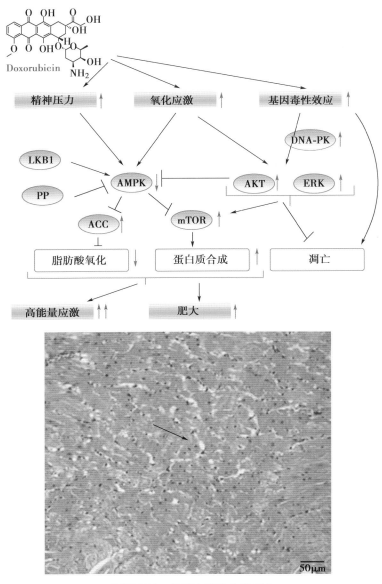

彩图 5-5 多柔比星致心肌损伤

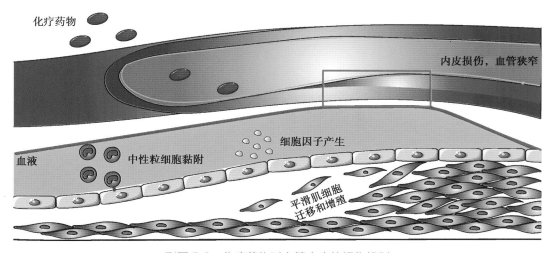

彩图 5-6 化疗药物对血管内皮的损伤机制

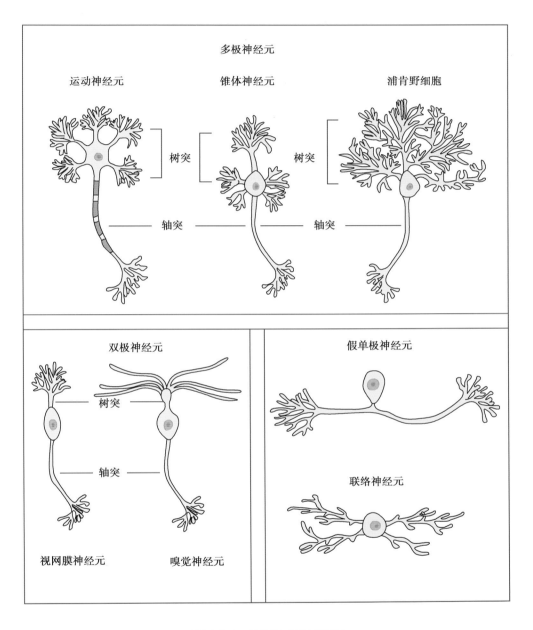

彩图 6-1　神经元种类示意图

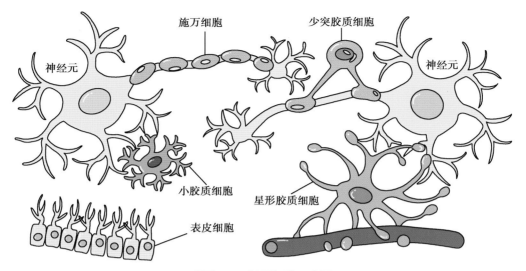

彩图 6-2　胶质细胞示意图

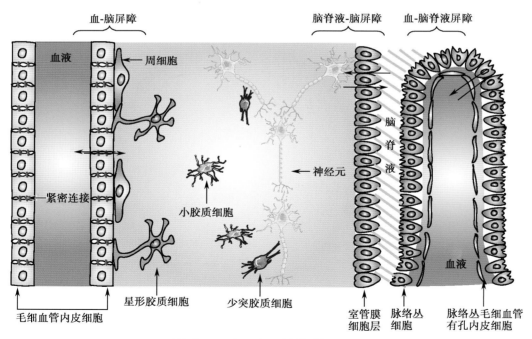

彩图 6-3　血-脑屏障的解剖学基础

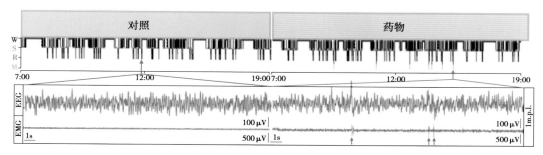

彩图 6-4　药物注射后小鼠快动眼睡眠期（REM）的 EEG 和 EMG

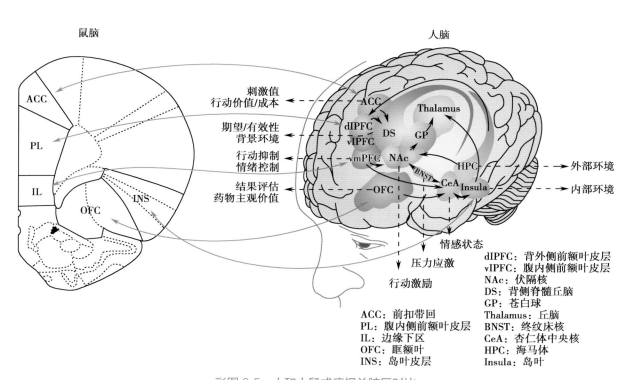

彩图 6-5　人和大鼠成瘾相关脑区对比

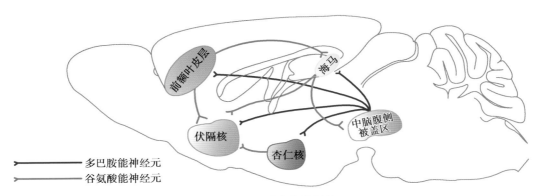

彩图 6-6 脑内奖赏系统

多巴胺能神经元
谷氨酸能神经元

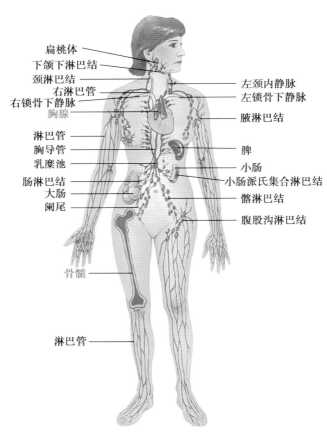

彩图 11-2 人体的免疫器官与组织

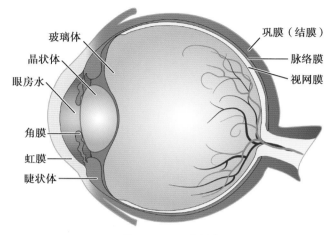

玻璃体

晶状体

眼房水

角膜

虹膜

睫状体

巩膜（结膜）

脉络膜

视网膜

彩图 14-1　眼的结构